Georgos Vithoulkas · Die neue Dimension der Medizin

Sissula Vithoulkas
meiner lieben Frau
gewidmet

Georgos Vithoulkas

Die neue Dimension der Medizin

Ein konkreter Maßstab zur Bewertung
von Gesundheit und Erkrankungen

Die eigentlichen Ursachen von
Tuberkulose, AIDS, Allergien, MS, Alzheimer, Krebs
und anderen chronischen Leiden

Eingeleitet, ergänzt und herausgegeben
von Gotthard Behnisch

GEORG WENDEROTH VERLAG
KASSEL

Umschlagentwurf: Horst Köhler · Kassel

CIP-Titelaufnahme der Deutschen Bibliothek

Vithoulkas, Georgos:
Die neue Dimension der Medizin:
ein konkreter Maßstab zur Bewertung
von Gesundheit und Erkrankungen;
die eigentlichen Ursachen von
Tuberkulose, AIDS, Allergien, MS, Alzheimer,
Krebs und anderen chronischen Leiden /
Georgos Vithoulkas. Eingeleitet, erg. und hrsg.
von Gotthard Behnisch.-
Kassel: Wenderoth, 1997

ISBN 3-87013-023-7

Zweite Auflage 1998 · 4. bis 7. Tausend
© 1997 by GEORG WENDEROTH VERLAG GMBH · KASSEL
Alle Rechte vorbehalten · Printed in Germany
Einrichtung der Texte und Layout: Herfried Homburg
Druck: Druckerei Gutenberg Riemann GmbH · Kassel
Einband: Verlagsbuchbinderei Willy Keller · Kleinlüder

VORWORT DES HERAUSGEBERS

Vor langen Jahren stapfte an einem klaren kalten Wintervormittag eine Gruppe junger Menschen in einem Wald des Sauerlands durch den glitzernden Schnee. Als sie ihr Ziel, eine Herberge mit wärmendem Kamin, erreicht hatte und den Hungrigen eine kräftige Erbsensuppe entgegenduftete, vermißte der Gruppenleiter ein junges Mädchen. Einträchtig war es lange Wegstrecken mit dem einen oder der anderen zusammen gewandert. Aber nach der Ankunft in der Herberge wußte niemand, wann sich die Gefährtin abgesondert hatte, wo sie wohl sein mochte.

Der Gruppenleiter und zwei starke Jungen liefen, so rasch sie konnten, den Weg zurück und gelangten bald an jene Wegscheide, die beim Wandern niemandem aufgefallen war. Unsicher blieben sie stehen, weil sie nicht mehr wußten, welchen der fünf Pfade sie als Herweg benutzt hatten. Eine Erkenntnis quälte sie: wählten sie den falschen Pfad, entfernten sie sich mit jedem Schritt weiter von der Möglichkeit, die verträumte junge Gefährtin zu finden. Sie suchten ausgiebig - aber leider viel zu lange auf den falschen Wegen...

Ähnlich verhält sich die Menschheit des ausklingenden zwanzigsten Jahrhunderts: Wir bewegen uns immer schneller, nicht nur mit Expresszügen, Autos und Flugzeugen: Bedenkenlos und hektisch rasen wir in einer gesundheitlichen Sackgasse dem Endpunkt zu - in eine Situation, aus der es kein Zurück mehr gibt. Warnern, die seit Jahrzehnten rufen: »Laßt uns die Richtung überprüfen! Wir sind auf dem Irrweg, müssen endlich eine andere Richtung wählen!« wird kaum Gehör geschenkt.

Betrachten wir einige Tatsachen:

Phantastisch muten die Fortschritte an, mit deren Hilfe heute sorgfältig angewandte Unfallchirurgie und Intensivpflege schwerstgeschädigte Akutkranke zu oft vollständiger Gesundheit zurückführen. Auch die segensreiche Weiterentwicklung der Operationstechnik, die weniger schädigende Eingriffe ermöglicht und zuweilen Endzustände chronischen Krankseins erfolgreich zu bessern vermag, erfordert dankbare Anerkennung. Zweifel sind jedoch angebracht, ob jede Patientin und jeder Patient mit Mandel- oder Gallenblasenproblemen, Darmgeschwüren oder Hämorrhoiden, Schilddrüsenleiden, Herzklappen-, Herzkranzgefäß- oder Herzrhythmusstörungen, »Verschleißerscheinungen« der Gelenke oder mit krankhaften Veränderungen der Haut wie Warzen usw. unbedingt gleich unter das Messer oder den Laserstrahl des Chirurgen muß. Große Zweifel sind angezeigt, wenn Chirurgen selbst bei harmloseren Eingriffen aufgrund der Gewohnheit »vorbeugend« Antibiotika verabreichen, wenn Menschen mit absolut gesundem Herzen vom 60. Lebensjahr an routinemäßig vor Operationen »digitalisiert« werden.

alg.
Erklärung
zur
Antibiose

+

Bezug-
herstellung
Kh

+

weiter-
führender
Gedanke
zum

A
I
D
S !
.

1. körperl.
Ebene

Ein Großteil der Menschen leidet unter Therapiefolgen. Die Schädigung beginnt im Säuglingsalter mit den Impfungen. Ihnen folgen der erste Antibiotika-Stoß bei Mandel- oder Mittelohrentzündungen und schließlich das hochgiftige, tief in den innersten Zellstoffwechsel eingreifende Cotrim® oder Baktrim® bei ernsthafteren fieberhaften Entzündungen. Sein Sulfonamidanteil zum Beispiel hemmt die Folsäure und schädigt auf diese und noch andere Weisen die für Zellatmung und DNS-Generation unabdingbaren Mitochondrien und Ribosomen. Das Gleiche geschieht durch den ständigen Verzehr denaturierter Nahrung. Die schleichende Vergiftung beginnt subtil, so daß das *Abwehrgefüge* unseres Organismus allmählich unterwandert wird und als Resultat eine Veränderung des Stoffwechsels der Mitochondrien festgestellt werden muß. Auf diese Weise ist es dann möglich, daß einige abnorme Zellen von der Sauerstoffatmung zur Gärung übergehen und das unkontrollierte Krebswachstum beginnt.

Es schaden also nicht nur die inzwischen gefürchteten Nebenwirkungen der Antibiotika, Antimycotika, Antiphlogistika, Antihistaminika, Antihypertonika, Antiarrhythmika, Antikonvulsiva, Antidepressiva usw., sondern auch ihre vermeintlich hilfreichen spezifischen Wirkungen, derentwegen sie mit enormem Geldaufwand entwickelt, an Tieren erprobt und schließlich kranken Menschen verabreicht werden. Der gesamte mechanistische Denkansatz unserer Universitätsmedizin und -pharmazie, nach dem Beschwerden - Zeichen und Symptome, die ein erkrankter Organismus entwickelt, um sein Gleichgewicht wieder zu erlangen - zu bekämpfen, zu beseitigen oder gar auszumerzen sind, ist eine Farce!

In Wirklichkeit erreicht man lediglich einen Verdrängungseffekt. Die ganze Menschheit wird stetig kränker, die Angst wächst und wächst. Von Generation zu Generation schreitet die Degenerierung voran, bis sie zu guter Letzt unumkehrbar geworden ist.

Waren am Beginn unseres 20. Jahrhunderts von zehn Erkrankten neun akut und lediglich eine oder einer chronisch leidend, sind wir jetzt, am Ende des Säkulums, fast alle chronisch krank. Und die vielgepriesene »moderne Therapie« verfestigt diese Situation stetig nachhaltiger.

Alle schweren chronischen Erkrankungen, mit denen sich zunehmend auch junge Frauen und Männer, ja sogar Kinder auseinandersetzen müssen und von denen einige im Untertitel dieses Buches stehen, sind menschengemacht, und die herrschende »wissenschaftliche« Universitätsmedizin kann sie nicht heilen, sondern allenfalls nur für kurze Zeit Beschwerden oder Schmerzen lindern. Sie eilt hochspezialisiert der differenzierten Betrachtung und Therapie einzelner Organdiagnosen nach und verschließt sich der Tatsache, daß der *ganze* Mensch erkrankt ist und geheilt werden muß.

Durch die Behandlung mit Anti-Arzneien wie Antibiotika, Antipyretika, Kontrazeptiva, Cortisonderivaten, Immunsuppressiva und den vielen anderen Chemotherapeutika wird aber gerade in die *naturgesetzmäßigen* Abläufe unseres Organismus bei der möglichen Wiederherstellung seiner Eigenordnung derart verheerend eingegriffen, daß wir als Ergebnis einen immer schwieriger umzukehrenden Leidensprozeß erleben: chronisches Siechtum, bei dem der Tod endliche Erlösung bedeutet.

Krebs und Immunschwäche, von dem »Chronic fatigue syndrom« - CFS -, also dem chronischen Müdigkeitssyndrom, bis hin zu den fast 25 unter dem Begriff AIDS zusammengefaßten Leiden, sind ausnahmslos Endstadien einer weitgehend von Medikamenten induzierten Entwicklung, die durch das Mißachten der *naturgesetzlich* organismusimmanenten Ökologie heraufbeschworen wird und eindeutig streßabhängig ist.

Streß, von dem Austro-Kanadier Hans Selye 1936 erstmals definiert, bedeutet: Belastung des Organismus.

Ohne Streß ist Leben nicht denkbar, wir brauchen ihn - aber in Ausgewogenheit! Jedes Lebewesen benötigt Erholungsphasen zum Regenerieren. Der anhaltende Streßeinfluß, dem wir Menschen heutzutage durch uns selbst, unsere Umwelt, unsere Lebensweise und durch die offizielle medizinische Versorgung ausgesetzt sind, müssen wir *Dysstreß* nennen und er ist eine der wesentlichen Ursachen chronischen Krankseins.

Dieser *Dysstreß* beginnt für uns bereits am »Feierabend« mit falscher Ernährung - Süßigkeiten, Bier, Wein, Branntwein - und stundenlangem Sitzen vor dem Fernsehapparat statt Bewegung in guter Luft, ausgleichendem Spiel und fröhlichem Austausch in vertrauter Runde.

Unser Nachtschlaf ist häufig zu kurz oder zu lang, jedenfalls unerquicklich, vom überladenen Bauch, von unruhigen Gedanken und Träumen, Wasseradern oder elektromagnetischen Feldern gestört. Der Morgen beginnt nach dem Aufschrecken durch den Wecker mißmutig, mit einem eilig eingenommenen Frühstück. Es besteht meist aus Weißmehlprodukten, Marmelade und koffeinhaltigem Kaffee als erstem nutritiven Streß.

Der Arbeitsalltag beansprucht die meisten einseitig. Entweder erschöpft Mangel an Bewegung oder körperliche Überanstrengung, vielfach auch emotionaler Streß durch Vorgesetzte, Kolleginnen und Kollegen. Das Mittagessen wird viel zu hastig verschlungen; zudem bleibt es überwiegend unausgewogen, weil darin lebenswichtige Vitamine, Spurenelemente und unverzichtbare nutritive Hilfsstoffe fehlen.

Auf den Straßen folgt beim Heimweg - wie am Morgen beim Gang zum Arbeitsplatz - gar zu oft selbstgemachter Streß. Den gibt es auch reichlich beim Suchen eines Parkplatzes für den Einkauf im Großmarkt und in der Warteschlange vor der Kasse.

Die früher von vielen Menschen als Ausgleich empfundenen Leibesübungen - Gymnastik, Turnen, Laufen, Springen, Ballspielen, Schwimmen - sind vielfach zu überzogenem, einseitig belastendem Leistungssport geworden; und diese Art Sport verkommt mehr und mehr zum bloßen Geschäft. Ehrgeizige junge Menschen werden zum Erbringen von Höchstleistungen eingespannt und von gewinnorientierten Managern ausgebeutet. Kaum jemand denkt an die gesundheitlichen Folgen.

Streß, Streß , Streß - ganze 24 Stunden. Psychischer Streß, toxischer, nutritiver, mechanischer, entzündlicher Streß: jede Art erzwingt eine Stoffwechselumstellung bis in unsere Zellen und Zellzwischenräume im Sinne einer Sympathikotonie, also erhöhten Erregbarkeit des sympathischen Nervensystems, mit erhöhter Freisetzung von Adrenergika und Cortison. Wir provozieren damit eine neuroendokrine Reaktion, die kein Organismus auf Dauer ungestraft verkraften kann.

So ist unser *Abwehrgefüge*, das Immunsystem, mittlerweile bei uns allen geschwächt oder gar geschädigt. Deshalb bedarf es nur noch kleiner krankmachender Anstöße, dann ist der Zusammenbruch unausweichlich.

Daß diese Streßfaktoren derart schädlich und in jeder Folgegeneration verheerender wirken können, rührt vom Einfluß gezielter medizinischer Therapien gegen das Immunsystem in unserem *Abwehrgefüge* her: Sie stören das naturgegeben fein aufeinander abgestimmte Wechselspiel der lebensnotwendig harmonischen Abläufe im Zellulären und Interzellulären und zwingen es zu Abwehraktionen. Diese verändern Funktionen, schließlich ganze Strukturen. Aber auch Antigene, also krankmachende Einflüsse, die unsere natürliche Abwehr stimulieren, werden durch die herrschende chemisch-mechanistische Behandlung überaktiviert. Patientinnen und Patienten mit Allergien »beherrschen« den Praxisalltag jedes Arztes.

Auf der emotionalen Ebene zeitigen die Überreizung und Reizüberflutung ein Jagen nach vermeintlichem Erfolg, schaurige Gefühlskälte, fatalen Egoismus, Konkurrenzkampf im Beruf, im sozialen Verhalten, in den Freizeitbeschäftigungen und sogar im Geschlechtsleben. Den meisten ist »jedes Mittel recht«. In schneller Folge werden neue Stars und »Gurus« kreiert, denen die Menge im Massenrausch suchtartig zujubelt, freilich, um sie schnell wieder zu vergessen. Kaum jemand fragt nach den Opfern unter diesen fehlgeleiteten Menschen.

So drehen sich auch hier die Räder stetig schneller zum Abgrund hin. Rigorosität und Abstumpfung jeglichen Mitgefühls wachsen rasant angesichts der schrecklichen Folgen immer bestialischer geführter nationalistischer und krimineller Auseinandersetzungen - jeden Abend vor der Mattscheibe am Familientisch. Verständnis- oder liebevolles Miteinander weicht überall bedingungslosem Durchsetzungsdrang. Halbbildung, schulische und universitäre Spezialisierung mit bloßem Auswendiglernen von Formeln tun ein übriges - die geistige Verflachung und Unselbständigkeit im Denken bringen manipulierbares »Stimmvieh«, jede bewußte Verantwortung negierende, alles Schwierige weiter delegierende Vorgesetzte und Mitarbeiter hervor.

Unsere schöpfungsgegebene Freiheit ist zur Zügellosigkeit verkommen. Tradition, Ehe und Familie gelten vielen als bedeutungslos und werden sogar mißachtet. Immer weniger Paare »leisten« sich Kinder. Demographen zeichnen deshalb in klarer Voraussicht ein düsteres Bild der rasanten Weiterentwicklung unserer »umgekehrten Bevölkerungspyramide«. Aller Wurzeln ledig, leben als Reaktion auf unser »modernes Tollhaus« von Jahr zu Jahr mehr Mitmenschen »von der Hand in den Mund« oder gar ohne Wohnung und zuträgliche Nahrung am Rande des Elends. Obwohl seit Generationen bekannt ist, daß Kinder bis zum siebten Lebensjahr, wenn die ständige Nähe beider Elternteile fehlt, emotionale und organische Störungen davontragen, werden sie - ob sie mögen oder nicht - in einen Kinderhort abgeschoben. Für alte Menschen, die ein Leben lang hart gearbeitet, gedarbt und unseren »Wohlstand« geschaffen haben, ist in den Familien nur noch selten Platz für einen »beschaulichen« Lebensabend. Viele müssen sich in Heimen »verwahren« lassen, werden dort meist mit starken chemischen Medikamenten emotional »ruhiggestellt« und - solange ihre Ersparnisse ausreichen - mit qualvollem Siechtum vor einem würdigen Sterben »bewahrt«. Eine unrühmlich bekannt gewordene Teilnehmerin der olympischen Spiele des Jahres 1972, jetzt Ärztin für innere Medizin mit Ambitionen auf ein hohes politisches Amt, verstieg sich gar zu der Forderung, man müsse alten Menschen nach Beendigung des Arbeitslebens das Wahlrecht aberkennen... Besser verhält sich ein französischer Bürgermeister: Er berief einen Ältestenrat und gab darin allen interessierten Frauen und Männern jenseits des 75. Lebensjahrs die Möglichkeit zum beratenden Mitgestalten der Tagesprobleme aufgrund ihrer reichen Lebenserfahrung. Kreativ beugen Alt und Jung so gemeinsam Fehlentwicklungen vor.

Sonst werden Recht, Gesundheit und Reste von Hilfs- wie Opferbereitschaft ohnehin leider so verwaltet, daß sie vorrangig Gesetzes-Paragraphen oder Verordnungen, aber kaum noch der Menschenpflicht genügen.

Dieses Aufbäumen überbordender Re-Aktionen endet in der Anergie, dem Nicht-mehr-reagieren-können, in Depression und Krebs. Gerade dieses allüberall gefürchtete und immer häufiger durchlittene Erkrankungsbild ist Ausdruck des Zusammenbruchs aller inneren Regelreserven aufgrund des über Jahre oder gar Generationen wirksamen *Dysstreß,* durch die tiefgreifend krankmachende Veränderung unserer geistigen, emotionalen und physischen Ernährung, durch die »Segnungen unserer modernen« Zivilisation.

Wir mögen es drehen und wenden wie wir wollen, die Richtung, in der wir uns bewegen, stimmt nicht mehr!

Von Liebe zum Mitmenschen durchdrungenes Empfinden und Denken, von einem am Mitleiden mit dem Nächsten, am Gemeinschaftssinn ausgerichteten Fühlen und Handeln, von dem der Natur, unserer Mutter Erde, verpflichteten Hegen und Pflegen des Bodens als der wichtigsten Lebensgrundlage und einer unseren naturgegebenen, lebensunterhaltenden inneren Gesundheitssystemen angemessenen Ernährung haben wir uns ebenso selbstherrlich wie selbstzerstörerisch weit entfernt.

Wir alle kennen die negativen Ergebnisse, sind von ihnen betroffen. Dennoch darf diese Situation kein Grund zum Verzweifeln sein. Noch gibt es Möglichkeiten, alles zu ändern, umzukehren, die richtige Richtung zu wählen und endlich mit ganzer Kraft den rechten, unserer Natur gemäßen Weg zu beschreiten.

Erfreulicherweise beschäftigen sich immer mehr Ärztinnen und Ärzte mit ganzheitlich therapeutischen Verfahren, auf die wir in diesem Buch hinweisen und deren Möglichkeiten wir erläutern. Ihre Therapieerfolge geben genug Grund zur Hoffnung: eine deutliche Verbesserung des Allgemeinbefindens, der Leistungsfähigkeit und der Minderung von Anfälligkeiten für Infekte.

Der Autor dieses Buches, Georgos Vithoulkas, ist seit dem Jahre 1966 überaus erfolgreich als Arzt und Dozent in Athen tätig. Seine Erfahrungen und Erkenntnisse aus der Behandlung von über 150.000 Patienten mit einer den *Naturgesetzen* verpflichteten Therapie bewog die Weltgesundheitsorganisation der Vereinten Nationen, WHO, ihn in verschiedene internationale Gremien zu berufen.

Am 9. Dezember 1996 wurde Georgos Vithoulkas in Stockholm zusammen mit den Müttern russischer Soldaten, die ihre Söhne mutig aus dem mörderischen Vernichtungskrieg in Tschetschenien heimzuholen versuchten, ausgezeichnet: mit dem *Right Livelihood Awards honour pioneers*, dem sogenannten »alternativen Nobelpreis«.

Grundlage für dieses neue Buch waren Vorlesungen, die Georgos Vithoulkas in Athen, in Deutschland und in den USA hielt. Er belegt mit vielen Beispielen schlüssig, daß die etablierte Medizin nicht allein bei der Aufgabe versagte, Erkrankungen zu verhindern oder zu heilen, sondern durch den jahrzehntelang unverantwortlich überzogenen Einsatz von chemischen Medikamenten, insbesondere von Antibiotika, erheblich zum weltweiten Verfall der Gesundheit und damit zum Aufkommen von erbarmungsloser Gefühlskälte beigetragen hat.

Der Autor will mit diesem Buch die Mißstände und deren Ursachen schonungslos darlegen. Im Gegensatz zu vielen anderen Kritikern unseres desolaten Gesundheitswesens überzeugt er aber auch mit seinem Vorschlag für einen gangbaren Ausweg aus dem Dilemma.

Dafür nutzte er seine überragende Erfahrung aus Heilerfolgen akut und chronisch Kranker und formulierte uraltes Wissen sowie Forschungsergebnisse und Erkenntnisse aus jüngster Zeit für die Gegenwart prägnant: in *48 Grundsätzen zu neuem Bewerten von Gesundheit und zum Heilen der Erkrankungen nach Naturgesetzen*. Damit bietet er außer erweitertem Wissen um energetische Zusammenhänge erstmals überhaupt einen *konkreten Maßstab zum Bewerten* von Gesundheit und Erkrankungen.

Georgos Vithoulkas' Vorlesungstexte und die Bibliographie wurden für dieses Buch überarbeitet und ergänzt. Die Übersetzung seiner englischen Vorlage verdanken Autor, Herausgeber und der Verlag Martin Wulfhorst, Hamburg, und Eleonore Homburg, Ahnatal/Kassel; sie hat auch die Entstehung der Endfassung in dankenswerter Weise kritisch und anregend begleitet.

Detmold, im Februar 1997

Gotthard Behnisch

ZUR EINSTIMMUNG

Bereits im Jahre 1972 warnte der Autor in Athen bei einem Vortrag vor Ärzten: »Wegen der Häufigkeit, mit der man heutzutage Antibiotika verordnet, ist das Immunsystem der Menschen und Tiere einem unverantwortlichen Schwächungsprozeß unterworfen - bis zu jenem Punkt, von dem an sich eine Fülle neuer Erkrankungen entwickeln wird, die als unheilbar gelten müssen. Antibiotika greifen tief in unser Immunsystem ein und fügen ihm irreversible Schäden zu.«

Diese Warnung war durch lange Erfahrungen im Gesundheitsbetrieb der jüngsten Vergangenheit und Gegenwart begründet. Sie mußte bei vielen Anwesenden Widerspruch auslösen, weil die herrschende Medizin in ihrem »Kampf gegen Krankheiten« Antibiotika als die wohl »erstaunlichste und wirksamste Waffe« verstand und noch immer propagiert. Aber 1972 hatten gleich dem Autor viele andere »alternativ« therapierende Kollegen bereits Tausende Patientinnen und Patienten beobachtet und behandelt, bei denen klar feststellbar war, wie eng und direkt das Aufkommen chronischer Erkrankungen in Verbindung zur Einnahme von chemotherapeutischen Medikamenten stand; meist mußten wir Antibiotika, besonders Penicillin und ähnliche Derivate, als Ursache ermitteln und erkennen.

Abgesehen von diesen konkreten Beobachtungen wurde, wie anderen im Gesundheitswesen Tätigen, auch dem Autor bewußt, daß ein allgemeiner Verfall der Gesundheit gerade in demjenigen Teil der Welt begann, der selbstbewußt und stolz verkündete, das bestmögliche und teuerste Gesundheitswesen zu besitzen.

Wir sehen diesen Verfall an der Kurve der Lebenserwartung von Männern in den USA. Unter den hochentwickelten Ländern stehen die Vereinigten Staaten von Amerika hinsichtlich der Sterblichkeitsrate an neunzehnter Stelle, obwohl dort viel mehr als in anderen Teilen der Welt für die Gesundheit aufgewendet wird.[1]

Sogar aus den amtlichen Statistiken geht hervor, daß in Entwicklungsländern, etwa in Süd- und Mittelamerika, die Lebenserwartung höher liegt als in den Vereinigten Staaten oder in der Bundesrepublik Deutschland. Dazu mögen weniger Streß und der geringere Einsatz von synthetischen und chemischen Zusätzen in der Nahrung beitragen. Aber: Wenn wirklich nur die teuersten und »besten« medizinischen Anwendungen die höchste Lebenserwartung garantierte, sollten die USA den Ehrenplatz einnehmen; das Gegenteil ist indes traurige Wirklichkeit. Das verraten die Erhebungen der WHO, der Welt-Gesundheits-Organisation der Vereinten Nationen. In Europa kommen wir zu denselben Schlußfolgerungen: Griechenland und Island, zwei der sich noch entwickelnden Länder, weisen die höchste Lebenserwartung und die niedrigste Sterberate auf.

1

In den Ländern des ehemaligen Ostblocks war die Lebenserwartung sehr niedrig, in Ungarn am niedrigsten. Von den europäischen Industrienationen rechnen die Schweden mit der Erreichung des höchsten Lebensalters, nämlich 74,9 Jahren, gefolgt von Schweizern mit 74,6, den Niederländern und Norwegern mit 74,1, den Engländern mit 73,9, Italienern mit 73,7, Franzosen mit 73,5, Österreichern mit 72,9 und schließlich den Deutschen mit 72,2 Jahren, also der schlechtesten Rate.

Nach dieser »statistisch gesicherten« Theorie, ist es kein Widerspruch, daß wir in den ehemaligen Ostblockländern trotz ehedem angeblich umfassend garantierter medizinischer Versorgung und zwangsweiser »Durchimpfung« der gesamten Bevölkerung die niedrigste Lebenserwartung finden: sie liegt unter 68 Jahren.[2]

Nackte Zahlen geben ein anderes Bild, als es das medizinische Establishment zeichnet, das gewöhnlich behauptet, die Lebenserwartung sei aufgrund seiner besseren medizinischen Versorgung allgemein gestiegen.

Außerdem zeigen diese Zahlen nur die quantitative Seite des Problems, das uns die moderne Medizin beschert, ohne auf die *Lebensqualität* einzugehen. Denn was für eine Qualität besitzt das Dasein für diejenigen, die an eine künstliche Niere angeschlossen sind, Patienten mit Herztransplantationen, Epilepsie, Psychosen, rheumatischer Arthritis, Multipler Sklerose, Krebs, Morbus Alzheimer oder gar AIDS? Alle diese chronisch kranken Menschen sind jedoch in den Statistiken zur Lebenserwartung auf der Haben-Seite mitgezählt. Derlei amtliche Zahlenwerke vermitteln deshalb nie das wirkliche Bild, weil die *Lebensqualität* in ihnen unberücksichtigt bleibt. Wäre es möglich, diese in die Erhebungen für solche Nachweise einzubeziehen, sähen sie völlig anders aus, weil die Qualität unseres Lebens durch Freude, Glück, Kreativität usw. definiert werden müßte, denn sie verleihen unserem Dasein ja erst ein gut Teil Sinn und Zweck.

Wieviele unserer Mitmenschen sind so gesund, daß sie ihr Leben wirklich genießen und gleichzeitig kreativ sein können? Den Grad der Gesundheit zu messen, ist eine ebenso schwierige wie mühsame Aufgabe, besonders für denjenigen, der sich mit Statistiken auseinandersetzt; aber es bleibt eine Schuld, die möglichst bald getilgt werden müßte. Es ist bereits vorhersehbar, daß wir, falls wir so weiter sündigen wie in der jüngeren Vergangenheit, sehr bald auch einen quantitativen Rückgang in der Lebenserwartung der Bevölkerung in allen entwickelten Ländern zur Kenntnis nehmen müssen. Könnten wir die *Qualität unserer Gesundheit* messen, würden die meisten unserer Zeitgefährtinnen und Zeitgefährten das herrschende medizinische System ganz gewiß sofort ändern wollen.

Weil aber niemand, keine Behörde und keine Statistik, die *Lebensqualität* bewerten, ist der Patient gezwungen, sich bei der Beantwortung etwa der folgenden Fragen auf eigene Beobachtungen und Erfahrungen zu verlassen:
- Wie zufrieden bin ich mit den Medikamenten, die ich bisher gegen verschiedene chronische Beschwerden erhalten habe?
- Verursachen mir der Erfahrung nach diese Medikamente andere Beschwerden oder gar auf Dauer Schäden in anderen Teilen meines Körpers?

- In welcher Weise haben die Medikamente meine *Lebensqualität* beeinflußt?
- Habe ich, selbst wenn ich keine störenden Symptome mehr bemerke, wirklich das Empfinden, daß mein normaler Gesundheitszustand, mein absolutes Wohlbefinden wiederhergestellt sind?
- Was empfinde ich, wenn ich ständig Schlaf- Beruhigungs-, Schmerz- oder Abführtabletten, Hormon- oder Cortisonpräparate usw. nehmen muß, auf deren Beipackzetteln verwirrend viele Risiken und Nebenwirkungen vermerkt sind?

Dürfen die für Forschung und Lehre verantwortlichen Universitätsmediziner und Gesundheitspolitiker angesichts der zwangsläufig bekanntgewordenen Risiken und Nebenwirkungen, der vielen iatrogenen Dauerschäden wirklich noch behaupten, die von ihnen etablierte Medizin, unser westlicher Gesundheitsbetrieb sei ein *Heilsystem?* Beschränkt sich das Tun und Lassen nicht lediglich auf die *Unterdrückung* von Erkrankungs-*Symptomen*?

Jeder Nahrungsbestandteil, alle Medikamente, die wir zu uns nehmen, wirken auf *alle* Ebenen unseres Organismus. Quantität und Qualität der Nahrungsmittel und verschiedenen Medikamente spielen dabei eine überaus wichtige Rolle für das Steigen oder Sinken unserer *Lebensqualität*, unseres eigentlichen Menschseins.

In den vergangenen fünfzehn Jahren mußten wir häufig das Aufkommen neuer Erkrankungen beobachten. Bis Ende 1980 wurden bereits ungefähr fünfzehn »neue Krankheiten« beschrieben. Deren Ursachen waren und blieben unbekannt, verwirrten und ängstigten.

Wieweit haben chemische Medikamente, die seit Jahrzehnten in stetig wachsender Zahl und Dosierung verordnet und von hilflosen Patienten willig ein- und aufgenommen worden sind, diese Entwicklung mitverursacht? Besteht ein Zusammenhang zwischen dem *übermäßigen* Medikamenten-Gebrauch und dem rapiden Verfall des Immunsystems?

Neben dem Ausbrechen anderer neuer »Krankheiten« steht die überwältigende Ausbreitung der Pilzinfektionen, so daß heute jede Klinik und jedes Freibad damit verseucht sind.

Ferner frappierte in den letzten Jahren eine *Explosion* von Mykosen der Haut und der Geschlechtsorgane; sie war so gewaltig, daß sie eine weltweite Katastrophe zu werden scheint.

In Großbritannien stiegen die Fälle allein von Candidiasis, hervorgerufen durch den Sproßpilz Candida albicans, von 34.696 im Jahre 1973 auf 64.173 im Jahre 1984. Damit standen diese Candidiasis-Symptome in Großbritannien unter allen Geschlechtskrankheiten bereits an zweiter Stelle.[3]

Derzeit wertet eine Reihe namhafter Autoritäten als Ursache eines großen Teils »chronischer systemischer Symptomatologie« verschiedene Pilze. So schreibt Raymond Brown in seinem Buch AIDS, CANCER AND THE MEDICAL ESTABLISHMENT: »In den letzten Jahren wurde die Verbindung zwischen chronischen und oft nicht

3

bemerkbaren Candidainfektionen einerseits und ernsten Symptomen andererseits erkannt, die *alle Teile des Körpers* betreffen...«

Beim Nachsinnen darüber, was wohl diesen ungeheuren Anstieg der Pilz-infektionen verursacht hat, müssen wir daran denken, daß die gebräuchlichsten Antibiotika, die praktizierende Ärzte Millionen Menschen verschrieben, nichts anderes als Schimmelpilz-Derivate sind. Den Namen des zuerst entwickelten kennen wir alle: Penicillin.

Ohne die unabdingbare Respektierung *naturgesetzlicher* Abläufe empfahlen es Mediziner und Hersteller Zögernden und Zweifelnden als »risikoarmes Allheilmittel«. Folglich wurden seit dem Ende des Zweiten Weltkriegs Tausende Tonnen dieses Medikaments in menschliche und tierische Organismen gepumpt, und wer entkam in den entwickelten Ländern noch dieser Wunderdroge? Wem sie nämlich nicht als schnell wirkendes Antibiotikum injiziert, über Zäpfchen, Kapseln oder gar in Form von wohlschmeckenden Säften und »Bonbons« verabfolgt wurde, nahm sie über die Nahrung auf: Ob Schwein, Kalb, Rind oder Geflügel, alle gaben die in ihren Innereien und im Fleisch verbleibenden Rückstände weiter an den sie verzehrenden Menschen. Sogar über die Milch »genossen« wir diese »einzigartige Segnung der Wissenschaft« zwangsläufig.[4]

Geoffrey Cannon, Fachberater der WHO, schreibt 1994: »Durch die Antibiotika entsteht für alle Bakterien ein Selektionsdruck zur Entwicklung von Resistenzen. Die routinemäßige Verabreichung von Penicillin an zahlreiche Männer, bei denen aufgrund ihres Sexualverhaltens die Gefahr von Geschlechtskrankheiten bestand, hatte, wie sich später herausstellte, verheerende Folgen...Mitte der siebziger Jahre verbreiteten sich auf der ganzen Welt resistente Stämme von Neisseria gonorrhoeae. Ein Ausgangspunkt waren die Philippinen, wo US-Soldaten und Prostituierte zur Vorbeugung gegen Gonorrhoe routinemäßig mit hohen Penicillindosen behandelt wurden. Als Folge entwickelten sich Gonokokken mit einer Betalactamase, die bis heute gegen jede beliebige Penicillindosis resistent sind. Das war die Strafe!«[5]

In diesem Zusammenhang illustrieren einige Zahlen die Menge der eingenommenen Antibiotika: Allein in den Vereinigten Staaten von Amerika stieg die jährliche Produktion von 3.311.207 kg im Jahre 1965 auf 7.665.571 kg im Jahre 1970, weltweit waren es 1987 25.000.000 kg. Von 1967 bis 1971 wuchs die Zahl der Rezepte mit Verordnungen von Ampicillin von 9,5 auf 21,5 Millionen. Allein im Jahre 1990 wurden dafür 27 Milliarden DM aufgewendet.[6]

Die von der amerikanischen Bundesbehörde für Nahrungsmittel und Medikamente Food and Drug Administration veröffentlichten Daten über Impfungen und Antibiotika zeigen, daß die Mengen der verordneten injizierbaren Cephalosporine und des Gentamycins über das Jahr 1977 hinaus stetig gesteigert wurden.[7]

Die zur »Bekämpfung von Infektionen« erforderliche Dosis an Antibiotika wuchs und wuchs, weil die vermeintlichen Erreger kontinuierlich schwächer auf sie reagierten.

4

Hier sei noch ein Beispiel für die Dosierungen des Penicillins genannt, die zur »Bekämpfung« der Gonorrhoe eingesetzt wurden: Nach der 1985 erschienenen fünften Ausgabe von Goodmans und Gilmans PHARMACEUTICAL BASIS OF THERA-PEUTICS betrugen sie: »Als Gonorrhoe zuerst mit Penicillin behandelt wurde, wenige Hunderttausend Einheiten (300.000 IE); je resistenter die Gonokokken sich aber entwickelten, mehrere Millionen Einheiten (4.800.000 IE Penicillin +1g Probenecid).« Dies war *das Sechzehnfache der Anfangsdosis.*

Es ist offensichtlich, daß Penicillin viel stärker im Körper wirksam ist, als es die Mikroben und Bakterien sind, so daß es diese immobilisiert, sobald es in den Organismus gelangt.[8] Dabei errichtet Penicillin heimtückisch seine eigene Herr-schaft im Organismus der Menschen und Tiere, die anscheinend sehr lange erhalten bleibt.

Schließlich entwickelte die chemisch-pharmazeutische Industrie immer stär-kere Medikamente, zum Beispiel Amphotericin-B, Flucytosine, Ketoconazole und Miconazole, um die ständig sich verbreitenden Pilze zu bekämpfen. Aber um welchen Preis? Henry Simmons zog bereits 1978 das Resümee: »...iatrogene Krankheiten sind zu einem ernsten Gesundheitsproblem in den USA geworden. Dies schließt schätzungsweise zwei Millionen Infektionen durch Hospitalismus und viele Tausend Todesfälle in jedem Jahr ein. Wie andere bereits gezeigt haben, läßt sich eine beträchtliche Menge davon auf die unsachgemäße Verwendung antiinfektiöser Wirkstoffe zurückführen.«[9]

Dagegen erhoben wohl auch andere Ärzte Protest, aber kaum ein Verantwort-licher in Lehre, Forschung und Gesundheitspolitik schenkte ihren begründeten Einwänden Gehör. Henry Simmons folgert schließlich:

»Die wahre Tragödie liegt in der Tatsache, daß Experten für Ansteckungs-krankheiten seit dreißig Jahren auf diese Probleme aufmerksam machen und ver-zweifelt nach einer Änderung rufen - fast völlig ohne Konsequenzen.«

Einige kritische Fragen stellte der anonym gebliebene Autor eines Leitartikels unter der Überschrift *Ist dies medizinischer Fortschritt?* im JOURNAL OF THE AMERICAN MEDICAL ASSOCIATION:

»- Hat der weitverbreitete Gebrauch von Antibiotika zur Entstehung neuer resi-stenter Bakterienstämme geführt?
- Wurde durch den Gebrauch von Antibiotika die Ökologie von ›Natur-‹ oder ›Krankenhausbakterienflora‹ verändert?
- Hat sich Häufigkeit und Schwere des Hospitalismus infolge des Einsatzes von Antibiotika verändert? Welche Trends sind beim Gebrauch von Antibiotika zu beobachten?
- Werden Mediziner, Patientinnen und Patienten durch die immer häufigere Ver-ordnung von Antibiotika mit einer neuen Dimension von Gefahren konfron-tiert, der man mit neuen administrativen oder erzieherischen Maßnahmen be-gegnen sollte?
- Werden Antibiotika in der Praxis überhaupt korrekt angewandt?«

5

Und er fährt fort: »Zusammen mit dem Absinken der Zahlen vieler Infektionskrankheiten, die früher häufig einen tödlichen Ausgang zeigten, entstanden *neue beträchtliche* Risiken infolge der Antibiotika-Behandlung.«[10]

Dies war - wie viele andere Entwicklungen - ein frühes Warnzeichen vor den Folgen medikamentöser Unterdrückung. Während die neuen »Wunderdrogen« die Zahl der Todesfälle durch akute Infektionskrankheiten senkte, schufen sie gleichzeitig eine neue Dimension in der Manifestation und Ausbreitung chronischer Erkrankungen.

René Dubos erkannte ja bereits in seinem Buch SO HUMAN AN ANIMAL = EIN SO MENSCHLICHES TIER: »Während sie [diese Wunderdrogen] viel für die Verhütung und Behandlung einiger spezifischer Krankheiten taten, haben sie es bisher nicht geschafft, die *wahre* Lebenserwartung zu erhöhen oder Gesundheit herzustellen. Das Zeitalter des Wohlstands, der technischen und der medizinischen Wunder ist paradoxerweise auch das Zeitalter der chronischen Krankheiten, der Angst und sogar der Verzweiflung.«

Die unsinnig und überdies noch falsch dosiert verabreichten Antibiotika führten schließlich in die gegenwärtige Misere, in der akute Infektionserkrankungen inzwischen weit schwieriger zu lindern und zu heilen sind. So geschieht es heute, über 30 Jahre nach den ersten Warnungen und trotz vertiefter Erkenntnisse über die Gefahren, daß die meisten der Universitätslehre folgenden Ärzte immer stärkere suppressiv wirkende Medikamente in ständig erhöhten Dosierungen anwenden.

Deshalb ist es verständlich, daß, nachdem all diese negativen Tatsachen immer offenkundiger geworden sind, einsichtige Mediziner logischerweise immer nachdrücklicher folgende Fragen über die weitverbreitete Anwendung von Antibiotika und ihre Wirkung auf den menschlichen Körper stellen:

1. Führten Penicillin und die vielen von ihm abgeleiteten Derivate möglicherweise zu Veränderungen oder zur Beeinträchtigung des Immunsystems, so daß es zum Beispiel gar nicht mehr die Entwicklung der verschiedenen Arten von Pilzerkrankungen im Körper verhindern konnte?

Berichte verschiedener Forscher bestätigen das. Es hat sich nämlich herausgestellt, daß *Pilze häufig gerade bei solchen Patientinnen und Patienten mit geschädigtem Immunsystem zu Krankheitserregern werden, die durch eine langwierige Granulozytopenie und nach vorausgegangener ausgiebiger Antibiotika-Behandlung gekennzeichnet sind.*[11]

Die Unterdrückung der T-Zellen-Funktion durch Tetrazycline können eine Superinfektion durch Candida teilweise erklären, die manchmal klinisch nach längerer Tetrazyclin-Behandlung festgestellt wird. Immunmodulation - eine Immunsystemschwäche - muß als eine der unzähligen potentiellen Nebenwirkungen der Antibiotika-Therapie betrachtet werden.[12]

2. Schuf der unverantwortliche Umgang mit diesen Medikamenten, das unkontrollierbare Stören, Töten und Mutieren von Mikroorganismen die Voraus-

6

setzung für die Manifestation einiger furchtbarer, unheilbarer Krankheiten durch neue, meist noch unbestimmbare Mutanten - neue Pilze, Viren usw.?

Es existieren vielerlei Quellen mit statistischen Daten, die eine ausführliche Antwort auf die beiden oben gestellten Fragen geben:

»Durch gramnegative Bazillen hervorgerufene Infektionen nehmen ständig zu und stellen zur Zeit [1974] die häufigste Ursache des Hospitalismus dar. Angesehene Kliniken berichteten über eine jährliche Rate gramnegativer Bakteriämien von ungefähr einem Prozent der Patientinnen und Patienten; das bedeutet für die USA mit jährlich 30 Millionen in Kliniken eingelieferten akut Erkrankten, daß es sich schließlich um 300.000 solcher Fälle handeln mag, von denen mehr als ein Drittel tödlich ausgehen.«[13]

»In einer Studie, die strenge Kriterien benutzt, wurden Superinfektionen bei 2.2 % von mehr als 3.000 mit Antibiotika behandelten Patienten festgestellt. Das interessanteste Ergebnis dieser Untersuchung war, daß gramnegative Bakterien bei der Mehrzahl dieser Superinfektionen eine Rolle spielten und diese iatrogenen Folgen viel schwieriger unter Kontrolle zu bringen waren als die ursprünglichen Erkrankungen.«[14]

Die allgemeine, unverantwortlich routinemäßige Verordnung von Antibiotika führte zur »ständigen Entstehung immer gefährlicherer und resistenter Bakterienstämme, die jeweils eine neue Generation von Antibiotika zu bekämpfen versuchen muß.«[15]

In der Fachliteratur ist inzwischen festgeschrieben, daß Antibiotika »ausgeprägte Wirkungen haben oder Wechselwirkungen auslösen«; sie können multiple Resistenz gegen Medikamente hervorbringen, indem sie tatsächlich bestimmte Mutationen veranlassen; sie verursachen Veränderungen an den Oberflächenstrukturen der Bakterien infolge der Anpassung an den selektiven Druck der Antibiotika.[16]

So »können Bakterien, die ursprünglich empfindlich sind, Resistenzen gegen Medikamente durch Mutation entwickeln, aber auch durch Änderung von Plasmastrukturen Mechanismen, die eine Übertragung genetischen Materials von resistenten auf empfindliche Organismen ermöglicht.«[17]

Mehrere solcher Mechanismen werden genannt, wie Veränderungen der bakteriellen Chromosomen, enzymatische Inaktivierung der Antibiotika oder das Errichten einer Permeabilitätssperre für Medikamente.[18]

Eine Fülle von Fällen ist bekannt, wo sich neue widerstandsfähigere Bakterienstämme entwickelt haben, die weniger empfindlich und deutlich resistenter gegenüber Medikamenten reagierten. In einer neurochirurgischen Abteilung erreichten Infektionen durch Klebsiella aerogenes sogar eine epidemische Dimension, weil »Ampicillin und Cloxacillin seit Jahren ›prophylaktisch‹ eingesetzt worden waren.«[19]

Die zuvor erwähnte Übertragungsmöglichkeit von genetischem Material, durch das Resistenz gegenüber Medikamenten erzeugt wird, können wir am

7

Beispiel des R-Faktors aufzeigen: Ein hohes Aufkommen des R-Faktors »stellte man bei Krankenhausstämmen von Pseudomonas aeruginosa fest«. Diese R-Faktoren, die *verschiedene Resistenzen* festlegen, können leicht von einem Stamm der Pseudomonas aeruginosa auf einen anderen übertragen werden und es dadurch sogar den ›Aminoglycosid-Antibiotika‹ schwer machen, mit ihnen fertigzuwerden.[20] So sind die Bakterien schließlich durch jene ›Antibiotika‹, die sie zerstören sollten, in Wirklichkeit *gestärkt* worden.

Eine andere durch Antibiotika indizierte Widerstandsfähigkeit war die »Entstehung der Resistenz gegenüber den neueren B-lactam Antibiotika«.[21]

»Seit der Einführung von Penicillin ... ist die Resistenz gegen dieses unsinnigerweise als Allheilmittel eingesetzte Antibiotikum bei Staphylokokken stark angestiegen; so daß heute mindestens 80 % der Staphylokokken von Infizierten aus den hochentwickelten Ländern in der Lage sind, B-Laktamase zu produzieren.«[22] Diese Substanz befähigt die Staphylokokken zur Penicillinresistenz. Gonokokken waren anfangs hochempfindlich gegen Penicillin. Heute »hat sich Penicillin-Resistenz zu einem verbreiteten Problem bei der Beherrschung der Gonorrhoe entwickelt«.[23]

»Der Methicillin-resistente Staphylococcus aureus entwickelte sich in einigen amerikanischen Krankenhäusern und wurde für die gesamten Vereinigten Staaten *zum Dilemma*. Infektionen durch diese unbeweglichen Kugelbakterien begannen in den siebziger Jahren Kliniken in den USA zu überschwemmen und erreichten in den frühen achtziger Jahren epidemische Ausmaße.«[24]

»Die Schnelligkeit, mit der sich verschiedene Resistenz-Gene, Transposone und R-Plasmide in den verschiedensten Krankheitserregern rund um die Erde verbreiteten, verdeutlicht die mächtigen selektiven Kräfte, die durch Verwendung der Antibiotika bei den Menschen wirksam werden. Eine kürzlich vorgenommene Prüfung von über vierhundert Enterobakterien, die zwischen 1917 und 1954 gesammelt und aufbewahrt wurden, legt den Schluß nahe, daß vor der Verwendung von Antibiotika Resistenz kaum zu beobachten war. Eigentliche Quellen vieler Resistenz-Gene sind jene Stäbchen-Mikroorganismen, die ja die meisten Antibiotika produzieren oder mit solchen Produzenten im Wettbewerb stehen. Weil Antibiotika nun aber auch potentiell toxisch für die sie erzeugenden Organismen sind, ist es nicht verwunderlich, daß Bakterien wie Streptomyceten Resistenzmechanismen besitzen, um sich gegen die selbst produzierten Antibiotika zu schützen.«[25]

Einige Forscher sind davon überzeugt, daß wir uns bald zurückversetzt sehen werden in ein »*prä-antibiotisches Zeitalter, in dem diese verwandelten multiresistenten Mikroorganismen wieder wie einst Verheerungen unter den Menschen anrichten*. Diese Befürchtung ist begründet auf den wachsenden selektiven Druck im menschlichen wie auch mikrobiotischen Umfeld, der von der verbreiteten und immer noch zunehmenden Anwendung der Antibiotika ausgeübt wird.«[26]

8

Nur wenigen ist bis jetzt bewußt, wie weitgehend abhängig unsere Gesundheit von der Beschaffenheit der normalerweise in unserem Körper existierenden und die Basis unseres Lebens bildenden Mikroorganismen ist. Wenn wir ihr Gleichgewicht dadurch stören, daß wir all diesen »Schimmel« ständig in uns hineinfüllen, wird unser Organismus schließlich selbst »schimmelig«.

»Das Verschreiben von Antibiotika, sei es innerhalb oder außerhalb von Krankenhäusern, verstärkt unnötigerweise den steigenden Druck für die Selektion resistenter Organismen. Es mag überspitzt erscheinen, es als einen Akt von Umweltverschmutzung zu bezeichnen, aber wenn die vollen, die letzten Konsequenzen dieses Verschreibungsmißbrauchs verstanden werden, wird man es weniger übertrieben finden, als es anfänglich erschien.«[27]

Bisher hat sich die »moderne« Medizin anscheinend nicht mit der wichtigen Frage der Qualität der Mikroorganismen beschäftigt, die normalerweise in unserem Organismus leben, und mit den Veränderungen, denen sie infolge des Einflusses fremder Substanzen wie der Antibiotika ausgesetzt sind. *Das Resultat dieser Veränderungen ist eine Transformation, eine Mutation, durch die nichtpathogene in pathogene Bakterien umgeformt werden.* Normalerweise leben zum Beispiel in der menschlichen Mikroflora nicht pathogene Alcaligenes, die gegen Antibiotika resistent sind. Sie können ihre Widerstandsfähigkeit auf *vorher nicht-resistente*, aber potentiell tödliche Organismen wie Pseudomonas aeruginosa weitergeben.[28]

Übertragbare Medikamentenresistenz, das heißt Widerstandsfähigkeit gegen Antibiotika, die von einer Bakterienspezies auf eine andere weitergegeben werden kann, wurde zuerst nur bei Darmbakterien nachgewiesen, ist aber inzwischen bei vielen anderen Bakterien als eine verbreitete Fähigkeit festgestellt worden.[29] Tatsächlich hat die allgemeine Anwendung von Antibiotika eine Gefährdung aller Ebenen unseres Organismus geschaffen, die sich jetzt nur mehr unter großen Schwierigkeiten rückgängig machen oder beheben läßt.

3. Wie konnte es dazu kommen, daß in allen wirtschaftlich und wissenschaftlich entwickelten Ländern und - von ihnen exportiert auch in vielen schwach entwickelten Regionen - derart starke Medikamente in äußerst unkritischer, ja törichter Weise angewandt wurden? Warum kam es bei dem Schaden, den man in lebensbedrohlichen Situationen als notwendiges Übel in Kauf nehmen mußte, zu dem allgemein undifferenzierten Einsatz dieser gefahrvollen Wirkstoffe?

Die Indizien für derlei sorglose Praktiken sind überwältigend; das belegen zahlreiche Erhebungen. Bereits die folgenden Zitate vermitteln einen Eindruck: Wenn die Ärztin oder der Arzt ein Medikament verordnen, ist deren Wahl oft in beträchtlichem Maße von Überlegungen bestimmt, die absolut nichts mit den biochemischen Eigenschaften der verabfolgten Substanzen zu tun haben - ein Phänomen, das in der Literatur als »die nicht-pharmakologische Basis der Therapie« bezeichnet wird.[30]

Im Jahre 1968 kam die Behörde der amerikanischen Regierung für verschreibungspflichtige Medikamente, Health, Education and Welfare, zu dem Schluß, eine rationelle Verschreibung auf der Grundlage pharmakologischen Wissens sei in der medizinischen Praxis durchaus nicht verbreitet. »Ich glaube«, klagte in diesem Zusammenhang Jan Koch-Weser von der Harvard Universität, »daß der Mangel an Wissen über die richtige therapeutische Anwendung von Arzneien heutzutage vielleicht die größte Unzulänglichkeit des durchschnittlichen amerikanischen Arztes ist.«[31]

Ermittlungen über den Verbrauch verschreibungspflichtiger Medikamente illustrieren das Ausmaß des unsachgemäßen Einsatzes. Beispielsweise gelten von den 25 Medikamenten, die 1979 in den USA am häufigsten verschrieben wurden, acht mit Sicherheit als pharmakologisch oder therapeutisch fragwürdig. Eine Analyse von über 50.000 Verordnungen in amerikanischen Universitätskliniken zeigte in mehr als einem von acht Fällen eine »Überbehandlung«, das heißt viel zu hohe Dosen oder zu häufige Verabreichung der Dosis.

Ferner gab es eine beträchtlich hohe Zahl von unsachgemäßen Medikamenten-Kombinationen, die sich entweder in ihrer therapeutischen Wirkung aufhoben oder gegenseitig schädlich beeinflußten. Die Liste mit Studien über den Nachweis unzureichender Handhabung ist lang und keineswegs auf Arztpraxen beschränkt. Hendeles zitiert zwei Krankenhaus-Studien, deren Autoren unsachgemäße Anwendungen von Antibiotika in über 50 % der Fälle entdeckten. Eine spätere Arbeit über Verordnungen in schottischen Krankenhäusern bestätigt diese Entdeckungen: »Bei zwei Dritteln der solchermaßen behandelten Patienten gab es keine ausreichenden bakteriologischen Befunde, die eine Anwendung von Antibiotika rechtfertigten. Weil 11% aller Behandlungen mit Antibiotika unerwünschte Nebeneffekte zeigten, wurde gefolgert, daß die Risiken der Therapie zumindest bei einem nicht gerade geringen Teil der Patienten größer als der zu erwartende Nutzen waren...«[32]

Eine nachträgliche Analyse zufällig ausgewählter Fälle zeigte, daß nach den Kuninschen Anwendungskriterien 64 % der verwendeten Antibiotika nicht indiziert oder in der Wahl des Mittels beziehungsweise in der Dosierung falsch waren.[33]

»Bei 50,5 % der 1972 mit Antibiotika behandelten und entlassenen Patienten wurde keinerlei Vermerk über eine Bakterienkultur in den Krankenblättern gefunden.«[34]

Die erstaunlichen Produktionsdaten zum Beispiel für Tetracycline scheinen angesichts der Warnungen vor dem Gebrauch solcher Antibiotika bei Kindern oder Säuglingen verwunderlich.

Henry Simmons faßte diese Misere in folgenden Punkten zusammen:
- »Viele Ärzte wissen nicht über die korrekte Anwendung infektionshemmender Medikamente und ihre pharmakologischen Eigenschaften Bescheid.
- Oft werden infektionshemmende Wirkstoffe bei Erkrankungen angewandt,

10

wo sie entweder bekanntermaßen wirkungslos bleiben oder wo es keinen ausreichenden Beweis ihres Nutzeffekts gibt.

- Sehr unspezifische Breitband-Antibiotika werden übermäßig und unsachgemäß in Fällen eingesetzt, wo eine einfachere, sicherere und preiswertere Therapie oft ohne jedes Antibiotikum ausreichen würde.
- Bei Ärzten gibt es beträchtliche Wissenslücken über die taugliche Anwendung bakteriologischer Laboruntersuchungen und die Ausdeutung der Ergebnisse.

Diese ›Faktoren‹ führen gemeinsam zu beträchtlichem Schaden, bedeutender Verschwendung und werfen ernste ethische Fragen nach der Verlängerung vieler bereits schwer beeinträchtigter Leben auf...«[35]

4. Wie war es möglich, Medikamente an menschlichen Organismen zu erproben, ohne sie vorher auf ihre Langzeitwirkungen zu testen?

Klassische Beispiele für vor der Freigabe angeblich »ausreichend getestete« Medikamente, die nachhaltig schlimme Wirkungsfolgen zeigten, sind allgemein bekannt:

- Thalidomid = Contergan®, in den fünfziger Jahren vieltausendfach als Beruhigungs- und Schlafmittel eingesetzt, hinterließ die allbekannten genetischen Schäden mit Phokomelien, das sind Robbengliedrigkeiten, und andere Mißbildungen bei Neugeborenen.
- Phenylbutazon, ein Entzündungshemmer, unterdrückt die Knochenmarksfunktionen. 1983 wurde die Tatsache, daß 1.200 Todesfolgen diesem Medikament anzulasten waren, noch geheim gehalten. Das Produkt wird immer noch angewandt, obwohl es nach Auffassung der WHO dafür keinen offensichtlichen Bedarf gibt.
- Indoprophen, ebenfalls ein Entzündungshemmer, wurde hingegen 1985 wegen gewisser Hinweise einer krebserregenden Wirkung vom Markt zurückgezogen.
- Clioquinol, ein Antidiarrhoikum, verursachte allein in Japan 11.000 nachgewiesene Schwerbehinderungen und 1.000 Todesfälle. Seine verheerendste Nebenwirkung ist, daß es Myelo-optisches neuropathisches Syndrom, SMON, verursacht.
- Phenacetin, ein Schmerzmittel, hat Nierenversagen im Gefolge.[36]

Untersuchungen der schon erwähnten amerikanischen Bundesbehörde für Nahrungsmittel und Medikamente, FDA, offenbarten verschiedene erschreckende Aspekte sogenannter Forschung: detaillierte Berichte und Gutachten basierten auf *nur zwei* Patienten; Berichte von angeblichen Wunderheilungen an Patienten, die nicht einmal ausreichend diagnostiziert worden waren; unerfahrene Ärzte fungierten als Experten für pharmazeutische Firmen und unterschrieben - glücklich über ein Honorar - jede Produktempfehlung, so lange ihnen nur jemand sagte, wie sie was formulieren sollten. Ein Journalist enthüllte: »Einige pharmazeutische Firmen gingen so weit, daß sie selbst ›klinische‹ Experimente entwarfen, die

11

Berichte des testenden Arztes schrieben und ihn dann für die Benutzung seines Namens bezahlten.«[37]

Bei Milton M. Silverman und Philip Lee lesen wir ferner:

»Aus der jüngsten Vergangenheit stammt der Bericht, daß man Vaginalkrebs - normalerweise ein äußerst seltener Typ von bösartiger Geschwulst - bei fast hundert jungen Mädchen festgestellt hatte, deren Mütter mit Stilbestrol behandelt worden waren, um eine anscheinend unmittelbar drohende spontane Fehlgeburt zu verhindern.

Im Jahre 1953 zeigten überwachte Versuche, daß dieses 1946 zum ersten Male gegen drohende Fehlgeburten angewandte Medikament völlig wirkungslos war. Aber der Direktor des Klinischen Zentrums des Nationalen Gesundheitsinstituts bezeugte, bis in die sechziger Jahre hätten noch Tausende von schwangeren Frauen Stilbestrol erhalten.«

»Der Anstieg sowohl kurzzeitiger als auch langfristiger medikamentöser Behandlungen der letzten Jahrzehnte hat zu einer erhöhten Besorgnis über ihre Rolle als mögliche Verursacher ernster Krankheiten geführt - Krankheiten, die potentiell lebensbedrohend sind oder in anderer Weise beträchtliche Behinderung, Invalidität oder beides verursachen.«[38]

Die gruseligste Feststellung finden wir in John Braithwaites präzis dokumentiertem Buch CORPORATE CRIME OF THE PHARMACEUTICAL INDUSTRY. Der Autor offenbart, wie gewissenlos Medikamente getestet wurden: »Dr. Ley, der unmittelbare Nachfolger von Goddard an der Spitze der Food and Drug Administration, berichtete in Anhörungen vor dem amerikanischen Senat von einer Überprüfung, die das Fehlverhalten eines Professors für Medizin ans Licht brachte, der angeblich 24 Medikamente für neun verschiedene Firmen getestet hatte. Die Nachprüfung ergab: ›Patienten, die während der klinischen Tests starben, wurden dem Auftraggeber nicht gemeldet‹. Verstorbene sowie Patienten, die zum Zeitpunkt der Prüfung gar nicht im Krankenhaus lagen, erschienen in den Listen als Testpatienten. Es gab Einverständniserklärungen von Patienten mit Tagesdaten, an denen sie bereits gestorben waren.«

Über ein kommerzielles Unternehmen für Medikamentenprüfungen lesen wir: »Patienten, die gestorben waren, das Krankenhaus verlassen hatten oder nicht mehr bei den Tests mitwirkten, ersetzte man bei den Prüfungen durch andere, ohne daß dies in den Berichten erwähnt wurde. 41 Patienten, die als Testteilnehmer bezeichnet sind, waren tot oder während der Studie nicht im Krankenhaus...«

Dieses Zitat steht freilich keineswegs als negatives Beispiel für alle pharmazeutischen Firmen; aber einige verwendeten ähnlich inkorrekte Praktiken. Indes gilt es, die Tatsache festzuhalten, daß offiziell zugelassene Arzneien viel zu häufig tragische oder gar katastrophale Folgen für eine beträchtliche Zahl von Menschen zeitigten. Und auch *heute kann niemand schlüssig die zunächst nur schwer erkennbaren langfristigen Wirkungen vorhersagen,* die fast alle chemischen Medikamente dem menschlichen Organismus zufügen.[39]

Viele Forscher berichteten inzwischen, mit welch alarmierender Unkenntnis Mediziner Antibiotika einsetzen.[40]

Während der letzten 25 Jahre haben besorgte Kollegen und der Autor dieses Buches versucht, die Aufmerksamkeit der Mediziner auf diese tödlichen Folgen zu lenken. Er konnte an verschiedenen Universitäten in den Vereinigten Staaten von Amerika und in Europa warnende Vorträge halten - stets als ein Gast der Medizin*studenten*. In seinen jährlichen Seminaren hat der Autor leidenschaftlich zu Ärzten aus allen Kontinenten über unsere Situation referiert, und es gab niemanden, der mit ihm über die Richtigkeit dieser Sicht der Verhältnisse streiten wollte.

Die Zeitschrift PLANET MEDICINE berichtete: Als der Referent »an der Klinik der University of California in San Francisco gesprochen hatte, spendete ihm das medizinische Personal fünf Minuten lang im Stehen Beifall, obwohl er in seinem Vortrag all das auf den Kopf stellte, ja umstieß, wofür die in diesem Gebäude praktizierte Medizin stand.«[41]

Die Richtigkeit der Warnungen wird also nicht in Frage gestellt; ein spürbarer Wandel aber hat noch keineswegs begonnen. Obwohl seit Jahren immer mehr Fachleute ihre Stimmen erhoben, obsiegte bis jetzt das Beharrungsvermögen der etablierten kausal-analytischen medizinischen Denkweise und Schlamperei.

Es ist höchste Zeit, daß die medizinischen Zentren unsere Warnungen aufgreifen, die Sachverhalte untersuchen und ihre eigenen Folgerungen veröffentlichen. Genug »wissenschaftliches Material« stützt bereits, was hier dargelegt wird; wenn aber diese Institutionen mehr und intensivere Forschungen benötigen, sollen sie diese jetzt betreiben und zwar beschleunigt. Die Katastrophe nähert sich mit großer Geschwindigkeit und wird niemanden verschonen.

Am Ende dieses Buches erhärten wir unsere Auffassung, daß AIDS in engem Zusammenhang mit dem *Aufkommen und der Behandlung* venerischer Erkrankungen mit Hilfe von Antibiotika steht.

Deshalb soll hier einiges vorweggenommen werden, das sich darauf bezieht. Anfangs stand es für die Spezialisten außer jedem Zweifel, daß »unspezifische Urethritiden«, Entzündungen der Harnwege also, nichts anderes als eine Fortdauer einer Gonorrhoeinfektion in latenterer, chronischer Form sind. Wiederholte Antibiotika-Dosen bewirkten keine grundsätzliche Besserung. Während sich die Gonorrhoe abzuschwächen schien, »wandelte« der Organismus sie in Wirklichkeit unter dem Druck der Antibiotika in eine unspezifische oder in eine aufsteigende Harnwegsentzündung um.

Tatsächlich weitet sich der Komplex »unspezifische Urethritis« unter der Bevölkerung zu epidemischen Ausmaßen. Darauf wiesen bereits viele Autoritäten hin.

Offensichtlich gibt es einen »noch bestehenden Anstieg in der jährlichen Zahl der unspezifischen Urethritis zu einem Zeitpunkt, zu dem man in etlichen westlichen Ländern Gonorrhoe unter Kontrolle gebracht zu haben glaubte«; dieses

Faktum unterstreicht »die Notwendigkeit zur kritischen Untersuchung der Epidemiologie dieser um sich greifenden Krankheit.«

Eine chronische Prostatitis kann natürlich sowohl einer gonorrhoischen als auch einer nicht-gonorrhoischen Urethritis folgen, ist jedoch nach letzterer besonders häufig. Tatsächlich begleitet eine solche ›stille‹ Prostatitis fast unweigerlich eine nicht-gonorrhoische Urethritis. Antibiotische Behandlung ohne Kenntnis der wirklichen Ursache geschieht auf Verdacht und verläuft oft nicht zufriedenstellend.

In Wirklichkeit heilten wir nicht die Infektion sondern »verwandelten« sie in eine andere, stärker chronische Form. Forscher bestätigen, daß »chronische Urethritisinfektion das Endstadium einer nicht voll ausgeheilten akuten Harnröhrenentzündung darstellen kann.«[42]

Während in den vergangenen Jahrhunderten das Problem der Geschlechtskrankheiten vor allem in der Form von Syphilis und Tripper erschien, wurden im mittzwanzigsten Säkulum diese beiden auf den zweiten Platz verdrängt. Eine Menge neuer, durch Intimverkehr übertragbarer Erkrankungen in epidemischer Größenordnung haben sich eingestellt: unspezifische Infektionen der Genitalien und Harnwege vor allem infolge von Chlamydia trachomatis, Candida albicans - ruft Candidiasis hervor -, dem Herpes-Virus - simple und komplexe Typen - und genitale Warzen.

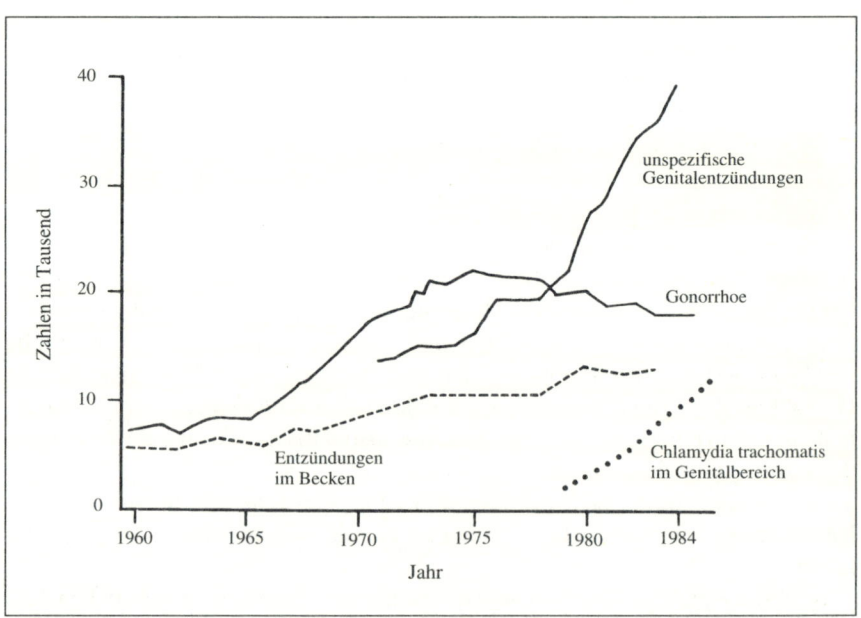

Entzündungen im Geschlechtsbereich bei Frauen in England und Wales 1960-1984

14

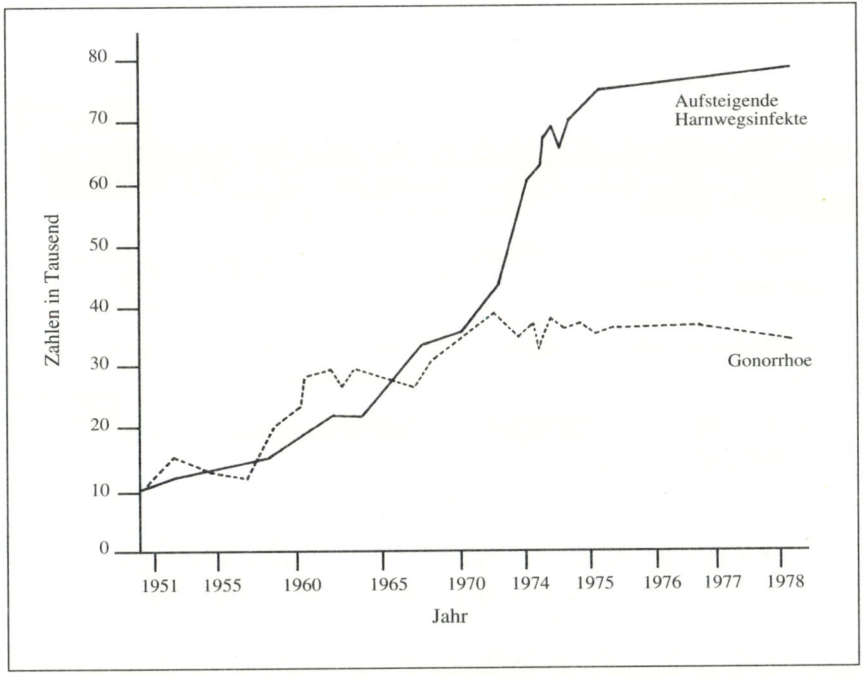

Gemeldete Fälle von nicht-gonorrhoischer Urethritis und Gonorrhoe in England und Wales 1951-1978

Das Betrachten der beiden Diagramme führt uns zu drei Folgerungen:

a Nach wenigen Jahren ihrer Anwendung sehen wir klar die langfristigen Nebenwirkungen von Antibiotika und den extremen Anstieg unspezifischer genitaler Infektionen.

b Trotz des weitverbreiteten Einsatzes von Breitband-Antibiotika müssen wir eine enorme Zunahme von Gonorrhoe und unspezifischen Genitalinfektionen konstatieren.

c Viele Patientinnen und Patienten mit Gonorrhoe, die als geheilt angesehen wurden, erscheinen jetzt als Fälle mit unspezifischen Genitalinfektionen. Chlamydia trachomatis verursacht »ungefähr 50% dieser unspezifischen genitalen Infekte«. Chlamydiainfektionen sind heute wahrscheinlich die häufigsten geschlechtlich übertragenen Erkrankungen.[43]

Die »amerikanische Food and Drug Administration folgerte unumwunden, daß Chlamydiainfektionen in den USA öfter vorkommen als jede andere Geschlechtskrankheit; mindestens drei Erkrankungen kommen auf zwei Fälle von Gonorrhoe. Drei Millionen Amerikaner infizieren sich jährlich mit Chlamydien.«[44]

Wir sehen also, daß »unspezifische Genitalentzündungen« unter allen beim Intimverkehr übertragenen Krankheiten an erster Stelle stehen.

15

Nach unserer Überzeugung trieben die Therapeuten besonders durch wiederholte Behandlungen der Gonorrhoe mit Antibiotika die Infektion nur tiefer in den Organismus hinein und verursachten chronische Entzündungen der Prostata, aufsteigende Harnwegsinfekte oder Genitalentzündungen. Denn keine »chronische Prostatitis entsteht gewöhnlich aufgrund des Eindringens von Bakterien aus der Urethra«; das heißt, eine Gonokokken-Prostatitis ist nur bei Männern zu finden, die früher eine gonorrhoische Urethritis hatten.[45]

»Chronische nichtbakterielle Prostatitis kommt viel häufiger vor als die chronisch bakterielle Prostatitis. Diese Krankheit wird indes nicht ausreichend verstanden und folglich ganz unzulänglich mit der üblichen Therapie behandelt. Die meisten Patienten erhielten ein- oder mehrmals antimikrobielle Medikamente, bevor sie zu Prostatauntersuchungen geschickt wurden. Ein solches Vorgehen mag ausreichen, um eine Bakterienkultur zu vermeiden, aber nicht, um die *Beschwerden* zu unterdrücken oder die Veranlagung zu rezidivierenden unspezifischer Urethritiden zu beseitigen.«[46]

Wenn Ärzte mit schulmedizinischem Wissensstand das *Unterdrücken* von *Symptomen* anstreben, sind sie sich nicht oder nur selten darüber im klaren, daß sie damit zwangsläufig die Erkrankung in eine tiefere Schicht verdrängen. Die Folge ist meist ein neuer Gesundheitsdefekt. Unsere Universitäten haben den angehenden Ärzten noch nicht zu der Erkenntnis verholfen, daß sie den Menschen als ein Ganzes und nicht als bloße Summe seiner Teile betrachten müssen.[59] *Deshalb mangelt es den meisten praktizierenden und forschenden Medizinern an der Kenntnis, daß sie durch jedes Unterdrücken eines Symptoms dem ganzen Organismus Schaden zufügen.*

»Sowohl akute als auch chronische bakterielle Prostatiden können mit einer Reinfektion der Harnröhre einhergehen, selbst wenn Patienten über Jahre konsequent antibiotisch behandelt worden sind.«[47]

»Schon früh wurde an Patienten mit chronischer bakterieller Prostatitis beobachtet, daß hochempfindliche Bakterien in der Prostataflüssigkeit weiterleben, obwohl der Serumspiegel von bakteriziden Medikamenten bei weitem die Mindestkonzentration zur Vernichtung des infizierenden Mikroorganismus überstieg.«[48]

Dies heißt: pathologische Organismen leben trotz enormer Antibiotika-Dosen in der Prostataflüssigkeit munter weiter. Wenn also spezifische Urethritiden mit Antibiotika behandelt werden, entstehen entweder unspezifische Urethritiden, Prostatiden oder Genitalinfektionen.

Deshalb konnten wir nicht überrascht sein, als 1981 ein »neues Virus erfunden« oder entdeckt wurde, und zwar angeblich bei »promiskuösen« männlichen Homosexuellen; also bei Patienten, die vor allem langjährig ungeschützten Analverkehr und extreme Formen des chemischen Sex-Dopings ausgeübt hatten. Unsere Erkenntnis und die sogenannte »Entdeckung des Human Immunodeficiency Virus, HIV,« stimmten darin überein, daß in dieser speziellen Gruppe Syphilis und Gonorrhoe sehr häufig vorkamen und »natürlich« mehrfache Behandlungen

16

mit Antibiotika erforderlich gemacht hatten. Viele dieser Homosexuellen benutzten außerdem bei sexuellen Begegnungen »vorbeugend« Antibiotika und steigerten deren Anwendungsdosen auf das Fünfzig- bis Hundertfache einer für den Rest der Bevölkerung typischen Menge.[49]

Nach diesen publizierten »Beobachtungen« ergeben sich folgende Fragen:

- Führte der vordergründige Einsatz dieser Medikamente in Kombination mit der besonderen Belastung, den venerische Erkrankungen auf den Organismus ausüben, zum Erschöpfungszustand des Immunsystems und ermöglichte dadurch die Entwicklung eines »neuen Virus«?
- Wird die Schwächung des *Abwehrgefüges* in erster Linie durch die vorhergehende Behandlung mit Antibiotika »erworben«?
- Wie konnte es geschehen, daß die ehedem intakten Immunsysteme von jungen Männern innerhalb weniger Jahre nach dem Beginn ihrer homosexuellen Praktiken lebensbedrohend geschwächt waren?
- Wenn sexuelle Praktiken schlechthin Hauptursache für diese Erkrankung sein sollten, warum blieben weibliche Homosexuelle oft von ihr verschont?

In den folgenden Kapiteln werden wir versuchen, diese Fragen zu beantworten. Hier soll jedoch noch einmal wiederholt werden, daß nur derjenige unsere AIDS-Therapie verstehen kann, der alle folgenden Abschnitte dieses Buches liest und das Dargelegte gedanklich nachvollzieht; er muß ein vollständigeres Bild von dem erhalten, was wirklich geschieht.

Die dabei neu formulierten *48 Grundsätze* sind nicht die Frucht theoretischer Einbildungskraft, sondern Prinzipien, die aus 30jähriger Erfahrung, der Beobachtung und Behandlung von über 150.000 Patientinnen und Patienten sowie der dabei geleisteten Forschungsarbeit als gesichert gelten. Die Betreuung einer so hohen Anzahl war an dem vom Autor gegründeten *Zentrum für homöopathische Medizin* in Athen möglich, wo 30 Ärzte unter seiner Anleitung ein »alternatives Heilverfahren« mit großen Erfolgen anwendeten. Es ist außerdem wichtig, daß der kritische Leser nie die folgenden Ziele dieser *48 Grundsätze* außer acht läßt:

- Das für unsere Zeit allgemeinverständliche Formulieren naturgesetzlicher Abläufe und Prinzipien, die unsere menschlichen Körper in Gesundheit und bei Erkrankungen steuern.
- Das Erklären der Ursachen für den gegenwärtig miserablen Zustand der Gesundheit des Menschengeschlechts.
- Das Hilfeleisten für eine vorurteilsfreie Entscheidung über die beste Methode oder Therapie, den menschlichen Organismus bei einer Erkrankung zu behandeln.
- Das Aufzeigen und Verdeutlichen, daß wir bei Verstößen gegen die ewig gültigen *Naturgesetze* auch alle Nachwirkungen ertragen müssen, die zwangsläufig jedem Fehlverhalten folgen.

Weil kritische Reflexionen unvermeidbar bleiben und zuweilen harsch erscheinen, darf hier das bereits in der Einführung unseres Buches MEDIZIN DER ZUKUNFT

17

Verdeutlichte wiederholt werden: Kritik ist hier weder gegen den einzelnen praktizierenden Arzt gerichtet, der sich nach bestem Wissen und Kräften um das Wohl seiner Patienten bemüht, noch gegen den Forscher, der - in überholte kausal-analytische Denkschemata eingebunden - auf Ab- und Umwegen irrt. Schließlich akzeptieren wir, daß verantwortungsbewußte Universitätslehrer und Gesundheits-politiker ebenso ein Optimum der Gesundheitspflege anstreben wie medizinische Fachverbände und sogar eine stattliche Zahl pharmazeutischer Unternehmen.

Wir wissen jedoch auch, wie weit die Mehrheit von ihnen in einem Teufels-kreis von *Scheinwahrheiten* gefangen ist, der aus falschen Fragestellungen und dem halsstarrigen Verfolgen kaum faßbarer, irriger Antworten herrührt. Das bis-herige Resultat führt ins Chaos. Denn die medizinische Forschung hat, weil sie *Naturgesetze* negierte, die falsche Richtung eingeschlagen. Davon sind heutzuta-ge glücklicherweise viele Einsichtige überzeugt.

Die in den Forschungslaboratorien üblicherweise gestellte Frage lautet: Kön-nen wir eine chemische oder biologische Substanz finden und herstellen, die diesen oder jenen pathologischen Einfluß unschädlich macht?

Es mag für manchen in längst überholten Schemata Denkenden paradox erscheinen, aber *dies ist die falsche Frage.* Durch falsches Fragen richtete man aber die Unsummen verschlingenden Forschungen lediglich auf »Scheinziele« aus. Gewöhnlich sucht der auf solche Weise irrende Pharmakologe einen Wirk-stoff, der die Viren, Bakterien oder Pilze »töten« kann. In Wirklichkeit zerstört aber die ge- oder erfundene Chemikalie, sobald sie in unsere Körper gelangt, nicht nur schädliche Bakterien, sondern auch nützliche Mikroorganismen, die absolut notwendig sind, um das Gleichgewicht der Körperfunktionen aufrechtzuerhalten. Durch den plötzlichen Tod auch nur der Schadbakterien entstehen übrigens große Mengen von Toxinen, die allein schon ausreichen, in unserem Immunsystem einen enormen Streß hervorzurufen.

Vielleicht wären folgende Fragen angebracht, um uns einen Schritt weiter zum wirklichen Ziel hin zu bringen:

- Warum läßt unser Organismus es zu, daß sich eine Erkrankung entwickelt?
- Wie können wir am besten die natürlichen Abwehrkräfte des Körpers stärken, so daß er die Erkrankung selbst beseitigt?
- Gibt es eine andere Methode zur Wiederherstellung der Gesundheit, als patho-logische Mikroorganismen durch chemische Medikamente zu töten?

Wir halten es für *überlebensnotwendig,* daß alle diejenigen, die medizinische Forschung betreiben, von Anfang an *solche* Fragen stellen. Bisher jedoch schei-nen sich betrüblicherweise lediglich einige *Außenseiter* mit derlei Überlegungen zu befassen.

Niemand leugnet, daß viele Forscher bisher ihre Arbeit integer und mit den besten Absichten verrichten wollten. Ohne dies zu vergessen, dürfen wir jedoch nicht länger jene *Naturgesetze* ignorieren, die allein Gesundheit, Erkrankung und Heilung steuern.

18

Die in den nächsten Kapiteln dargelegten *Grundsätze zu neuem Bewerten von Gesundheit und zum Heilen der Erkrankungen nach Naturgesetzen* enthalten Feststellungen, die manchem aufgrund seiner überkommenen wissenschaftlichen Prägung fremd, abstrakt und kompliziert erscheinen mögen; jeder Objektivität Anstrebende sollte indes alles Folgende unvoreingenommen gewissenhaft lesen und prüfen, selbst dann, wenn er seine Geduld zuweilen etwas ärger strapaziert findet.

Am Anfang muß die Klarstellung stehen, daß wir mit den *48 Grundsätzen zu neuem Bewerten von Gesundheit und zum Heilen der Erkrankungen nach Naturgesetzen* eine Hypothese bieten, mit der wir versuchen, subtilere Einblicke in die Funktionsweisen des Menschen zu geben und sie auf *allen* seinen Existenzebenen zu erhellen. Vor allem sind wir bestrebt, modellhaft darzustellen, wie wir uns die *Manifestation* von Erkrankungen und den gewaltigen Anstieg von chronischen degenerativen Leiden in unserer Zeit erklären können.

Anmerkungen

1 McKinlay's 1977, THE QUESTIONABLE CONTRIBUTION OF MEDICAL MEASURES...

2 Alle Daten sind dem WORLD HEALTH STATISTICS ANNUAL 1983-1994 entnommen

3 BRITISH MEDICAL JOURNAL, 1984. S. 528-530 und 1986. S. 942-943

4 Bilger 1981, DYNAMISCH-PERIODISCHE ERNÄHRUNG, S. 154ff. - Bruker 1992, UNSERE NAHRUNG - UNSER SCHICKSAL

5 Cannon 1994, TEUFELSKREIS, S. 76

6 National Institutes of health study on antibiotic resistence worldwide 1987, REPORTS OF TASK...

7 Finkel 1978, MAGNITUDE OF ANTIBIOTIC USE

8 Simmons 1978, AN OVERVIEW OF PUBLIC POLICY AND INFECTIOUS DISEASES. - THIS IS MEDICAL PROGRESS? Kommentar in JAMA 1974, S. 1023-1028

9 Simmons 1978, a.a.O.

10 Simmons 1978, a.a.O.

11 Pizzo u.a.1984, LIMITATIONS OF CURRENT ANTIMICROBIAL THERAPY IN THE IMMUNOSUPPRESSED HOST...

12 Gaylarde; Sarkany 1978, SUPPRESSION OF THYMIDINE UPTAKE OF HUMAN LYMPHOCYTES...- Ghilchik u.a. 1970, IMMUNOSUPPRESSIVE POWERS OF THE ANTIMICROBIAL AGENT TRIMETHOPRIM. - Hauser; Remington 1982, EFFECT OF THE ANTIBIOTICS ON THE IMMUNE RESPONSE. - Munster u.a.1977, THE EFFECT OF ANTIBIOTICS ON CELL-MEDIATED IMMUNITY. - Weisberger u.a. 1964, SUPPRESSION OF ANTIBODY SYNTHESIS AND PROLONGATION OF HOMGRAFT...

13 THIS IS MEDICAL PROGRESS? Kommentar in JAMA 1974, S. 1023-1028

14 Weinstein; Musher 1969, ANTIBIOTIC INDUCED SUPRAINFECTION

15 Simmons 1978, a.a.O.

16 Stollerman 1978, TRENDS IN BACTERIAL VIRULENCE AND ANTIBIOTIC SUSCEPTIBILITY...

17 Whitehead 1973, BACTERIAL RESISTANCE: CHANGING PATTERNS OF SOME COMMON PATHOGENS

18 Benviste, Davies 1973, MECHANISMS OF ANTIBIOTIC RESISTANCE IN BACTERIA

19 Whitehead 1973, a.a.O.

20 Hummel u.a. 1977, ANTIBIOTIC RESISTANCE TRANSFER FROM NONPATHOGENIC TO PATHOGENIC BACTERIA

21 Sanders 1985, MICROBIAL RESISTANCE TO NEWER GENERATION BATALACTAM ANTIBIOTICS...

22 Lacey 1984, ANTIBIOTIC RESISTANCE IN STAPHYLOCOCCUS AUREUS AND STREPTOCOCCI

23 Platt 1976, PREVALENCE OF MULTIPLE ANTIBIOTIC RESISTANCE IN NEISSERIA GNORRHOEAE

24 Haley u.a. 1982, THE EMERGENCE OF METHICILLIN-RESISTANT STAPHYLOCOCCUS AUREAUS INFECTIONS...

25 Saunders 1984, GENETICS AND EVOLUTION OF ANTIBIOTIC RESISTANCE

26 Saunders 1984, a.a.O.

27 Whitehead 1973, a.a.O.

28 Hummel u.a. 1977, a.a.O.

29 Anderson 1968, THE ECOLOGY OF TRANSFERABLE DRUG MICROBIOLOGY RESISTANCE IN THE ENTEROBACTERIA. - Eisenstein u.a. 1977, CONJUGAL TRANSFER OF THE GONOCOCCAL PENICILLINASE PLASMID. - Korfhagen u.a.1974, PSEUDOMONAS AEROGINOSA R FACTORS DETERMINING GENTAMICIN PLUS...- Lacey 1974, ANTIBIOTIC RESISTANCE IN STAPHYLOCOCCUS AUREUS AND STREPTOCOCCI. - McCabe; Jackson 1962, GRAM-NEGATIVE BACTEREMIA. - Minshew u.a.1974, TRANSFERABLE RESISTANCE TO TOBRAMYCIN IN KLESBIELLE PNEUMONIAE...- Panikern; Vimala 1972, TRANSFERABLE CHLORAMPHENICOL RESISTANCE IN »SALMONELLA TYPHI«

30 Avorn; Soumerai 1981: DE-MARKETING STRATEGIES IN PRESCRIPTION DRUG USE. - Dies. 1982, SCIENTIFIC VERSUS COMMERCIAL SOURCES OF INFLUENCE ON THE PRESCRIBING...- Dies. 1982, USE OF COMPUTER-BASED MEDICAID DRUG DATA TO ANALYSE...- Cluff 1967, THE PRESCRIBING HABITS OF PHYSICIANS. - Hemminki 1975, REVIEW OF LITERATURE ON THE FACTORS AFFECTING DRUG DESCRIBING. - Lieff u.a. 1973, ATTITUDES OF MEDICAL PROFESSION TOWARD DRUG ABUSE. - Mazzullo 1972, THE NON PHARMACOLOGIC BASIS OF THERAPEUTICS. - Miller 1974, PRESCRIBING HABITS OF PHYSICIANS. - Stolley; Lasagna 1969, PRESCRIBING PATTERNS OF PHYSICIANS

31 Silverman; Lee 1974, PILLS PROFITS AND POLITICS

32 Medewar 1984, THE WRONG KIND OF MEDICINE?

33 Castle u.a. 1977, ANTIBIOTIC USE AT DUKE UNIVERSITY MEDICAL CENTER

34 Dank an Eleopulos Papadopoulos für Einblick in noch unveröffentlichte Forschungsergebnisse

35 Simmons 1978, a.a.O.

36 Dank an Eleopulos Papadopoulos für Einblick in noch unveröffentlichte Forschungsergebnisse

37 Silverman; Lee 1974, a.a.O.

38 Jick 1977, THE DISCOVERY OF DRUG-INDUCED ILLNESS

39 Goodman; Gilman 1965, THE PHARMACEUTICAL BASIS OF THERAPEUTICS. - Herbst u.a.1971, ADENOCARCINOMA OF THE VAGINA: ASSOCIATION OF MATERNAL STILBESTROL THERAPY...- Smith u.a.1975, ASSOCIATION OF EXOGENOUS ESTROGEN AND ENDOMETRIAL CARCINOMA. - Wallerstein u.a.1969, STATEWIDE STUDY OF CHLORAMPHENICOL THERAPY AND FATAL APLASTIC ANEMIA

40 Neu; Howrey 1975, TESTING THE PHYSICIAN'S KNOWLEDGE OF ANTIBIOTIC USE. - Roberts; Visconti 1972, THE RATIONAL AND IRRATIONAL USE OF SYSTEMIC ANTIMICROBIAL DRUGS. - Stolley u.a. 1972, DRUG PRESCRIBING AND USE IN AN AMERICAN COMMUNITY

41 Grossinger 1982, PLANET MEDICINE

42 Editorial, BRITISH MEDICAL JOURNAL 1972, CHRONIC PROSTATITIS.

43 Arya u.a. 1981, EPIDEMIOLOGICAL AND CLINICAL CORRELATES OF CHLAMYDIAL INFECTION OF THE CERVIX

44 Gunby 1983, CHLAMYDIAL INFECTIONS PROBABLY MOST PREVALENT OF STD

45 Meares 1984, ETIOLOGY OF PROSTATITIS

46 Thin; Simmons 1983, REVIEW OF RESULTS OF FOUR REGIMENS FOR TREATMENT OF CHRONIC NON-BACTERIAL PROSTATIS

47 Stamey 1981, PROSTATITIS

48 Schaeffer 1984, PHARMACOCINETIC OF ANTIBIOTIC USE IN TREATMENT OF PROSTATITIS

49 Goldfarb 1984, CLINICAL EFFICACY OF ANTIBIOTICS IN TREATMENT OF PROSTATITIS

GRUNDSÄTZE ZU NEUEM BEWERTEN VON GESUNDHEIT UND ZUM HEILEN DER ERKRANKUNGEN NACH NATURGESETZEN

»Die Mythen von Hygieia und Asklepios symbolisieren das nie ruhende Pendel in der Medizin zwischen zwei Anschauungsweisen. Für die Verehrer Hygieias ist Gesundheit die natürliche Ordnung der Dinge, ein positiver Wert, auf den wir Menschen ein Anrecht haben, wenn wir unser Leben weise führen. Ihrer Meinung nach ist die wichtigste Funktion der Medizin, jene Naturgesetze zu entdecken und zu lehren, die Gewähr bieten für einen gesunden Verstand in einem gesunden Körper. Die Anhänger des Asklepios, skeptischer oder erfahrener in den Wegen der Welt, glauben, daß die Hauptaufgabe des Arztes darin besteht, Krankheit zu behandeln, Gesundheit wiederherzustellen, durch das Korrigieren aller Unvollkommenheiten, die durch die Zufälle von Geburt und Leben entstanden sind.«[1]

Die Notwendigkeit neuer Denkansätze

Soweit aus der Literatur bekannt ist, hat in den letzten Jahrzehnten kein Mediziner den ernsthaften Versuch unternommen, ein umfassendes theoretisches »Modell« des menschlichen Körpers und seiner Funktionsweisen in Gesundheit und bei Erkrankungen darzustellen.

Das mag seinen Grund in der unendlich subtilen und komplexen Struktur des Homo sapiens haben, die jeden Versuch, einen vollständigen »Aufriß« zu ersinnen, nicht nur frustrierend, sondern fast unmöglich erscheinen läßt.

Tatsache ist: unser Körper besteht aus weit mehr als einer bloßen Summe von Organen, Geweben oder Zellen. Dieses Grundwissen befrachtet das Thema mit einer Fülle von Unsicherheiten, Parametern, die praktisch mit dem uns geläufigen Vokabular schier undefinierbar sind und ein solches Vorhaben deshalb maßlos erschweren.

Aber die herrschende Richtung der Medizin gab vor oder erweckte für Laien zumindest den Eindruck, sie handele stets in dem Bewußtsein, alles Wichtige über unseren Organismus zu kennen und zu beherrschen.

Deshalb schreibt Henry Simmons ironisch: »Wir Ärzte waren die Experten. Die Allgemeinheit brauchte nur wenig zu tun oder sah selten Grund zum Mitwirken beim Bestimmen medizinischer Prioritäten oder bei medizinischen Entscheidungen; wir sorgten für ihre Interessen, wir wußten, was für sie am besten war.«[2]

Medizin, wie sie heute praktiziert wird, basiert weit mehr auf Glauben als auf Wissen, wie Robert S. Mendelsohn zutreffend in seinem Buch CONFESSIONS OF A MEDICAL HERETIC wertet: »Man kann die moderne Medizin-Religion leicht testen...Fragen Sie ihren Doktor nur oft genug ›Warum?‹, und früher oder später finden sie die Lücke, wo geglaubt wird. Ihr Arzt wird zu der Tatsache Zuflucht nehmen, daß Sie unmöglich...all die Wunder verstehen können, die er beherrscht. Deshalb ›vertrauen‹ Sie nur - ihm.«[3]

Andere Autoren, die sensibel genug waren, diese aktuelle Situation zu erkennen, formulierten ganz ähnlich:

»...der Patient wird...als ein passiver Empfänger des Eingriffs angesehen, der gefälligst ohne Einmischung oder Widerstand zu folgen hat, denn schließlich weiß ja der Arzt am besten Bescheid.«[4]

»Ein Patient wird als funktionsuntüchtiger, unbrauchbarer Mechanismus angesehen, und die Aufgabe der Klinik oder des Krankenhauses ist es, ihn ›zu klassifizieren, zu kasernieren und aus dem Verkehr zu ziehen.«[5]

Was die herrschende Medizin als »Erklärung« für ihre fragwürdigen Praktiken anbot, waren krude, offensichtlich im Nachhinein entworfene Grobmuster, um empirische Praktiken, die man in den alltäglichen Behandlungsmethoden anwandte, als Inbegriff des medizinischen Wissens erscheinen zu lassen. Wir wollen derlei übliche Schablonen hier kurz skizzieren:

Seit dem achtzehnten Jahrhundert hat eine mechanistische Denkweise immer ausschließlicher die wissenschaftliche Methodik beherrscht. Sie führte zwangsläufig auch zur kausalistischen Betrachtungsweise von Gesundheit und Erkrankung: Der Körper wurde, getrennt vom »Rest des Organismus«, wie eine Maschine bewertet, mit der Konsequenz, eine Einzelursache könne für Funktionsstörungen dieser Maschine herhalten. Beispielsweise verursache ein einzelner Bakterientyp jene Infektionserkrankung, die den Gesamtorganismus störe. Dies war das sogenannte Koch-Modell.[6]

Alsbald erschien diese Betrachtungsweise zu oberflächlich, und flugs formulierten medizinische »Koryphäen« eine neue Theorie: sie erklärt jede Erkrankung als Defekt der Zelle, heute auf molekularer Ebene. Ein äußeres Agens oder ein Fehler in der inneren »Maschinerie« der Zelle oder der Molekülstruktur verursache die Störung. Dies ist das funktionale Modell der Zellularpathologie des berühmten Rudolf Virchow.[7]

Danach entwickelte man ein »diagnostisches Krankheitsmodell«. Diesem zufolge wäre Krankheit eine Gesamtheit von Symptomen und, wenn Ursache und Krankheitsgeschichte mehr oder weniger bekannt seien, könne die Behandlung rational und spezifisch durchgeführt werden. Diese Sichtweise stand freilich im Gegensatz zu der späteren Erkenntnis, daß jede mit einem Namen versehene »Krankheit« vielfältige Unterformen aufweist.[8]

Zwei zeitgenössische amerikanische Forscher, Herbert Weiner und George L. Engel, ersannen schließlich zwei weitere »Modelle«. Weiner berücksichtigt soziale, kulturelle und verhaltenspsychologische Faktoren; Engels Modell ist das umfassendste. In der Schrift THE NEED FOR A NEW MEDICAL MODEL: A CHALLENGE FOR BIOMEDICINE legt er seine Prinzipien dar: »Um für das Verstehen der krankheits-

22

bestimmenden Faktoren eine Basis zu schaffen und um vernünftige Behandlungen und Methoden der Gesundheitspflege zu ermöglichen, muß ein medizinisches Modell auch den Patienten, sein soziales Umfeld, das durch die besonderen Faktoren des Gesellschaftssystems, in dem er lebt, geprägt ist, miteinbeziehen.«.[9]

1991 veröffentlichte der aus Ungarn stammende, in München tätige israelische Neurologe und Psychiater Egon E. Fabian in seiner Broschüre DER FRAGMENTIERTE PATIENT auch ein neues MODELL DER HUMANISTISCH-INTEGRATIVEN VERSORGUNGSEINHEIT. Darin fordert er immerhin »Als Aufgabe des Gesundheitshelfers...eine dreifache Abkehr vom klassischen Konzept der Behandlung, bei der er sich auf die Beseitigung eines oder mehrerer krankhafter Symptome konzentriert« und plädiert für die »Berücksichtigung des Umfeldes, in dem diese entstanden sind« sowie den »Blick auf die Gesamtentwicklung der Persönlichkeit« der Patientinnen und Patienten. Er betont sogar, Gesundung sei ein ganzheitlicher Prozeß.[10]

Bei kritischer Prüfung entpuppen sich diese drei und ähnliche »Modelle« trotzdem als viel zu vereinfachend, unzulänglich in ihrer Konzeption und Dimension, ja praxisfern, besonders wenn wir sie unter der umfassenderen, *naturgesetzlichen* Perspektive unseres Verstehens von Gesundheit und Erkrankung betrachten.

Darüberhinaus behindern sie - allein schon aufgrund des einfältig mechanistischen Konzepts, auf dem sie basieren - eine möglichst umfassende Definition von Gesund- und Kranksein.

Deshalb ist es heute notwendiger denn je, neu formulierte *Grundsätze* zu erarbeiten, die der Komplexität des Menschen gerecht werden.

Die ausweglose Situation im herrschenden Medizinbetrieb

Medizinisches Handeln geschieht in drei getrennten Bereichen, die, genau besehen, nur selten ihr Wissen und ihre Erkenntnisse in einer den echten Fortschritt fördernden Weise miteinander austauschen:
- in der alltäglichen, in Arztpraxen und Krankenhäusern angewandten Medizin;
- durch die an Universitäten und anderen Ausbildungsstätten gelehrte Theorie, die auch Weiterbildung für niedergelassene Ärzte vermittelt;
- in den Forschungszentren.

Dabei scheinen die Forschungszentren besonders der chemisch-pharmazeutischen Industrie das Herz der »offiziellen« Therapie zu sein. Alle Erwartungen sind auf sie und ihre neuen Medikamente gerichtet, weil in unserem Zeitalter schnelle Beseitigung - das heißt *Verdrängung* - der pathologischen Symptome oberstes Gebot ist.

Die Ausbildungsstätten erscheinen paralysiert. Weder finden und verbreiten sie wirklich neue Konzepte, noch übernehmen sie Ideen von alternativ forschenden und mit großen Erfolgen heilenden Medizinern, weil alles, was von diesen kommt, theoretisch schwerlich in die vorgegebenen Denk-Schemata zu bringen oder zu »abstrakt« für das praktische Nachvollziehen in den Laboratorien und Tierversuchen ist.

Die praktizierenden Ärzte verleihen ihrer Unzufriedenheit mit der Wirkung der in Forschungslabors hergestellten Medikamente nur selten Ausdruck, weil sie ihre Verzweiflung über die Sackgassen zwar fühlen, andererseits aber den empfindlichen status quo, der sowohl ihnen als auch dem ganzen beruflichen Establishment existenzsichernd dient, nicht aus dem Gleichgewicht bringen dürfen. So ging der überaus wichtige, dem Fortschritt dienende Austausch zwischen den drei Bereichen, in dem die Rettung läge, verloren.

Schließlich erlangten die Forschungsinstitute eine als unanfechtbar geltende Autorität und ihre Arbeitsergebnisse galten als absolut und endgültig. Der Glaube an das System und seine »Entdeckungen« war so groß, daß Ärzte den Verlust ihrer Zulassung riskierten, wenn sie sich aufgrund besseren Wissens in der einen oder anderen Situation weigerten, den vorgeschriebenen Verfahren zu folgen. Welcher Arzt wagt heute, einem Krebspatienten von Chemotherapie abzuraten? Ganz gewiß wird diese Behandlung in absehbarer Zeit jedoch als veraltet gelten und höchstwahrscheinlich sogar verboten werden. Nur wenige beklagten sich je über solche Ungereimtheiten, obwohl sie bei den leidenden Menschen soviel Schmerz und Leid verursachen.

Die herrschende Medizin dotiert diese Forschungszentren mit Bergen von Geld, tonnenweise gedruckter Bewunderung, aber höchst selten mit Kritik. Einsichtige, die gegen schlimme Praktiken protestierten, wurden von dem konservativen, »geschlossenen« medizinischen Clan, dem sie selbst angehören, alsbald geächtet.

In den Forschungszentren fand ein hektisches Treiben statt, denn die Gegner, die es zu schlagen galt, waren Zeit und pathogene Keime. Aber die Aufgabe erwies sich als überaus schwierig, weil Pathogene derart invasiv wachsen und dabei doch oft so schwer faßbar sind, daß kein ernsthafter Forscher mehr irgendwelche Versprechungen oder Voraussagen wagte.

Ohne Leitprinzipien testete man in den von Wirtschaft und Staat geförderten Forschungszentren nach dem Zufallsprinzip verschiedene Wirkstoffe, die das Pathogen töten oder entfernen sollten. »Die wichtigsten Entdeckungen von Drogen, die als wirklich neuartig angesehen« wurden, »machte man zufällig, wie zum Beispiel Aspirin, Penicillin etc.«[11]

Dies heißt, der gesamte Prozeß um die Entwicklung eines neuen Medikaments basierte nicht auf einer induktiven, von zugrundeliegenden *Naturgesetzen* und Prinzipien geleiteten Methode, sondern fast ausschließlich auf dem festgeschriebenen Schema und der »Erfahrung« eines Einzelnen, der irgendwelche Phänomene im Laboratorium beobachtet hatte.

Solch ein unbestimmter, zufälliger Prozeß, der keiner Gesetzmäßigkeit folgt, verdient im Vergleich mit jeder anderen Wissenschaft weit eher die Bezeichnung

»empirische medizinische Praxis« oder »Erfahrungsmedizin« als den Terminus »naturwissenschaftliche Medizin«.

Solche Kritik mag von Vorurteilen behaftet oder ungerecht klingen, besonders in den Ohren jener Wissenschaftler, die in ihren Laboratorien hart daran arbeiten, die richtigen Antworten zu finden; aber der Vorgang läuft immer wieder auf gleiche Weise ab. Ein emsiger Forscher verkündet nach langwieriger, kostenaufwendiger Arbeit, nach seinen experimentellen Ergebnissen und Erfahrungen »bekämpfe« das nun gefundene Medikament diese oder jene »Krankheit« erfolgreich.

Das alles braucht keineswegs mit einem *Naturgesetz* übereinzustimmen. Um des vermeintlichen Fortschritts willen nimmt man halt in Kauf, daß jemand naturgegebene Gesetzmäßigkeiten überschreitet, eine »Koryphäe der Wissenschaft« sie einfach mißachtet. Schuldgefühle oder gar drohende Strafe braucht der Betreffende nicht zu fürchten, denn er handelte ja nach »herrschender wissenschaftlicher Erkenntnis«. Strafe zahlen erst jene Patienten, die später böse Folgen des »unschuldig-irrend« entwickelten und von der Aufsichtsbehörde freigegebenen Medikaments erleben.

Dale Console, ehemaliger Direktor der Forschungsabteilung eines pharmazeutischen Unternehmens, legte vor einem Senatskomitee der Vereinigten Staaten von Amerika aufschlußreich Zeugnis ab:

»Es ist klar, daß viele dieser Produkte, während sie am Reißbrett konstruiert werden, keinen Nutzen versprechen. Sie versprechen Absatz. Es geht nicht darum, sie weiterzuentwickeln, weil sie irgendwie nützlich sein könnten...sie werden fortentwickelt, einfach weil sie Profit bringen... Da soviel von Neuheit abhängt, ändern sich Medikamente wie die Rocklängen der Frauen, und schnelles Veralten ist einfach ein Zeichen von Bewegung, nicht von Fortschritt. Mit etwas Glück, dem Gefühl für den richtigen Augenblick und einem guten Werbeprogramm kann irgendeine Menge Asafoetida mit einer besonderen Seitenkette so aussehen wie eine Wunderdroge.

Die Illusion dauert vielleicht nicht an, aber sie währt oft lange genug. Bis der Arzt das erfährt, was die Firma von Anfang an wußte, bietet sie bereits zwei neue Produkte an, die das alte ersetzen... Die pharmazeutische Industrie ist einzigartig in dem Vorzug, daß sie Ausbeutung als einen edlen Zweck erscheinen lassen kann.«[12]

In der Regel gelten die Annahmen des Forschers über »sein Medikament«, bis herauskommt, daß es entweder eine Katastrophe verursacht oder seine Nebenwirkungen sich auf Dauer als schlimmer erweisen als die »Krankheit«, die es eigentlich *beheben* sollte.

Eric W. Martin und seine Kollegen berichten: »Allein in den USA werden jedes Jahr ungefähr 1.500.000 [5%] der 30 Millionen Krankenhauspatienten wegen ungünstiger Medikamentenreaktionen eingewiesen. Einige Krankenhäuser nahmen sogar 20% der Patienten wegen durch Medikamente herbeigeführter

Krankheiten auf; zwischen dem 1. Juli 1965 und dem 1. Juli 1966 waren 25% der Todesfälle des öffentlichen Gesundheitswesen am Montreal General Hospital das Resultat von widriger Medikamentenwirkung.[13]

»Mindestens zwei von fünf Patienten, denen ihre Ärzte Medikamente verschreiben, leiden an Nebenwirkungen«;[14] und »...einer von zwölf Patienten wird wegen Nebenwirkungen einer Behandlung eingewiesen.«[15]

Kein objektiv Urteilender wird leugnen, daß uns die so »rasend« betriebene Forschung interessante Einblicke in manche Funktionsweisen unseres menschlichen Körpers vermittelt hat; es gelang ihr indes noch nie die Produktion eines Medikaments, das auch nur fünfzigprozentig *heilt* und hundertprozentig sicher ist.

Der Grund für die schwache Position der herrschenden biochemisch-mechanistisch ausgerichteten Medizin, die genau genommen eine riesige Gefahr für die Allgemeinheit darstellt, bleibt die Tatsache, daß ihre Grundlagenforschung nicht nach den naturgesetzlichen Zusammenhängen ausgerichtet war, die Gesundheit und Erkrankung bestimmen. Gleich allen anderen Zweigen der Naturwissenschaft beruhen aber auch Gesundheit, Erkrankung und deren Heilung auf *Naturgesetzen,* und kein Mensch darf sich anmaßen, sie zu ignorieren; das gilt auch für die »wissenschaftliche Medizin«.

Anmerkungen

1 Dubos 1971, Mirage of Health
2 Simmons 1978, An overview...
3 Mendelsohn 1979, Confessions, S. 17
4 Pelletier 1979, Holistic medicine...
5 Carlson 1975, The End of medicine
6 Weiner 1978, The illusion of simplicity
7 Virchow 1871, Vorlesungen...
8 Weiner 1978, a.a.O.
9 Engel 1977, The need for a new medical model
10 Fabian 1991, Der fragmentierte Patient...S. 84ff
11 Silverman, Lee 1974, Pills, profits...
12 Martin u.a. 1971, Hazards of medication
13 Martys 1979, Adverse reactions...
14 Weitz 1980, Health shock...
15 Owen 1976, In sickness and in health

GEDANKEN ÜBER ALTERNATIVE GRUNDPRINZIPIEN

Vor der eigentlichen Erklärung unserer im folgenden formulierten *48 Grundsätze zu neuem Bewerten von Gesundheit und zum Heilen der Erkrankungen nach Naturgesetzen* ist es notwendig, einige Grundvoraussetzungen allgemeinverständlich zu erläutern.

Am Beginn müssen wir klarstellen, daß

die Zustände von Gesundheit und Erkrankung als eng verflochten aufzufassen sind und deshalb die Bewertung von »Krankheit« als einer eigenständigen und vom gesunden Gesamtorganismus abgetrennten Größe strikt aufgegeben werden muß.

Dieses Erfordernis finden wir bereits von Manu Kothari und Lopa Metha angedeutet: »Die Medizin konnte bis jetzt nicht definieren, was das Normale ausmacht, seien es Blutzucker oder Blutdruck... die Diskrepanz zwischen dem ›Normalen‹ und dem ›Anomalen‹ sind keineswegs Unterschiede wie zwischen schwarz und weiß, sondern zwischen Grautönen, ohne irgendeine definierte Trennungslinie.«[1]

Toon resümierte bereits 1981 im Dezember-Heft des JOURNAL OF MEDICAL ETHICS: »Der Gebrauch der Begriffe ›Krankheit‹ und ›Krankheiten‹ wurde in den letzten Jahren in steigendem Maße kritisch unter die Lupe genommen... Die Medizin läßt die Idee von ›spezifischen Krankheiten, die von spezifischen Erregern erzeugt werden‹ hinter sich, wenn sie überhaupt je Geltung gehabt hat.«

John Romano drückt es so aus: »Gesundheit und Krankheit sind keine statischen Größen, sondern Lebensphasen...«[2]

In diesem Sinne dürfen wir also eher von *unterschiedlichem Gesundheitsbefinden* als von »eigenständigen und klar getrennten Gesundheits- und Krankheitszuständen« sprechen.

Gemeint ist, daß es in der Spanne von völliger Gesundheit bis zur Verfassung am Rande des Todes zahlreiche Veränderungen oder gesundheitliche Zwischenstufen gibt, die zu bestimmten Zeitpunkten in einer konkreten Erkrankung mit eindeutigen Symptomen sichtbar werden. Wir haben uns alle darauf verständigt, diese abweichenden Zustände mit besonderen Namen - Diagnosen - zu versehen, und so die Terminologie der Medizin entwickelt.

Der in dieser Denkweise ausgebildete Arzt wird keinesfalls akzeptieren, daß eine Patientin oder ein Patient an einer spezifischen Erkrankung leidet, wenn er nicht die dafür »festgeschriebene Symptomatologie« entdeckt, die ihm aus dieser Terminologie bekannt ist.

Die jetzt herrschende Medizin hat folgendes nie berücksichtigt: ehe bei einem Menschen ein definierter krankhafter Zustand aufkommt, wie er in den Fachbüchern beschrieben und mit einer Diagnose bezeichnet wurde, durchläuft er bereits unangenehme Zustände von beeinträchtigter Gesundheit mit vielen nicht so eindeutig zu definierenden Symptomen. Während dieser Befindensänderungen kann sein Arzt ihm das Geschehen weder erklären, noch Arznei dagegen verschreiben. Beides wird erst möglich, wenn seine Beschwerden in der medizinischen Literatur als eigenständige pathologische Größe beschrieben worden sind. Unser Problem bleibt freilich, daß, sobald ein Patient erst in diesem vorgerückten Stadium der Erkrankung angelangt ist, häufig keine echte Heilungsmöglichkeit mehr besteht und er mit »seiner Krankheit weiterleben« muß.

Bei seiner starren Einstellung hat sich das »ärztliche Establishment« immer schwer getan, eine echte Vorsorgemedizin zu entwickeln und präventive Möglichkeiten zu nutzen.

Genau genommen befanden sich ja die Patientin oder der Patient bereits geraume Zeit in dem Dilemma mangelnden Gleichgewichts, bevor sie in jenen Endzustand gerieten, den die Universitätsmedizin mit einem Krankheitsbegriff benennt.

Bei unseren für dieses Buch neu formulierten *48 Grundsätzen* gehen wir von der Erkenntnis aus, daß es einen »idealen« Gesundheitszustand gibt, den heute freilich wohl kein Mensch mehr in vollem Maße besitzt. Wir bewegen uns alle in einem *Kontinuum*, in dem wir uns jederzeit lediglich in einem *relativen* Gesundheitszustand befinden.

Wir werden nicht die anatomische und physiologische Struktur des Menschen untersuchen, denn das ist bereits ausgiebig geschehen, wenngleich es auch diesbezüglich noch viel zu lernen gibt. Stattdessen wollen wir in unseren *48 Grundsätzen* die dynamische, komplexe Struktur von *Energiefeldern und Organisationsmustern* untersuchen, die aufeinander bezogen sind und sich wechselseitig beeinflussen. Unsere Grundsätze beruhen weitgehend auf dem, was Albert Einstein in Bezug auf jede Materie klar erkannte und so formulierte: »Wir können also Materie als die Bereiche des Raumes begreifen, in denen das Feld äußerst intensiv ist... In dieser physikalischen Betrachtungsweise gibt es keinen Platz für beides, Feld und Materie, denn das Feld ist die einzige Wirklichkeit.«[3]

In unseren *48 Grundsätzen* sind auch die *Individualität* und *Einmaligkeit* des Menschen sowie seine individuelle Reaktion auf Reize berücksichtigt. Die Fingerabdrücke eines jeden Menschen sind einzigartig - sie sind sein Erkennungssiegel. Dieselben Fingerabdrücke, die den physischen Menschen als Hans Schmidt identifizieren, haben ihre Entsprechungen auf der emotionalen und geistigen Ebene. Wir wissen, daß die spezifischen Muster der Fingerabdrücke von spezifischen Genkombinationen herrühren, die kein anderer Homo sapiens besitzt.

Für ein Wesen von einem anderen Planeten mögen alle Menschen gleich aussehen. Die Frage, die aber selbst bei schematisch-orthodox agierenden Medizinern schon längst aufgekommen sein sollte, lautet: »Können wir es uns leisten, das Prinzip der Individualisierung bei der Behandlung von erkrankten Einzelmenschen zu ignorieren?« Das hat die herrschende Medizin nämlich bisher getan: sie behandelt Menschen im allgemeinen so, als seien sie identische Maschinen mit identischen Defekten, die lediglich identische Abhilfen erfordern. Dieses Konzept wird sogar aggressiv verbreitet und als die letzte »wissenschaftliche Errungenschaft« verfochten.

Herbert Weiner warnt: »Menschen sind unendlich variabel; psychologischer Polymorphismus ist unbegrenzt, so daß man Menschen nicht eindeutig etikettieren kann. Eine Diagnose ist nutzlos, die Klassifizierung schwierig.«[4]

Heute strebt man in Forschungslaboratorien noch immer nach dem Ziel, *ein* Medikament zu finden, das Krebs, AIDS, Epilepsie etc. beseitigen kann, aber nie danach, »den *Menschen* zu *heilen,* der an Symptomen von Krebs, AIDS oder Epilepsie leidet«.

Bisher fehlt die Einsicht, daß ein Mensch mit »Krebs« sehr wohl geheilt werden *kann,* während ein anderer mit »derselben Krebsart« unheilbar bleibt. Bei einem anderen wurde seine Epilepsie erfolgreich behandelt, aber bei einem dritten gelang es nicht. Wir wagen sogar zu behaupten, ein Erkrankter kann von AIDS geheilt werden, während ein anderer unweigerlich damit sterben muß. In der medizinischen Literatur lesen wir Berichte über viele Spontanheilungen aller, selbst schwerster Erkrankungen. Dabei handelt es sich keineswegs um die Millionen außerhalb der orthodoxen Universitätsmedizin mit Hilfe von alternativen Behandlungsmethoden erzielten Heilungen.[5] Übrigens: wenn tatsächlich eine echte Heilung stattgefunden hat, dann aufgrund einer alternativen Methode.

Wir müssen gezielte Fragen stellen, um wichtige Tatsachen über »das AIDS-Virus« zu entschlüsseln: Warum werden manche Menschen nicht einmal Träger des HI-Virus, obwohl sie mit ihm in Kontakt kommen, während sich bei anderen, mit positiven Testergebnissen ein AIDS-Zustand nie entwickelt? Warum nehmen einige das Virus auf und sterben innerhalb einer kurzen Zeit, während ein »befallener« Mitmensch noch Jahre überlebt?

Eine einfache Erklärung für dieses Phänomen liefert uns das Hepatitis-B-Virus. Millionen unserer Mitmenschen sind Träger dieses Kleinstlebewesens; die meisten bleiben es, ohne eine der verschiedenen Erkrankungen, die es im Gefolge hervorbringen kann: akute oder chronisch persistierende Hepatitis, Immunschwäche, Leberzirrhose oder primäres Leberkarzinom.

Die herrschende Medizin hat bei der Behandlung eines Erkrankten nie genügend dessen »Konstitution« oder Gesamterscheinung - also seine anatomische, physiologische, emotionelle und geistige Beschaffenheit - mitberücksichtigt. Es gibt eine Fülle von Beispielen dafür, wie Medikamente, die sensible Patientinnen und Patienten in ganz unsensibler Weise erhielten, zu katastrophalen Folgen führten.

Einige dieser Nebenwirkungen:
- posteriore subkapsuläre Katarakte bei mit Steroiden behandelten Kindern,
- Blindheit von Betamethadon-Augentropfen,
- Vergiftung durch Borsäure,

- Erythrocytenaplasie nach Tuberkulose-Behandlung,
- Hirnblutungen durch Amphetamine,[6]
- Leberschäden durch Halothan,[7]
- tödliche Hepatitis infolge von Indometacin,[8]
- schwere Reaktionen auf Anticholinesterase-Augentropfen,[9]
- Lebervergiftung und Todesfälle nach Methoxyfluran-Anästhesie,[10]
- Hyperglykämie von Trioxazin,[11]
- Lungenerkrankungen, hervorgerufen von verschiedenen Medikamenten,
- teratogene Störungen durch verschiedene Medikamente,[12]
- Darmgeschwüre durch Mefenaminsäure,[13]
- tödliche Nephritis durch Phenacetin,[14]
- irreversible Taubheit durch Ethaerynsäure,[15]
- allergische Reaktionen auf Antibiotika,[16]
- Sehstörungen durch Antimalaria-Medikamente,[17]
- Thrombophlebitis durch orale Empfängnis-Verhütungsmittel,[18]
- physische und psychische Abhängigkeit von Methamphetaminen,[19]
- verzögerte, schwere Langzeit- und tödliche Wirkungen von radiodiagnostischen Medikamenten.[20]

Dies sind nur einige der unvorhergesehenen iatrogenen, hier nach dem Zufallsprinzip aus aktuellen Fachzeitschriften ausgewählten Folgen.

Wir finden derlei Nachweise und Kritik von Verantwortungsbewußten in der Literatur über medizinische Themen immer häufiger.[21] Sie alle betonen die Bedeutung der »Konstitution« als einen ganzheitsmedizinischen Ansatz; weil ihre Warnungen und Anregungen aber immer nur von Theoretikern beurteilt wurden, fanden sie kaum Eingang in die alltägliche Praxis.

Dem Prinzip, daß die »Konstitution« als ein Ganzes gesehen, bewertet und therapeutisch gestärkt werden muß, widmete man in den großen Zentren keinen Forschungsauftrag, obwohl »führende Köpfe« der herrschenden Lehre vorgaben, seine Bedeutung durchaus zu kennen. Was die Wissenschaftler in ihren gut dotierten Laboratorien erforschten, waren aber lediglich jene »Parasiten«, die in dieser »Konstitution« gediehen.

Während der letzten 50 Jahre haben intelligente Frauen und Männer wertvolle Zeit, Kraft und Millionensummen Geldes auf der vergeblichen Suche nach »Allheilmitteln« für die »Krankheiten« der Menschheit verschwendet. *Ein individuelles Mittel* für jede und jeden Kranken genügte ihnen nicht, sondern ein Medikament, das alle »Krankheiten« bändigen müßte, war ihr »Don-Quixote«-Traum. Eine Phantasmagorie, geboren aus einer unlogischen, absolut falschen Auffassung davon, wer der erkrankte Einzelmensch wirklich sei.

Henry E. Simmons bemängelte bereits 1978: »Unsere Probleme mit den Infektionskrankheiten werden größer, teurer und gefährlicher. Wir sind an einem Punkt angelangt, wo nachdenkliche Beobachter nicht fragen, ob wir uns in der Post-Infektions-Ära befinden, sondern ob es im Gesamtvergleich der Gesellschaft besser geht als vor 40 Jahren, trotz Hunderten von neuen Antibiotika, trotz Millionen von Verordnungen und trotz Kosten in Milliardenhöhe. Angesichts all dieser Beweise kann man auf diese Frage nicht mehr getrost eine bejahende Antwort geben; sie ist eine legitime Frage...

Es scheint, wir könnten unsere gesamten Gesundheitskosten verdoppeln oder halbieren, ohne die nationale Gesundheit bedeutend zu beeinflussen. Es scheint, in den USA gibt es keine signifikante Beziehung mehr zwischen der Höhe der für die traditionelle Gesundheitspflege aufgewendeten Mittel und dem erzielten Resultat.«[22]

Trotz des greifbaren Fehlschlags und der Frustration, die mittlerweile stetig stärker in der Ärzteschaft Platz greift, wird die »Suche« fortgesetzt, ohne eine Änderung im Denken, ohne daß irgendjemand ernsthaft die zugrundeliegenden Prinzipien von derlei Forschung in Frage stellte.

Im Gegenteil beharren »medizinische Autoritäten« immer noch auf ihrer Behauptung, die herrschende Methode sei allein richtig und nützlich, weil sie ein Sinken der Sterblichkeitsrate und ein Steigen der Lebenserwartung garantiere. Dieser Standpunkt ist schon heute, gelinde gesagt, fragwürdig und wird in einigen Jahren unhaltbar sein.

Dagegen wendet sich René Dubos im Jahre 1968 in seinem Buch SO HUMAN AN ANIMAL: »Während man viel für die Verhinderung und Behandlung einiger weniger spezifischer Krankheiten tat, hat man es bisher nicht vermocht, die echte Lebenserwartung zu erhöhen oder naturgemäße Gesundheit zu schaffen.«

Henry Simmons urteilt: »Die meisten bedeutenden Verbesserungen der Lebenserwartung in unserem Jahrhundert und die dramatische Verringerung der Sterblichkeit besonders von Infektionskranken kamen lange, ehe wir begannen, massiv Geld für Gesundheitspflege und Antibiotika auszugeben. McKinley behauptet, daß sich nur ungefähr 3,5% der Verringerung der gesamten Todesrate in unserem Jahrhundert vernünftigerweise medizinischen Maßnahmen, einschließlich Behandlungen der wichtigsten Infektionskrankheiten, zuschreiben lassen... Es scheint, die bedeutendste Einwirkung auf diese Krankheiten kommen wahrscheinlich eher von Änderungen des Lebensstils, Verhaltens und der Umwelt als von der traditionellen Gesundheitspflege.«[23]

Der angesehene medizinische Denker und Forscher Thomas McKeown zieht sogar die Schlußfolgerung, der Beitrag der klinischen Medizin zur Verhinderung des Sterbens und zur Steigerung der Lebenserwartung sei in den letzten drei Jahrzehnten geringer gewesen als der Einfluß des Kampfes gegen Unterernährung, für Wasser- und Essensbevorratung und das Begrenzen der Fortpflanzung auf eine Bevölkerungszahl, die mit den Grundvorräten auskommt.[24]

McKeown bietet noch ein Beispiel für die »Nutzlosigkeit« von Medikamenten: »...die Tuberkulose-Sterblichkeitsrate sank stark, seit sie überhaupt erstmals registriert wurde. Das geschah aber zum großen Teil bereits in der Zeit vor Einführung einer wirksamen tuberkulostatischen Behandlung im Jahre 1947.«[25]

31

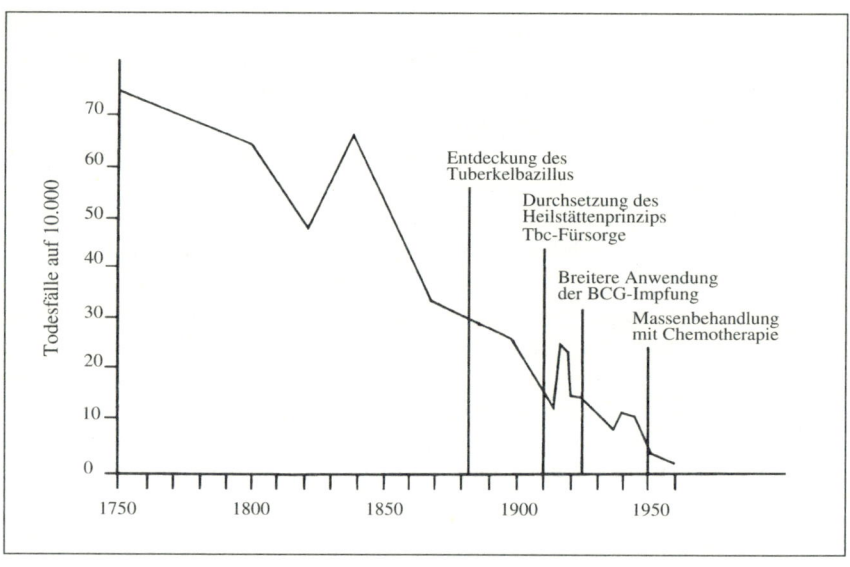

Todesfälle an Atemwegs-Tuberkulose in Deutschland von 1750 bis 1950

Die im - inzwischen aufgelösten - Bundesgesundheitsamt erarbeitete Sterblichkeitsstatistik erweist es: die Zahl der Tuberkulose-Toten sank seit dem Jahre 1850 kontinuierlich ab. Die Entdeckung des Erregers im Jahre 1882, die Durchsetzung der Heilstättenbehandlung von 1910 an, die nach 1925 begonnenen BCG-Impfungen und die heute noch üblichen »Bekämpfungsmethoden« mit Chemotherapeutika und Antibiotika blieben ohne den angeblichen epochalen Einfluß.

Die im obigen Diagramm nach dem Jahre 1910 zu sehende große Anstiegszacke ist eine Folge der Belastungen des Ersten, die kleinere von 1940 an der des Zweiten Weltkriegs und sie dokumentiert die Entwicklung nach dem Beginn der BCG-Impfungen gegen die Tuberkulose auf breiterer Basis. Nach 1949 sank die Zahl der Neuerkrankten in Westdeutschland von 160.000 bis zum Jahre 1990 auf etwa 10.000. Lediglich von 1991 an könnte ein leichter »Anstieg« irritieren: er war aber nur eine Nachwirkung der Wiedervereinigung Deutschlands. Wenn zu den 64 Millionen Bewohnern eines Staates 16 Millionen Neubürger hinzukommen, verändern sich Zahlen und statistische Kurven zwangsläufig.[26]

In viele Lungenheilstätten wurden nach 1935 immer wieder Patientinnen und Patienten eingeliefert, die trotz BCG-Impfung an Tuberkulose der Atemwege oder anderer Organe erkrankt waren. Dies erstaunte zwar die Fachärztinnen und -ärzte sehr, jedoch zogen sie aufgrund ihrer universitätsmedizinischen Denk- und Betrachtungsweise die falschen Folgerungen aus diesem Verlauf. Deshalb sahen sie im massiven Einsatz der Antibiotika den einzig möglich scheinenden Ausweg. »Gegen« schnell resistent gewordene Tuberkelstämme kombinierte man mehrere hochgiftige Tuberkulostatika und wähnte einige Jahre, diese todbringende Seuche damit total »ausrotten« zu können. Konnten mikroskopisch keine Tuberkelbazillen mehr nachgewiesen werden, galten die Betroffenen als geheilt. Viele der solchermaßen Behandelten litten indes nach abgeschlossener Therapie an iatrogenen Erkrankungen wie Leber-, Nieren- und Augenschäden, an Allergien, chronischen Entzündungen im Magen und Darm oder Impotenz. Nicht wenige starben nach angeblicher »Ausheilung« ihrer Tuberkulose an diesen durch Medikamente verursachten neuen Leiden, denn bei fast allen war das Immunsystem schwer geschädigt.

Jürgen Drews, Leiter der Forschungsabteilung beim Pharmakonzern SANDOZ, präsentierte im Jahre 1983 ein irreführendes Schaubild, mit dem er den Beweis erbringen wollte, daß der Rückgang an Tuberkulose-Neuerkrankungen von der Einführung chemischer Tuberkulostatika drastisch beeinflußt worden sei. Er zeigte indes lediglich einen Teil des gesamten Diagramms und überzeugte mit nichts anderem, als seiner Findigkeit für »modernes Pharma-Marketing«.[27]

Das *nicht manipulierte, vollständige* auf Seite 32 wiedergegebene Diagramm beweist hingegen eindeutig den Beginn der kontinuierlichen Abnahme von Erkrankungen an Atemwegstuberkulose schon lange vor Einführung der Chemotherapie. Diese Entwicklung in der Bundesrepublik Deutschland verlief in anderen europäischen Ländern ähnlich.

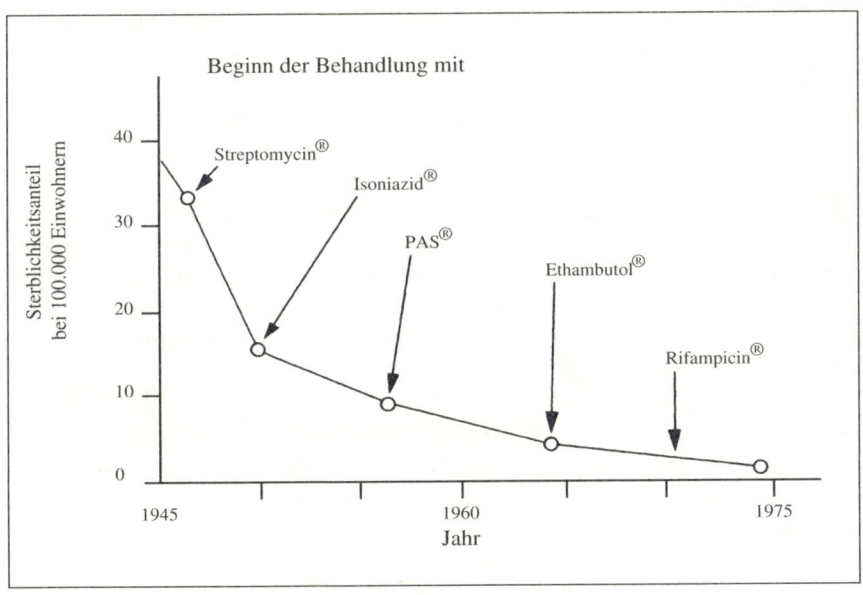

Irreführender Nachweisversuch:
das manipulierte Schaubild eines großen Pharmaherstellers

33

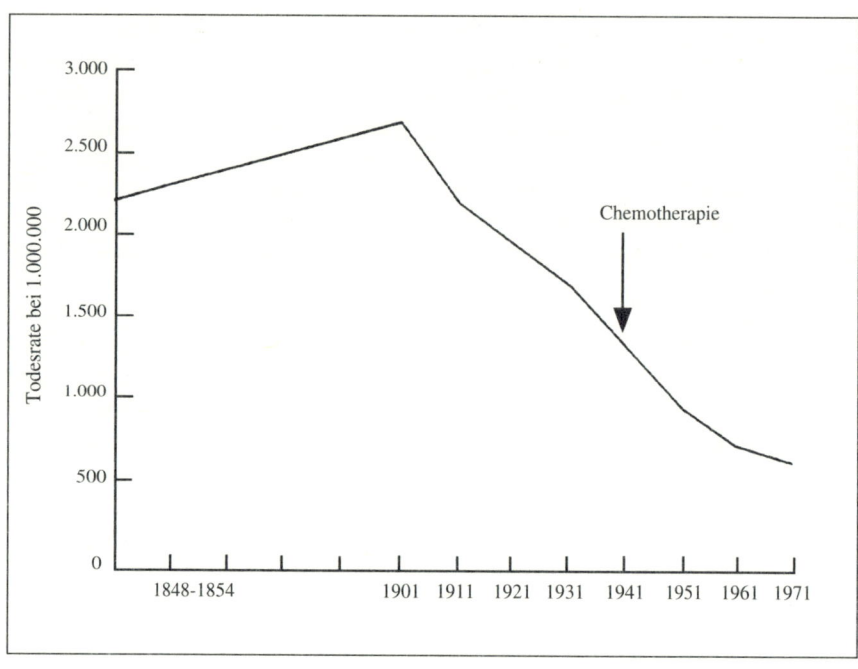

Todesraten bei Bronchitis, Lungenentzündung und Grippe in England und Wales,
bezogen auf die Einwohnerzahl im Jahre 1901

Klinische Beobachtungen und Versuche erlauben ferner auch keinerlei Zweifel
daran, daß Antibiotika nicht der wirkliche Grund für den Rückgang von bakterieller Lungenentzündung waren.

Thomas McKeown belegte dies bereits im Jahre 1979 mit einem Diagramm
und erläuterte: »...diese Daten zeigen, daß die Sterblichkeitsrate infolge Erkrankungen der Atemwege, die anfangs als ›Bronchitis, Grippe und Lungenentzündung‹ und später als ›Lungenentzündung‹ registriert wurden, seit dem Anfang des
Jahrhunderts abnahm und der weitere Rückgang nach 1935 nicht primär von der
Chemotherapie herrührt.«[28]

In Deutschland klärte der Arzt und Impf-Forscher Gerhard Buchwald die
Entwicklung. In seinem Buch IMPFEN - DAS GESCHÄFT MIT DER ANGST, wertete er
eine Fülle amtlicher Daten aus. Danach war die Zahl der an Keuchhusten ver-
storbenen Kinder im vorigen Jahrhundert am höchsten. Sie begann vor 1950
kontinuierlich zu sinken. Seit 1953 versuchte man, die positive Entwicklung
durch Einführung von Impfungen zu beschleunigen. Die Wirksamkeit des »P«-
Impfstoffes blieb zweifelhaft, ebenso die wenig später »öffentlich empfohlene«
kombinierte Impfung gegen Diphtherie, Keuchhusten und Tetanus. Wenn wir
fragen, wieweit Impfungen dazu beigetragen haben, die Sterblichkeit seither zu

34

vermindern, ist die Antwort eindeutig negativ, weil Kinder auch nach der Impfung noch an Pertussis erkrankten. Zudem kam es bei Säuglingen zu Nebenwirkungen und Dauerschäden.[29]

Abgesehen von einigen zeitlichen Unterschieden verlief die Geschichte der Masern ähnlich der des Keuchhustens. Die Todesrate sank ununterbrochen seit ungefähr 1880. Galten die Masern früher als harmlose, der Weiterentwicklung des Kindes keineswegs abträgliche Erkrankung, so wurden sie nach der Produktion eines Impfstoffes von dessen Herstellern und der etablierten Medizin zu einem Schrecknis mit angeblich schweren Neben- und Nachwirkungen aufgebauscht.

Gerhard Buchwald klärt: »Säuglinge von Müttern, die echte Masern gehabt haben, erkranken in den ersten Lebensmonaten nicht. Sie sind durch die von der Mutter übertragenen Schutzstoffe vor Ansteckung geschützt; Säuglinge von geimpften Müttern hingegen können an Masern erkranken.«[30]

Der zunächst verwendete »Masern-Totimpfstoff« verdrängte den Beginn der Erkrankung lediglich ins Schul- und zuweilen sogar ins Erwachsenenalter. Deshalb stiegen die Komplikationen, kam es häufiger zu Enzephalitis. Solche »Hirnentzündungen, derentwegen die Impfkampagnen gestartet wurden, werden mit zunehmender Impfdichte häufiger...« warnte Buchwald 1994. Und: »Als Mittel gegen diese Entwicklung werden von den meisten Impfärzten Wiederholungen

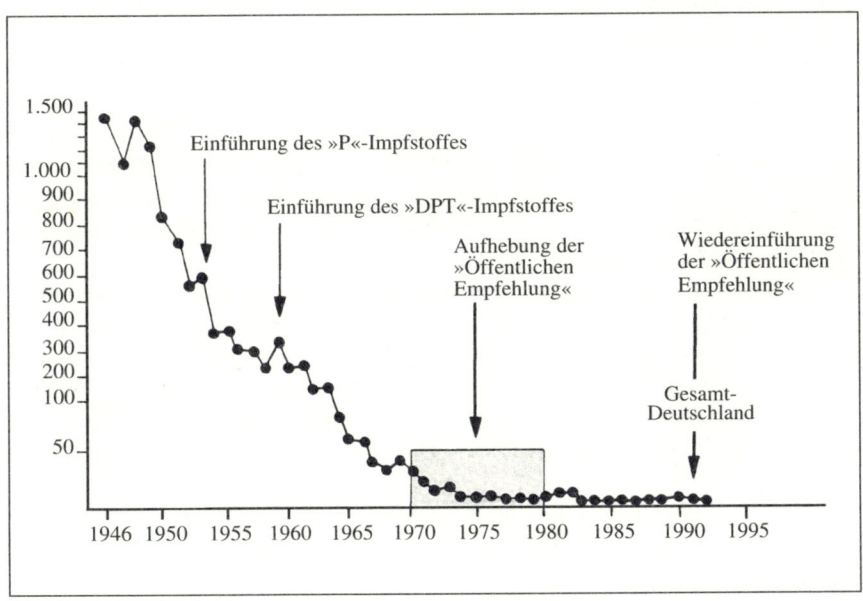

Keuchhusten-Sterbefälle im Gebiet der Bundesrepublik Deutschland von 1946 bis 1988. Im Jahre 1991 wurde die »DPT«-Impfung erneut offiziell empfohlen

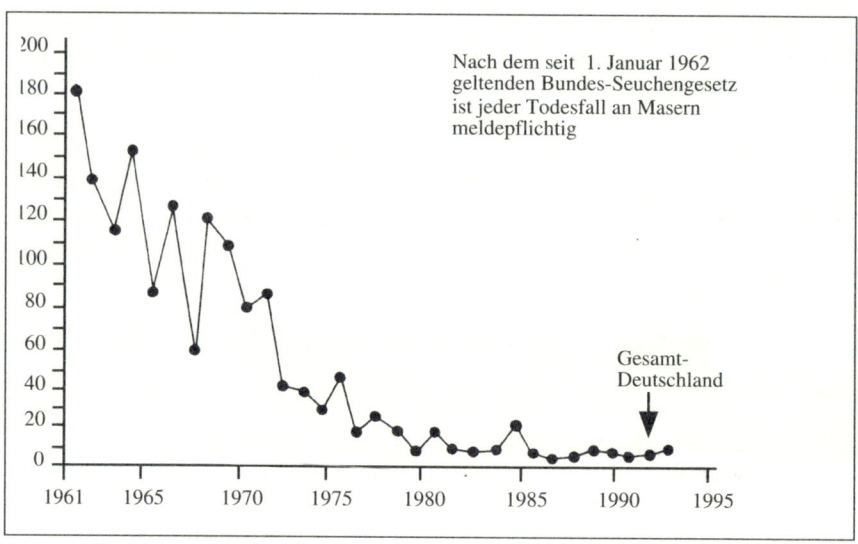

Nach dem seit 1. Januar 1962
geltenden Bundes-Seuchengesetz
ist jeder Todesfall an Masern
meldepflichtig

Gesamt-
Deutschland

Masern-Todesfälle in der Bundesrepublik Deutschland

der Masern-Impfungen im Abstand von zehn Jahren gefordert - bei fast einer Million Geburten pro Jahr und Kosten einer Masern-Mumps-Impfung von 54,70 DM - ein gutes Geschäft!«[31]

Alle für das Geschehen in Deutschland hier kurz skizzierten Daten und Fakten stimmen - von allenfalls geringen Abweichungen abgesehen - mit denen in den meisten anderen industriell entwickelten Ländern überein. Schon diese wenigen Beispiele belegen, wie abenteuerlich falsch die Behauptung von Exponenten der herrschenden Universitätsmedizin ist, sie habe das Absinken von Sterbefällen und Erkrankungen erst mit ihren zahllosen Chemotherapeutika, Antibiotika und Impfungen ermöglicht.

Allein schon aufgrund der anerkannten und vom Statistischen Bundesamt in Wiesbaden für die Bundesrepublik Deutschland registrierten Impfschäden stimmt das Resümee bedenklich: »Niemals ist ein Mensch, gleichgültig ob Erwachsener oder Kind, durch eine Impfung vor der Erkrankung bewahrt oder geschützt worden, gegen die sich die Impfung richtete. Im Gegenteil - im Inkubationsstadium durchgeführte Impfungen führten zu vermehrten Erkrankungen und zu Todesfällen...«[32]

Diese Tatsachen sollten Leichtgläubigen als Warnung dienen, die sich immer noch vorbeugend gegen »grippale Infekte« und ihre Kinder gegen alles und jedes impfen lassen.

Die Impf-Ergebnisse festigen jedenfalls unsere Überzeugung, daß wir für das Überleben der Menschheit die Richtung besonders auch in der Medizin ändern müssen.

36

Anmerkungen

1 Kothari; Metha 1981, THE TRANS-SCIENCE ASPECTS...

2 Romano 1950, BASIC ORIENTATION...

3 Einstein 1923, DAS PRINZIP DER RELATIVITÄT - Vgl. auch Capra 1984; DAS TAO DER PHYSIK, S. 209

4 Weiner 1978, THE ILLUSION OF SIMPLICITY...

5 Abeshouse; Scherlis 1951, SPONTANEOUS DISPEARANCE OR RETROGRESSIONOF BLATTER NEOPLASMS. - Allen 1955, MELIGNANT MELANOMA, SPONTANEUS REGRESSION AFTER PREGNANCY. - Alvarez 1967, THE SPONTANEOUS REGRESSION OF CANCER. - Baker 1964, SPONTANEOUS REGRESSION OF MALIGNANT MELANOMA. - Bartley; Hultquist 1950, SPONTANEOUS REGRESSION OF HYPERNEPHROMAS. - Beswick; Qvist 1963, SPONTANEOUS REGRESSION OF CANCER. - Bierman 1949, SPONTANEOUS REGRESSION OF MALIGNANT DISEASE. - Boniuk; Girard 1969, SPONTANEOUS REGRESSION OF BILATERAL RETINOBLASTOMA. - Boyd 1966, THE SPONTANEOUS REGRESSION OF CANCER. - Dao 1962, REGRESSION OF PULMONARY METASTASES OF A BREAST CANCER. - Everson 1967, SPONTANEOUS REGRESSION OF CANCER. - Legier 1964, SPONTANEOUS REGRESSION OF PRIMARY BILE DUCT CARCINOMA. - Leshan 1974, HOW TO MEDITATE. - Ders. 1974, THE MEDIUM, THE MYSTIC, AND THE PHYSICIST. - Nelson 1962, SPONTANEOUS REGRESSION OF CANCER. - Seligman 1966, REGRESSION OF CANCER. - Simonton u.a. 1978, GETTING WELL AGAIN

6 Goodman; Becker 1970, INTRACRANIAL HEMORRHAGE ASSOCIATED WITH AMPHETAMINE ABUSE

7 vgl. HALOTHANE AND LIVER INJURY. In: MEDICAL LETTERS 1968, 10

8 Guerra 1967, TOXICITY OF INDOMETHACIN. - Kelsey; Scharyj 1967, FATAL HEPATITIS PROBABLY DUE TO INDOMETHACIN

9 Kinyon 1969, ANTICHOLINESTERASE EYE-DROPS - NEED FOR CAUTION

10 Klein; Jeffries 1966; HEPATOXICITY AFTER METHOXYFLURANE ADMINISTRATION. - Panner u.a. 1970, TOXICITY FOLLOWING METHOXYFLURANE ANAESTHESIA...

11 Krumholz u. a. 1967, CLINICAL EFFECTS OF TRIOXAZINE...

12 McCutcheon 1969, TERATOGENIC DRUGS. - Meadow 1968, ANTICONVULSANT DRUGS AND CONGENITAL ABNORMALITIES

13 vgl. TRENDS IN CENTRALLY ACTING DRUGS

14 Moolten; Smith 1960, FATAL NEPHRITIS IN CHRONIC PHENACETIN POISONING

15 Pillay u.a. 1969, TRANSIENT AND PERMANENT DEAFNESS FOLLOWING TREATMENT WITH ETHCRYNIC ACID IN RENAL FAILURE

16 vgl. PRINCIPAL TOXIC, ALLERGIC, AND OTHER ADVERSE EFFECTS OF ANTIMICROBIAL DRUGS. - Sanders 1969, RASH ASSOCIATED WITH AMPICILLIN IN INFECTIOUS MONONUCLEOSIS. - Smith u. a. 1966, STUDIES ON THE EPIDEMIOLOGY OF ADVERSE DRUG REACTIONS: AN EVULUATION OF PENICILLIN ALLERGY. - Stewart 1967, ALLERGIC RESIDUES IN PENICILLINS

17 Rothermich 1966, VISUAL IMPAIRMENT FROM ANTIMALARIAL DRUG

18 Slugget; Lawson 1965, SIDE EFFECTS OF ORAL CONTRACEPTIVES

19 Smith 1969, PHYSICAL VERSUS PSYCHOLOGICAL DEPENDENCE...

20 Martin u.a. 1971, HAZARDS OF MEDICATION

21 Burnet 1971, GENES, DREAMS AND REALITIES. - Carlson 1975, THE END OF MEDICINE. - Dubos 1961, THE DREAMS OF REASON: SCIENCE AND UTOPIAS. - Goldblatt 1977, MODERN MEDICINE'S SHORTCOMINGS: CAN WE REALLY CONQUER DISEASE? - Illich 1995, DIE NEMESIS DER MEDIZIN. DIE KRITIK DER MEDIKALISIERUNG DES LEBENS. - Knowles 1977, DOING BETTER AND FEELING WORSE. - McKeown 1979, THE ROLE OF MEDICINE: DREAM, MIRAGE OR NEMESIS? - Platt 1975, PRIVATE AND CONTROVERSIAL

22 Simmons 1978, AN OVERVIEW OF PUBLIC POLICY AND INFECTIOUS DISEASES

23 Simmons 1978, a. a. O.

24 McKeown 1979, The role of medicine: Dream, mirage or nemesis?

25 McKeown 1979, a. a. O.

26 Buchwald 1994, Impfen - Das Geschäft mit der Angst, S. 50 ff

27 Drews 1983, Historische und zukünftige Perspektiven...

28 McKeown 1978, a. a. O.

29 Buchwald 1994, a. a. O., S. 74f

30 Buchwald 1994, a. a. O., S. 96f

31 Buchwald 1994, a. a. O.

32 Delarue 1990, Impfungen - der unglaubliche Irrtum

38

DER ENERGIE-KOMPLEX UNSERES KÖRPERS

1. Wie die Physiker nachgewiesen haben, können wir unseren Körper als einen Energie-Komplex auffassen, der alle Formen uns bekannter Energie erzeugt: thermale, kinetische, elektrische, magnetische und elektromagnetische. Sie lassen sich mit einfachen Geräten nachweisen, von denen ein Elektroenzephalograph das komplizierteste ist. Aber darüber hinaus gibt es Arten feinster Energien, die naturwissenschaftlich noch nicht definiert worden sind; sie hängen primär mit unseren mentalen, emotionalen und instinkthaften Regungen zusammen.

Heute kann niemand mehr die Existenz von *geistigen, emotionalen* und *sexuellen Energien* leugnen.[1] Wir alle verstehen und nehmen es wahr, daß bei einem Menschen mit kraftvoller geistiger Energie (E_g) die Denkweise stark, gut geordnet, zusammenhängend, kommunikativ und deshalb einflußreich ist.

Andererseits bemerken wir die geistige Schwäche eines anderen Mitmenschen, den Mangel an geordneten Mustern in seinen Denkvorgängen, die chaotische Weise, in der er sich ausdrückt, und wieviel weniger effektiv er bei der Mitteilung seiner Gedanken ist.

Wir hören oft von übersinnlichen Erfahrungen oder machen sie selbst. Beispielsweise können wir uns in die Gedankengänge eines anderen Menschen »einstimmen«, bevor er uns das Gedachte verbal mitteilt. Im Fernen Osten, besonders in Indien, ist Gedankenlesen ein gewöhnliches Phänomen bei denen, die sich auf eine solche Aufgabe vorbereitet haben. Krishna Menon, Indiens Außenminister, war bekannt für seine Fähigkeit, die Gedanken derer zu lesen, die mit Gesuchen zu ihm kamen.

Geistige Kraft ist mithin eine wahrnehmbare Energie mit spezifischen vibrierenden Schwingungsfrequenzen, die unter besonderen Bedingungen von *Energiepartikeln* übertragen und somit von anderen, geistig ähnlich strukturierten Mitmenschen »empfangen« werden können. Wenn diese Art Energie in unseren akademischen Lehrbüchern undefiniert bleibt, bedeutet dies keinesfalls, daß sie nicht existiert.

Die meisten von uns leben mit einem stetigen Gedankenfluß. Der größte Teil unserer wachen Stunden, und damit unsere eigentliche Existenz, kreist um die ständige Erzeugung dieser Gedanken. Können wir es uns leisten, eine derart wichtige unserer *Lebensäußerungen* zu ignorieren, zumal, wenn diese Ebene durch Anwendung einer Heilmethode beeinflußt wird? Die herrschende Medizin hat sie auf ihrer Suche nach »Heilmöglichkeiten« von Erkrankungen jedoch gänzlich ausgeklammert und behauptet sogar, sie existiere nicht wirklich. Wann

39

immer sie neue Medikamente testete, untersuchte sie überaus selten, ob und in welcher Weise sie unseren Verstand und unsere geistige Verfassung beeinflussen. Marilyn Ferguson tadelte 1973 in ihrem Buch THE BRAIN REVOLUTION: Erst »die Psychiater erinnerten ihre forschenden Medizin-Kollegen daran, daß die verwendeten Medikamente womöglich die Selbstregulierungsfunktionen des Körpers übernehmen...

Sogar Hormone beeinflussen primär das Gehirn; die Pille, in großen therapeutischen Dosen eingenommen, verursachte temporäre Psychosen bei vier Prozent von Soldaten-Ehefrauen, die wegen Unfruchtbarkeit behandelt wurden. Medikamente mit spezifischen Wirkungen - Diuretika, Antihistaminika - können indirekt die Psyche beeinflussen...

Man begann, Amphetamine als Energieanreger zu propagieren: Bis in die Mitte der Fünfziger Jahre war die Zahl der Amphetaminsüchtigen in Japan auf eine halbe Million angewachsen. 50.000 Fälle von Amphetaminpsychose wurden gemeldet.«[2]

Eric W. Martin und seine drei Autorenkollegen wiesen nach: »Die schlimmsten Verursacher von Depressionen sind blutdrucksenkende, reserpinähnliche Alkaloide... An Hochdruck leidende Patienten werden davon häufig hochdepressiv, bis hin zum Selbstmord...Die Anticholinergika wie Benztropine, Biperidine, Prozyklidine können potentiell Delirien verursachen...Unruhe, Gehör-, Geschmacks-, Gefühls- und Sehhalluzinationen sowie Desorientierung sind nach Procain-Penicillin-Verabreichung beobachtet worden...Eine Reihe von Medikamenten haben Psychosen oder Neurosen hervorgerufen...So wurden Erscheinungen, die Symptomen der Schizophrenie nahe kommen, ganz allgemein beobachtet, wie Sinnes- und unterschiedliche Arten von Bewußtseinstäuschungen oder paranoides Verhalten. Alle ähneln sehr den Symptomen von Schizophrenie.«[3]

Die Behandlung früher tödlicher Komplikationen durch Infektionen mit gewissen Antibiotika haben die Zahl seniler Gehirnerkrankungen und des Langdon-Down-Syndroms deutlich erhöht. Henry E. Simmons berichtet: »Gruenberg präsentiert Daten, die in den letzten Jahrzehnten eine Verdoppelung solcher Zusammenhänge belegen. Er nennt dieses Ergebnis ›das Versagen des Erfolgs‹.«[4]

Zugegeben, die Erforschung dieses Feldes ist schwierig, korrekte Untersuchungen sind äußerst kompliziert. Das darf aber keineswegs als Entschuldigung dafür dienen, den Schaden, den derartige Erzeugnisse der chemisch-pharmazeutischen Industrie bei Patientinnen und Patienten geistig und emotional verursachen, außer acht zu lassen. Weil solche gemütsmäßigen und geistigen Veränderungen im Gefolge der Chemotherapie kaum anatomisch oder sonstwie mit einem Mikroskop erfaßbar sind, sondern »lediglich« von Betroffenen berichtet werden konnten, die sie durchleiden mußten, wurden sie nicht beachtet oder von den Forschern als Unsinn beiseitegeschoben.

Wesentlich einfacher ist es, die Existenz und Kraft der *emotionalen Energie* wahrzunehmen, weil sie sich viel gröber und vordergründiger ausdrückt: Gegen-

40

über einem wütenden Menschen hat jeder schon einmal die Entladung der von diesem verströmten aggressiven Energie gespürt. Noch deutlicher ist sie, wenn zwei Menschen sehr wütend aufeinander sind. Mag auch völliges Schweigen herrschen, die aggressiv-negativen Schwingungen nehmen alle Nahestehenden wahr: Das in einem solchen Zustand bewirkte enorme Fließen spezifischer emotionaler Energien (E_e) wird niemand ignorieren können.

Auch Gegenteiliges ruft außergewöhnliche emotionale Energie hervor: wenn sich zwei Menschen ineinander verlieben. Sie ist spezifisch und auf den anderen gerichtet, beide Verliebte nehmen sie ohne irgendein Wort wahr; das ist eine umfassende Verständigung, eine enge Verbindung in der Liebe zueinander.

Wir sagen über einen aufgebrachten Menschen, er befinde sich in einem Zustand emotionaler Aufregung. Indes hat die herrschende Medizin nie die Art geistiger oder emotionaler Aufregung, die von pharmazeutischen Produkten hervorgerufen wird, erforscht und diese Gebiete aus ihren Studien weitgehend verbannt. In einem späteren Abschnitt erörtern wir noch, warum die Sphären des Mentalen und Emotionalen durch chemische Medikamente den größten Schaden erlitten haben.

Der Grund für die Ignoranz der orthodoxen Medizin gegenüber diesen Elementen liegt zum Teil in der schwer faßbaren Eigenart solcher Vorgänge, die eine Klärung enorm erschwert. Schulmediziner müssen individuelle Reaktionen auf das zu untersuchende Medikament ohnehin übersehen, sonst wären sie außerstande, das Experiment dauernd zu wiederholen. Es ist ein folgenreiches Problem, daß Medizinwissenschaftler manipulieren müssen, damit ihre Schlußfolgerungen gerechtfertigt und breitflächig anwendbar erscheinen. Inzwischen ist es allerdings eindeutig klar, daß die medizinische Wissenschaft ihre Forschungen lediglich auf einem »mechanistischen Entwurf« des Menschen aufbaut.[5]

Die Wirkung und Entfaltung *sexueller Energie* im täglichen Leben ist so offensichtlich, daß wir sie nicht näher erörtern müssen. Sie zeigt sich auf noch gröbere Weise als die emotionale Energie, weil sie in unseren instinkthaften Regungen unmittelbar zum Ausdruck kommt.

2. *Bei uns Menschen sind drei Grundebenen von Energiefeldern oder Organisationsmustern erkennbar:*
   a. *die geistig-spirituelle*
   b. *die emotional-psychische*
   c. *die physisch-materielle Ebene; sie schließt die fünf Sinne und unsere Triebe ein.*

Für die medizinische Behandlung des gesamten Menschen müssen wir alle diese Ebenen sowie die Art und Weise, wie sie miteinander in *Wechselwirkung* stehen, sorgsam definieren. Allein auf diese Art sehen wir, wie wichtig eine Ebene im

41

Verhältnis zu einer anderen und wie bedeutungsvoll eine Funktion dieses oder jenes Organs innerhalb jeder Ebene ist. Ja, dies ermöglicht es uns sogar, die hierarchische Bedeutung der einzelnen Funktionen, Organe und Systeme innerhalb der Ebene zu bestimmen.

Wie wir später sehen werden, verdeutlichen unsere *48 Grundsätze*, daß *Erkrankung* präziser als *mangelndes Gleichgewicht des Organismus* bezeichnet werden muß. Dies begreift nämlich die Möglichkeit des Wechsels einer undefinierten Störung von einer Ebene zur anderen, von einem System zu einem zweiten, von einem Organ in ein anderes mit ein. Der Grad der Gesundheit eines Menschen wird letzten Endes von einer Beurteilung der Störung auf jeder dieser Ebenen entschieden.

Wenn wir während der Behandlung beobachten, wie die Störung von wichtigeren zu weniger wichtigen Ebenen wandert und von wichtigeren, zentraleren Organen zu zweitrangigen und peripheren, dann wissen wir, daß wirkliche *Heilung* vonstatten geht. Geschieht alles in umgekehrter Richtung, wechselt die Störung auf eine zentralere Ebene, beobachten wir eher deren Unterdrückung oder Verdrängung als *Heilung*. Bevor wir in der weiteren Erläuterung der *48 Grundsätze zu neuem Bewerten von Gesundheit und zum Heilen der Erkrankungen nach Naturgesetzen* wieder darauf zu sprechen kommen, müssen wir zunächst die Bedeutung jeder Ebene definieren.

Die geistig-spirituelle Ebene

Es ist unmöglich, das Thema in diesem Buche in seiner ganzen Tiefe und Komplexität zu behandeln; beschränken wir uns deshalb auf jenes unerläßliche Minimum an Information, das wir in Bezug auf die Struktur der *Grundsätze* benötigen. Die Beleuchtung der geistig-spirituellen Seite des Menschen, ihre Definition und der Versuch, ihre Struktur und das subtile Verflochtensein vieler Funktionen allgemeinverständlich darzustellen, würde mindestens ein eigenes Buch erfordern. Hier nähern wir uns also lediglich den Grundfakten unter den besonderen Aspekten von Gesundheit und Erkrankung.

Wir beziehen die spirituale Seite des Menschen in die geistige Ebene ein, weil wir sie für deren wichtigsten, erhabensten Teil halten. Er ist jedoch nicht bei allen gleichermaßen entwickelt, sondern läßt Erweckung und Wachstum zu, weil er in jedem Menschen potentiell in einer Art »Schlafzustand« existiert. Selbst Angehörige »primitiver« Kulturen zum Beispiel führte die »Urangst« vor dem Unbekannten, Übernatürlichen zu den elementarsten Formen von Religion und zur Ausbildung eines spiritualen Naturells.

Nach der Auffassung vieler Soziologen und Psychologen ist die »Furcht vor dem Tode« in unserer »zivilisierten« westlichen Gesellschaft zu einer maßgebenden Wirkkraft geworden. Dies ist auch erkennbar in den Äußerungen und im Handeln der herrschenden Universitätsmedizin dem Tode gegenüber. Ihr ganzes

42

Forschen und Therapieren gipfelt in dem Bestreben, des Menschen Tod zu verzögern und womöglich eines fernen Tages zu verhindern - koste es den Einzelnen und seiner Familie, was es wolle.[6]

Je höher entwickelt der Mensch, desto ausgeprägter ist auch sein spirituelles Naturell. Ist das spirituale Bewußtsein einmal erwacht, strebt er zwangsläufig nach Antworten auf die wesentlichen Fragen unseres Daseins:
- Wer bin ich?
- Was ist der Sinn meines Lebens?
- Was ist Gott?
- Was ist Wahrheit?
- Wohin gelange ich nach meinem Tode?

Einige Begnadete erhalten Antworten auf diese Fragen in Form mystischer Erfahrungen.

Positives Handeln fördert die Entwicklung unseres spiritualen Bewußtseins, negatives läßt es verkümmern, woraus sich ein Verfall, ja ein chaotischer Zustand der ethischen und moralischen Werte des Menschen ergibt.

Wenn sich diese Spiritualität in natürlicher, gesunder Weise entwickelt, spürt der Mensch ein tiefes Gefühl für Bescheidenheit und selbstloses Dienen, begleitet von beglückender geistiger Ruhe und Kraft. Geschieht das Gegenteil, dann erscheinen negative Eigenschaften wie Arroganz, Egoismus, Gier, Schuldgefühle, störende Unsicherheit und Unrast.

Sobald Medikamente diese Ebene der Existenz beeinträchtigen oder gar zerstören, kann daraus lediglich Unterdrückung und Verdrängung der Erkrankungssymptome sowie eine Beschränkung des geistig-sittlichen und spiritualen Empfindens, aber keine *Heilung* hervorgehen.

Ein Beispiel: Jemand begibt sich in Behandlung wegen seiner Rheumatoiden Arthritis. Aufgrund von Injektionen und der Einnahme von Tabletten bemerkt er nach zwei Jahren Behandlung, daß seine Gelenkschmerzen zwar schon lange erträglich sind, er aber jedes feinere Empfinden von Glück und Freiheit verloren hat. Ferner vermißt er seine früher ausgeprägte Fähigkeit, über die wichtigen Fragen des Lebens intuitiv nachzusinnen.

Nach unseren *48 Grundsätzen* nennen wir diese Art Behandlung *suppressiv.* Sie ist unterdrückend, weil sie den Menschen - während sie körperliche Beschwerden zeitweilig lindert - in einer seiner subtileren Schichten schädigt oder gar zerstört.

Weitere Aspekte der geistigen Ebene, die auf der hierarchischen Skala aber unter den spiritualen liegen, sind alle »äußerlichen« Denkprozesse: die Fähigkeit zum Wahrnehmen, Vergleichen, Zusammenfassen, Analysieren und Kommunizieren, zum Rechnen, Entwickeln und Verwirklichen von Ideen, zum kausalen Denken ganz allgemein. Vom Wesen her ist *die geistige Ebene derjenige Teil unseres Organismus, der Veränderungen in der Wahrnehmung und im Verstand registriert.* Eine Störung dieser Funktionen äußert sich in Geistessymptomen bis

43

zusam-
fassender
Inhalt
d. geistigen
Ebene

bin zur totalen Verwirrung. Als gesund zu wertende geistige Fähigkeiten müssen folgende Qualitäten aufweisen:

1. Klarheit,
2. Kohärenz, das heißt inneren Zusammenhang, und Folgerichtigkeit,
3. Kreativität.

Klarheit und Kohärenz bedürfen keiner Erläuterung; kommen wir zur Definition der Kreativität. Unter *gesunder Kreativität* verstehen wir jede Art von schöpferischem Akt, unabhängig von seinem künstlerischen Rang: das Erschaffen einer Zeichnung, eines Gemäldes, einer Skulptur, eines Musikstücks, das Entwerfen und Bauen eines Hauses, einer Fabrik, das Herstellen eines Möbelstücks, das Einrichten eines Geschäfts, die Reparatur eines Fernsehgeräts usw. Damit derartige schöpferische Leistungen als *gesund* gelten können, müssen sie aus folgenden Absichten geschehen:

A. Sich selbst entfalten wollen durch Befriedigung der eigenen Begabung;
B. Gleichzeitig anderen dienen mit demselben Ziel.

Es ist wichtig, daß der Mensch, wenn er anderen dient, ebensoviel Glück empfindet wie bei der Selbstverwirklichung. Jeder *gesunde* Mensch berücksichtigt die Folgen seiner Handlungen für andere.

Unser als »fortschrittlich« gepriesenes Bildungswesen ist hingegen so angelegt, daß es Verschlagenheit und Verirrung derjenigen glorifiziert, die am brillantesten imstande sind, andere auf gerade noch legale Weise zu übervorteilen. In diesem Sinne werden diejenigen zu Idolen hochstilisiert, die vermeintlich »außergewöhnliche Forschungsleistungen« vollbracht haben. Scheinlogik und vordergründige »wissenschaftliche Vortrefflichkeit« verherrlicht man zu Lasten von Ethik und Moral. In den naturwissenschaftlichen Studiengängen unserer Hochschulen gibt es kaum Vorlesungen über Fragen der Moral oder Ethik, die doch eigentlich unseren Werdegang als Menschen und somit unser Denken *primär* beherrschen müssen. Dadurch fördern unsere »modernen« Ausbildungsstätten unbeabsichtigt Betrügerei und Täuschung. Von einem juristischen Verteidiger erwarten viele Mandanten beispielsweise, daß er dank spitzfindig-raffinierter Auslegung der Gesetze Vorteile für sie erlangt, ohne sich der ethischen Inhalte ihrer Wünsche bewußt zu sein. Solche Begehren bleiben bei weitem nicht mehr sporadisch; sie gehören vielmehr zur »Alltagsroutine«. Geldhungrige Lebensmittel-Produzenten forderten seit dem Ende des Zweiten Weltkriegs die Chemiker erst dazu heraus, radikale Unkraut- und Schädlings-Vernichtungsgifte zusammenzubrauen.

Von Ärzten verlangen »zeitgemäß denkende« und »die schönen Seiten des Lebens in vollen Zügen genießen« wollende Menschen außer sofortiger Beseitigung ihrer Schmerzen, Mängel oder anderer Beschwerden auch »schlaue« Manipulationen zur Empfängnisverhütung, Abtreibungen oder gar - Sterbehilfe für Angehörige. Fast alle erwarten solcherart »Beistand« zur Wahrung oder Mehrung ihres Besitzes, zur Befriedigung primitiver Begierden.

44

Statt das zu tun, was unserer Natur gemäß und gerecht ist, scheint die Gesellschaft des zwanzigsten Jahrhunderts das Befolgen moralischer Grundsätze zu verachten. Mehr und mehr schwindet das Bewußtsein dafür, daß das überhandnehmende, widernatürliche und a-religiöse Verhalten der von Massenmedien leichtfertig hochstilisierten, seelenlosen »Idole« entscheidender Auslöser ist für den Mißbrauch »harter« Drogen und alkoholischer Getränke durch junge Menschen, für Selbstmorde und zahlreiche kriminelle Delikte. Ist es überhaupt noch möglich, in solch »versumpfter« Umwelt Gesundung zu fördern? Sind Krebs, AIDS, venerische Infektionen in der Gesellschaft des ausgehenden zwanzigsten Jahrhunderts nicht das »verdientermaßen Normale«?

Wir müssen uns nachhaltig daran erinnern, daß sich *unser Geist von Ideen nährt und durch sie wächst.* Wenn nun Ideen, die er annimmt und aus denen er sich weiter entwickelt, zerstörerisch oder auf andere Weise falsch sind, nehmen wir »vergiftete Nahrung« zu uns, die letztendlich die spirituelle Ebene unserer Existenz untergräbt. Darin besteht beträchtliche Ähnlichkeit zu jemandem, der ständig Essen - »fastfood« - ohne Nährwert und gezuckerte Getränke vertilgt: Als letztes Resultat erlebt er die Zerstörung seines physischen Körpers.

Eine beängstigende Unsitte bei vielen Zeitgenossen ist das Jagen nach Geld durch aggressive Ausbeutung anderer. Den zusammengerafften Reichtum verschwenden sie nur für das eigene Wohlleben. Philanthropische Pflichten werden im Rausch der Habgier vergessen. Menschen, die auf diesem Irrweg durchs Leben hasten, besitzen zwar mitunter geistige Beweglichkeit und können analytisch zielgerichtet denken - ihre Fähigkeiten in wirtschaftlichen oder medizinischen Manipulationen bestätigen es -, aber in der tiefsten, sublimsten Schicht ihrer geistig-spirituellen Ebene sind sie sehr krank; all ihre »schöpferischen« Handlungen beruhen auf ausschließlich egoistischen Motiven: sie dienen nur sich selbst.

Solch weitverbreitete Gier und Egoismus sind Zeichen für die spirituale Krise unserer Zeit und in erster Linie verantwortlich für den wachsenden »Wahnsinn« in unserer Umgebung. Unsicherheit, Ängste, Hektik, Oberflächlichkeit, Gefühlskälte, Konkurrenzneid, Aggressivität, Verfolgungswahn, Kriminalität usw. sind samt und sonders Resultate dieser erschreckenden Störung des mentalen und spirituellen Gleichgewichts. Filtern wir heraus, welche Verursacher es dafür gibt. Dabei ist die Beantwortung der Frage vonnöten: Wieviele der geistigen Verirrungen werden von chemischen Drogen verursacht, die wir während der letzten vierzig bis fünfzig Jahre als Medikamente oder über die Nahrung und die Luft aufgenommen haben?

Die emotional-psychische Ebene

Das Klären und Erläutern unserer emotional-psychischen Ebene ist keine leichte Aufgabe und erfordert im Folgenden dieselben Einschränkungen wie wir sie beim Besprechen der geistigen Ebene in Kauf nehmen mußten. Beschreiben wir

45

lediglich ihre Grundlagen, und zwar nur, soweit sie Gesundheit und Erkrankung betreffen. Vereinfacht können wir sagen, daß unsere *emotionale Ebene derjenige Teil ist, der Gefühle erzeugt und wahrnimmt.*

Wir alle durchlaufen eine große Bandbreite von Gefühlszuständen in verschiedenen Stufungen. Diese Emotionen bewegen sich zwischen diametralen Gegensätzen wie Liebe / Haß, Freude / Traurigkeit, Gelassenheit / Ängstlichkeit, Vertrauen / Mißtrauen, Mut / Furcht, Sicherheit / Unsicherheit usw. Was wir gewöhnlich erleben, sind Empfindungen zwischen diesen Polen.

Wir können davon ausgehen, daß der Mensch in demselben Maße emotional gesund ist, in dem er bejahende Gefühle nährt, die Ausgeglichensein und ein Glücksempfinden bewirken. Wie bereits gesagt, sind freilich ständig anhaltende bejahende Gefühle bei keinem Menschen zu finden. Unser Pendeln zwischen zwei Polen gehört zur eigentlichen Natur des emotionalen Bereichs.

Je verneinender die Gefühle eines Menschen sind, desto weniger gesund ist er auf seiner emotionalen Ebene, und das Ausmaß dieses Mangels an Gesundheit spiegelt sich proportional in einem alles durchdringenden Unglücklichsein wider.

Wer erfahren möchte, wie krank er emotional ist, muß lediglich einen Tag lang auf seine negativ-verneinenden Gefühle achten, zum Beispiel auf Apathie, Unlust, Antriebsschwäche, Reizbarkeit, Ängstlichkeit, Haß, Neid, Gier, Wut, Depression, Enttäuschung, Unzufriedenheit usw. Deren jeweiliger Grad offenbart ihm das Maß seiner mangelnden Gesundheit, der Negativität und des sich unglücklich Fühlens, in denen er lebt. Es gehört zum natürlichen Reifungsvorgang eines jeden Menschen, daß verneinende Gefühle mehr oder weniger dazu erforderlich sind, ihn zu bewegen, seine Schwächen und Fehler auf dieser Ebene zu überwinden.

Eine charakteristische Eigenschaft von bejahenden Gefühlen, die von einfacher Zuneigung bis zu schöpferischer Ekstase reichen, ist, daß sie dem Menschen ein Gefühl des Einsseins mit der Schöpfung und mit seinen Nächsten geben. So liegt es in der Natur der Liebe, daß sie Menschen näher zusammenbringt, vereinigt und Empfindungen des Vereinsamens überwindet.

Verneinende Emotionen rufen ein Gefühl der Trennung hervor, des Abgeschiedenseins des Menschen von der Welt im allgemeinen und von anderen Zeitgefährten im besonderen, so wie Haß trennt und zerstört.

Die emotionale Ebene schließt auch den Teil unserer Psyche ein, der sich durch das Unterbewußte und das intuitive Element äußert. Hier liegen kaum vorstellbare Kräfte verborgen, und Einflüsse aus dem Unterbewußtsein haben entscheidenden Anteil am Aufkommen einer Erkrankung.

Bei Erkrankten ist das Unterbewußte meist mit machtvollen negativen Eindrücken beladen, die ihr Verhalten für geraume Zeit beeinflussen und manipulieren können. Gesunde setzen sich sofort mit den alltäglichen Herausforderungen und Empfindungen auseinander. Sie lassen gar nicht zu, daß sich in ihrem Unterbewußtsein Negatives einnistet. Deshalb verfügen sie gewöhnlich über ein

»helles« oder »sauberes« Unterbewußtsein, das ihnen ein größeres Maß an Freiheit ermöglicht.

Wir bezweifeln, ob die Wichtigkeit der Gefühle beim Auslösen von Erkrankungen selbst heutzutage schon voll verstanden wird. In unserer westlichen Welt ist dieser Teil des Menschen jedenfalls der schwächste und - der in unserem Kultur- und Bildungssystem am sträflichsten vernachlässigte.

Erziehung, die sich einseitig unserer geistigen Ebene widmet, mißt der Formung bestimmter Bereiche des Geistes - etwa des Intellekts - übermäßige Bedeutung zu und schließt dabei andere - wie Gemeinschaftssinn - aus. Vollständig vernachlässigt unser angeblich so fortschrittliches Bildungssystem die emotionale Ebene. Jede und jeder muß selbst sehen, ob und wie sie oder er damit fertig wird.

Unsere gesellschaftlichen Strukturen fördern seit geraumer Zeit überall die Idee, daß Emotionen nicht existieren oder zumindest nicht gezeigt werden sollen. In vielen Familien halten die Eltern ohne Absicht ihre Kinder zum Unterdrücken von Emotionen an. »Hör auf zu weinen!« lautet der Befehl, den fast jedes Kind schon x-mal hören mußte. Ahnten unsere Altvorderen, daß ein Ausweinen diesem Kind womöglich im späteren Leben viele gesundheitliche Beschwerden erspart? *Emotionen nähren sich von Eindrücken.*

Wenn die Nahrungsmittel giftig, wenn Eindrücke, die ein Mensch empfängt, erschreckend, angsterregend oder gar bösartig sind, wird die Gefühlsschicht schnell und tief gestört: etwa wenn ein Kind haßerfüllten Streit seiner Eltern erlebt, wenn es Gewalt und Ungerechtigkeit im Fernsehen und in der Wirklichkeit beobachtet, die Aggression und den Mangel an Harmonie in unseren »modernen« Großstädten wahrnimmt usw. Kann unter solchen Umständen ein heranwachsender Mensch überhaupt noch eine starke, gesunde emotionale Ebene entwickeln? Für die meisten von uns lautet die Antwort: Nein.

Deshalb ist auch der schwächste, *am nachhaltigsten verwundbare* Teil bei allen Menschen unserer übertechnisierten westlichen Zivilisation die emotionale Ebene.

Ein Vergleich der Selbstmordzahlen von Industrie- und Entwicklungsländern vermittelt uns eine Vorstellung von dem Ungleichgewicht auf der emotional-psychischen Ebene.[7]

Bisher ist noch kein Forschungsmediziner auf die Diskrepanz eingegangen zwischen den vielen Selbstmorden in reichen Industrienationen und Staaten des ehemaligen Ostblocks einerseits und andererseits der niedrigen Suizidrate in jenen Entwicklungsländern, in denen das Gesundheitswesen als »schwach« gilt, jedenfalls aus der Sicht unserer herrschenden Medizin.

Die folgende Tabelle offenbart, daß in Staaten mit umfassender medizinischer Versorgung - unabhängig davon ob sie freiwillig oder zwangsweise erfolgte - den Bewohnern schlimme emotionale Störungen zugefügt wurden; deren stärkste Auswirkungen sehen wir in den Selbstmordzahlen.

Selbstmorde pro 100.000 Einwohner

Westeuropa	1987	1988	1989	1990	1991	1992	1993
Schweden	14,4	14,9	14,7	13,1	13,5	11,9	—
Norwegen	13,3	14,6	13,3	13,1	13,5	12,1	—
England und Wales	6,4	6,0	—	6,4	6,3	6,4	—
Frankreich	16,8	15,9	15,9	15,3	15,3	15,4	—
BRD	—	12,7	11,8	12,4	12,5	11,8	11,1
alte BRD				11,3			
ehem. DDR				17,1			
Österreich	18,7	18,9	—	17,7	16,9	16,9	16,0
Schweiz	—	17,3	17,6	16,7	17,1	15,8	15,6
Italien	—	5,5	5,4	5,4	5,5	—	—
Griechenland	—	3,1	3,0	2,7	2,8	2,5	3,0

Osteuropa	1987	1988	1989	1990	1991	1992	1993
Ungarn	—	31,9	32,0	30,4	29,3	29,6	27,2
Bulgarien	12,4	12,1	—	11,1	11,4	13,0	12,8
CSSR	—	14,7	14,6	14,6	14,0	—	—
Polen	—	11,0	10,2	11,8	12,4	13,2	12,9
UDSSR	17,0	17,4	18,9				
DDR	—	—	18,4				

Amerika	1987	1988	1989	1990	1991	1992	1993
Argentinien	7,1	—	6,6	—	5,6	—	—
Chile	5,6	10,5	5,6	—	—	—	—
Uruguay	7,1	—	9,8	8,7	—	—	—
Trinidad	—	13,9	14,8	14,0	12,3	—	—
Puerto Rico	7,5	—	8,9	10,0	9,3	8,0	—
Costa Rica	—	5,5	5,9	5,6	4,4	—	—
Mexiko	—	—	—	2,6	2,7	2,8	—
USA	10,8	10,5	10,4	10,6	10,5	—	—
Kanada	12,3	11,8	11,6	11,0	11,5	11,4	—

Rumänien und die ehemalige DDR verschwiegen bis zum Jahr 1989 alle Angaben; aus Kuba liegen bis heute keine statistischen Daten über die Selbstmordrate vor. Für die Bundesrepublik Deutschland beträgt die für 1995 ermittelte Zahl rund 14.000 Selbstmorde, das sind 17,1 pro 100.00 Einwohner - 4.500 mehr als

Verkehrstote. Diese Zahlen weisen es aus, in wirtschaftlich prosperierenden Staaten, in denen die Menschen große Mengen chemische Medikamente einnahmen, sind die Selbstmordzahlen hoch, während sie in Entwicklungsländern bedeutend niedriger liegen.

Unseren *48 Grundsätzen* zufolge wird die emotionale, die schwächste und am wenigsten geförderte der drei Ebenen, am leichtesten und nachhaltigsten von chemischen Medikamenten gestört. In unterentwickelten Ländern konnten sich die Patienten derartige Medikamente vor dem Beginn mißverstandener »Entwicklungshilfe« kaum leisten.

Statistiken erweisen ferner, daß Erkrankungen oder besser Störungen des gesundheitlichen Gleichgewichts unter dem Druck chemischer Medikamente von der körperlichen leicht in die hierarchisch höhere emotionale Ebene überwechseln und eine Fülle schwerer psychischer Symptome wie Ängste, Angst- oder Zwangs-Neurosen, Depressionen, Manien, kurz gesagt, all diejenigen emotionalen Beschwerden verursachen können, die sich heutzutage in unseren »modernen« Gesellschaften häufen.

Die physisch-materielle Ebene

Unser physischer Körper ist der Teil des Menschen, mit dem sich die Medizin am ausgiebigsten befaßt hat. Tausende Forscher untersuchten, sezierten und analysierten in beispiellosem Ausmaß seine anatomische Struktur und Physiologie. Freilich ist dieser Teil auch am leichtesten zugänglich und bietet sich deshalb für vielfältige Studien an. Dennoch sind bei weitem nicht alle seine Geheimnisse enträtselt, sondern durchaus Zweifel berechtigt, ob die biochemisch-mechanistische Medizin die Struktur seiner Gesetzmäßigkeit überhaupt verstanden hat.

Deshalb verwundert es umso mehr, mit welch naiver Borniertheit ihre orthodoxen Verfechter immer wieder tief in die »Mechanismen« des physischen Körpers eingreifen, bevor sie wenigstens versuchen, die wichtigsten Gesetze und Prinzipien zu erfassen, auf denen seine Physiologie und seine Funktionsweise beruhen.

In ihren Forschungen und bei ihren Eingriffen betrachteten die Wissenschaftler und Ärzte jedenfalls nur einen kleinen Teil des Ganzen, und alle »Hinweise« auf in medizinischen Laboratorien noch nicht nachvollziehbare Zusammenhänge ignorierten sie völlig. Folglich berücksichtigte niemand, wie unser Organismus als Ganzes reagiert; man ist nur an unmittelbaren, kurzfristigen Wirkungen interessiert, konzentriert sich lediglich auf isolierte Phänomene - Einzelglieder aus der unendlichen Kette biologischer Prozesse.

Als Konsequenz dieser verblendeten Betrachtungs- und Handlungsweise haben wir die bekannten Nebenwirkungen nach massiver medikamentöser Behandlung erlebt; sie erwiesen sich als schlimmer, tiefgreifender, langfristiger und allgemein erheblich zerstörerischer, als man sich vorstellen konnte.

die Wirkung
v. alloph.
Med.

Der Medizinkritiker Eric Martin formuliert zutreffend: »Langfristige oder manchmal kurzfristige Therapie mit einem toxischen Medikament, das dazu dient, ein bestimmtes Krankheitsbild zu behandeln, kann ein anderes Leiden verursachen. Das verabreichte, ein neues Leiden verursachende Medikament kann ein gesundes Organ beeinträchtigen, wird mit größerer Wahrscheinlichkeit aber ein bereits angegriffenes Organ schädigen oder einen subklinischen oder noch kontrollierten Zustand zu einem ausgeprägten Krankheitsfall steigern.«[8]

Obwohl die herrschende mechanistische Medizin nicht auf *Naturgesetzen* beruht und ätiologischer, also auf Ursachen gründender Gültigkeit entbehrt, akzeptierte man sie bei uns seltsamerweise ohne grundsätzliche Einwände. Dies geschah wenigstens teilweise, weil sie dem Bedarf und manchen Erfordernissen der Anspruchs-Gesellschaft »fortschrittlicher Industrieländer« entspricht.

In unseren im Folgenden vorgestellten *Grundsätzen* versuchen wir, einige heute bereits gesicherte Erkenntnisse über die Funktionsweise des menschlichen Körpers und ihrer Gesetze zu formulieren.

Ganzheit-
lichkeit
Unstreitig wissen wir: Unser physischer Körper stellt keineswegs die *ganze* Realität unserer Existenz dar. Die herrschende »Wissenschaft der Medizin« dürfte in dieser Beziehung künftig noch viel vom Wissen und den Erkenntnissen alternativer Heilverfahren lernen.

Patienten suchen längst scharenweise alternativ Behandelnde auf, weil sie nur noch in der »den ganzen Menschen« erfassenden Therapie eine Möglichkeit sehen, vor den stetig zunehmenden, durch Antibiotika und andere chemische Medikamente verursachten iatrogenen Schäden bewahrt zu bleiben. Einwände, Warnungen, Verteufelungen oder gar Verdikte von »Autoritäten« der etablierten Medizin verfehlen mehr und mehr ihre Wirkung.

3. *Die drei Ebenen unseres Organismus sind miteinander in einem hierarchischen Verhältnis verknüpft; die normale Funktion einer jeden ist von den anderen abhängig.*

Nach unserer Erkenntnis funktionieren die drei Ebenen unseres Organismus auf komplexe Weise hierarchisch.

Die zentrale, wichtigste Ebene ist die mental-spirituelle. Deren Störung beeinträchtigt akut den ganzen Organismus. Ihre Zerstörung, wie wir sie während einer schweren Geisteserkrankung beobachten, nimmt dem Menschen alles, was für ihn am wichtigsten und kostbarsten ist und ihn von den Tieren unterscheidet. Der Verlust seiner geistigen Fähigkeiten ist das Schlimmste, was einem Menschen widerfahren kann. Die Physis des Organismus schützt denn auch in erster Linie diesen Teil und läßt nur selten zu, daß eine Störung so tief dringt, es sei denn, die von dem genialen Chemiker und Arzt Samuel Hahnemann als *Dynamis* bezeichnete *Lebenskraft* ist bereits stark untergraben.

50

Die nächstwichtigste Ebene ist die emotionale, und schließlich folgt der physische Körper. Der Organismus schützt seine beiden empfindlichsten Ebenen kraft eines *Naturgesetzes* dadurch, daß er den Schaden so peripher wie irgend möglich begrenzt.

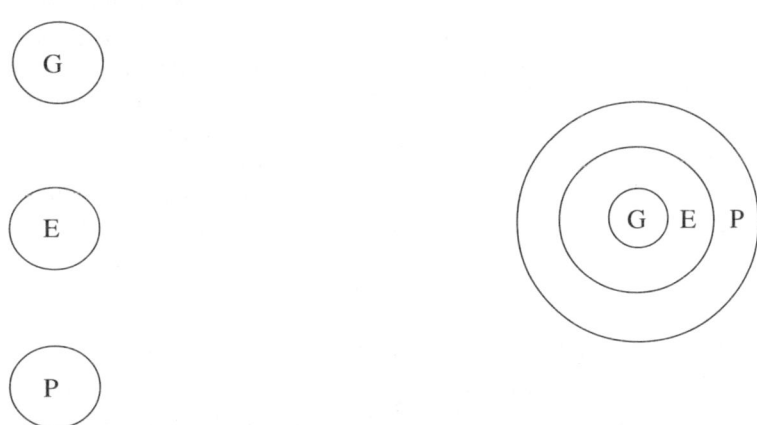

Die Hierarchie der drei Ebenen: G = geistig-spirituelle; E = emotional-psychische;
P = physisch-materielle

Diese Hierarchie wird offensichtlich, wenn wir die *Entwicklung* einer Erkrankung im Menschen beobachten. Im Anfang scheint nur die physische Ebene, der Körper, Symptome zu zeigen; werden diese nun *nicht* unter Beachtung der *Naturgesetze* behandelt, sondern unterdrückt, verläßt die Störung den physischen Teil des Organismus und dringt in die inneren, subtileren Bereiche. Dann gewahren wir Symptome auf der emotionalen oder sogar auf der geistigen Ebene.

Ein Beispiel: Leidet eine Frau an Vaginalfluor gleich welcher Genese und erhält dagegen die in der herrschenden Medizin üblichen lokal anwendbaren Zäpfchen, kann sie den Ausfluß oftmals unterdrücken. Es ist aber möglich, daß sie bald von den Verdrängungsfolgen aus tieferen Schichten gequält wird: zum Beispiel von Schlaflosigkeit oder Depression. Sobald der Ausfluß entweder durch *Naturgesetzen* folgende Behandlung oder die bloßen Abwehrreaktionen eines vitalen Organismus wiederkehrt, verschwinden die Verdrängungsbeschwerden. Bei der Beobachtung eines solchen bei Frauen keineswegs seltenen Falles sehen wir die Verlagerung einer Störung des Gleichgewichts nach innen; sie bleibt dieselbe, ändert aber ihr Erscheinungsbild auf einer wichtigeren Ebene, wird dadurch belastender und gefährlicher. Häufige Chemotherapie durchbricht tatsächlich die erste natürliche Verteidigungssperre des Organismus und zwingt die Erkrankung ins Innere. Weil die in den Zäpfchen enthaltenen Substanzen die naturgemäße

51

Abwehr überlisten, errichtet der Organismus eine zweite Abwehrbarriere in Form von Schlaflosigkeit und Depression. Die Folgebeschwerden nach derartigen Fluorbehandlungen sind vielgestaltig, weil Reaktionen individuell ablaufen und diejenige Form annehmen, zu der die betreffende Patientin prädisponiert ist.

Derlei Rückwirkungen stellen nicht die oft beschriebenen Nebenwirkungen von Medikamenten dar. Es sind vielmehr der einzelnen Patientin innewohnende Schwächungen sehr komplexer Art, die unter bestimmten Umständen hervorkommen, so hier infolge des durch chemische Substanzen erzeugten Streß.

Ein anderes einfaches Beispiel für diesen Verdrängungsprozeß ist der Einfluß von Antibiotika auf die Lebensfähigkeit unserer Darmflora.

Darüber berichten L. C. Harold und R. A. Baldwin 1967: »Längere Therapie mit Breitbandantibiotika verursacht mit großer Wahrscheinlichkeit Candidiasis durch die Störung des normalen ökologischen Gleichgewichts der intestinalen Flora.«[9]

Calvin M. Kunin ergänzt 1979: »Antibiotika unterscheiden sich von anderen Medikamenten dadurch, daß sie nicht nur eine therapeutische Wirkung ausüben, sondern auch die Ökologie der Mikroflora des Körpers und seines Umfeldes verändern. Deshalb beschwört die Anwendung von Antibiotika ein Bild von Niederschlägen auf Haut und Schleimhäuten herauf, ähnlich dem aus einem lecken Nuklearreaktor.«[10]

Die Anfangssymptome scheinen unter der Wirkung des Medikaments zu verschwinden; in Wirklichkeit wird die Störung indes nicht geheilt, sondern lediglich in tiefere Schichten des Organismus gedrängt.

Diese Feststellung ist überaus wichtig. Deshalb müssen wir sie vom Anfang an richtig verstehen und uns einprägen:

Wenn keine naturgesetzlich korrekte Therapie erfolgt, ist die scheinbare Wirkung des Medikaments lediglich ein Verdrängen oder Unterdrücken der Symptome.

Die gesamte Erläuterung unserer *Grundsätze* zur Heilung von Multipler Sklerose, Krebs, AIDS, Allergien usw. basiert auf dieser Erkenntnis.

4.   *Jede Ebene besteht aus einer Vielzahl komplexer Felder oder Schichten und Organe, und diese stehen wiederum zueinander in einem hierarchischen Verhältnis.*

So wie die drei betrachteten Ebenen in ihrer Bedeutung hierarchisch gestuft sind, ist den Systemen, Energiefeldern oder Schichten innerhalb jeder Ebene ein Gefüge, eine Struktur eigen, in der ein System oder Organ höhere Bedeutung als ein anderes hat. Die geringste Verletzung am Gehirn verursacht normalerweise viel schwerere Schäden als eine solche auf der Haut. Wir alle wissen, unser Gehirn ist ein wichtigeres Organ als die Haut, und deshalb liegt es besser geschützt.

Hierarchisch strukturiert ist unser gesamter Organismus; dabei kommt manchen Organen oder biologischen Systemen eine mehr oder weniger große Bedeutung als anderen und deshalb ein jeweils entsprechendes Maß an Abschirmung zu.

Schutz bieten nicht allein der physische Zustand und die anatomische Lage eines Organs, sondern als Hauptelement auch unser natürliches *Abwehrgefüge;* in der medizinischen Fachliteratur finden wir es nach der kausal-analytischen wissenschaftlichen Denkweise als »Abwehrmechanismus« bezeichnet. Wir trennen uns folgerichtig von diesem Begriff, weil er unpassend für subtile *naturgesetzliche* Abläufe ist.

Unser *Abwehrgefüge* schließt ein: das Immunsystem, das Retikulo-endotheliale System (RES), das sympathisch-parasympathische-, das hormonale- und das lymphatische System. Alle zusammen bilden ein einzigartiges komplexes Gefüge: *es erhält die Homeostase des Organismus dadurch aufrecht*, daß es unter allen widrigen Umständen Gleichgewicht bewahrt und - als wichtigstes - die *vitalen und zentralen Organe schützt.*

Jede drastische Veränderung, starke Belastung, spezifischer oder allgemeiner Streß veranlassen eine Mobilisierung der Abwehrkräfte unseres Organismus; sie bewirken den optimalen Ausgleich. Ist dies unmöglich, weil die Belastung zu stark ist, schaltet das *Abwehrgefüge* seine »Schadenskontrolle« ein und versucht, die Folgen für den Gesamtorganismus möglichst gering zu halten. Die wesentlichste Eigenschaft unseres *Abwehrgefüges* besteht darin, Störungen so weit wie möglich bereits in der Peripherie zu binden und auszugleichen.

Die hierarchische Gliederung der Organe innerhalb unseres physischen Körpers

Zum leichteren Verständnis zählen wir die Organe ihrer hierarchischen Bedeutung entsprechend auf. Beim Gewichten der Körpersysteme müssen wir davon ausgehen, daß Einzelheiten des hier präsentierten Schemas durchaus noch verbesserungsbedürftig sind, bzw. durch weitere Beobachtungen bestätigt werden müssen. Diese Rangfolge der Organe kann dem Arzt beim Beurteilen helfen, in welche Richtung das *Ungleichgewicht* in der Patientin oder im Patienten während seiner Behandlung tendiert.

Wir beginnen mit dem physischen Körper, weil das hierarchische Prinzip auf dieser Ebene leichter verständlich zu machen ist; Hauptorgane und -systeme sind:
1. Zentrales und peripheres Nervensystem
2. Herz und Gefäßsystem
3. Hypophyse und einige endokrine Drüsen
4. Leber und Verdauungstrakt
5. Lymphsystem
6. Atmungsorgane
7. Nieren und ableitende Harnwege

8. Hoden / Eierstöcke und Genitalien
9. Wirbelsäule und Knochengerüst
10. Muskeln
11. Schleimhäute
12. Haut.

Wie schon angedeutet, existieren ähnliche Hierarchien innerhalb der einzelnen Systeme oder Organe. Zum Beispiel sind bestimmte Bereiche des Gehirns lebenswichtiger als die peripheren Nervenenden usw.

Mag diese Klassifizierung noch unpräzise sein, so vermittelt sie uns doch einen geeigneten Bezugsrahmen für die Darstellung der »Unterdrückung«.

Ein Beispiel: Die Patientin oder der Patient leidet an einer Störung in der Haut, vielleicht an einem Ekzem, das entweder von selbst oder als Ergebnis einer suppressiven Therapie - etwa mit Cortisonsalbe - verschwindet. Der falschen Behandlung folgen jedoch als neues Leiden asthmatische Anfälle, ein Symptomenkomplex der Atmungsorgane; damit verschlechtert sich die Gesundheit dieses Menschen. Seine Erkrankung hat sich in die falsche Richtung entwickelt, tiefer in den Körper hinein. Obwohl das Ekzem nicht mehr sichtbar ist, geschah keine Heilung. Passiert jetzt beim korrekten Behandeln das Gegenteil, ein Asthma heilt und ein Hautausschlag kommt hervor, würde die eingeschlagene Richtung den Weg zur Heilung bedeuten.

Dasselbe gilt für andere Erkrankungen jedes der genannten Systeme - entsprechend ihrer hierarchischen Ordnung.

Das *hierarchische Naturgesetz* gilt in gleichem Maße für die emotionale und geistige Ebene.

Geistige Ebene	Emotionale Ebene	Physische Ebene
• Totale Geistesverwirrung • Destruktives Delirium • Paranoide Vorstellungen und Zwänge • Sinnestäuschungen / Wahnideen • Lethargie • Stumpfsinn - Trägheit und Benommenheit • Konzentrationsschwäche • Vergeßlichkeit • Zerstreutheit	• selbstmörderische Depression • Apathie, Unlust, Teilnahmslosigkeit • Traurigkeit, • Schwermut, • qualvolle Angst • Phobien • zwanghafte Furcht • Ängstlichkeit • Reizbarkeit • Unzufriedenheit	• Erkrankungen des Gehirns • Herzleiden • endokrine Erkrankungen • Leberleiden • Lungenerkrankungen • Nierenleiden • Knochenerkrankungen • Muskelleiden • Erkrankungen der Schleimhaut • Hauterkrankungen

Die geistige, emotionale und physische Ebene mit ihren verschiedenen nach der hierarchischen Ordnung klassifizierten Leidenszuständen

54

So sehen wir, daß ein Reiz, der Angst auslöst, ein ganzes »System« anstößt, vergleichbar dem Kreislauf- oder Nervensystem. Bei dem einzelnen Patienten kann nun entweder ein eher peripherer oder zentral lokalisierter Punkt innerhalb des »Angstsystems« angerührt werden, wodurch sich - proportional zur Tiefe der Irritation - ein milder oder ernster Angstanfall zeigt.

Dasselbe gilt für Zorn, Apathie oder Depression. Ein emotionaler Schock oder Streß lösen beispielsweise entweder eine schwere Depression aus, die unmittelbar in einem Selbstmordimpuls endet, oder eine mildere Form der Traurigkeit, die viel leichter bewältigt werden kann. Ein Phänomen ähnlich dem, das wir am Nervensystem beobachten. Die Wirkung kann ganz unterschiedlich sein, ob nämlich die Verletzung das Gehirn, das zentrale Nervensystem betrifft oder nur periphere Nervenenden schädigt. Geradeso wie jedes einzelne System in sich eine hierarchische Ordnung aufweist, sind eben auch die verschiedenen Systeme wie Schichten innerhalb jeder Ebene in geordneter Hierarchie erkennbar: beispielsweise liegt das »Angstsystem« zentraler als das »Reizbarkeitssystem«, ganz zentral finden wir schließlich das »Depressionssystem« usw.

Zweifelsfrei ist es für eine Patientin oder einen Patienten leichter ertragbar, mit etwas unzufrieden zu sein, als in Schwermut zu versinken; Reizbarkeit ist erträglicher als Kummer und Angst eher als Depression mit Selbstmordneigung. Gleiches gilt - wie auf Seite 54 bildhaft dargestellt - für die geistige Ebene.

5. *Jede dieser Ebenen - die geistige, emotionale und physische - bildet trotz ihrer komplexen Struktur eine eigene und separate Größe; die drei Ebenen unterscheiden sich wesentlich voneinander in ihren Vibrationsfrequenzen und in den Informationsmustern.*

Alle drei Ebenen beeinflussen sich gegenseitig - Wechselwirkungen! - auf bewundernswert intelligente Weise, reagieren auf jeden Reiz höchst angemessen und auf ihre besonderen Eigenarten abgestimmt.

Offensichtlich hat die geistige Energie eine andere Vibrations- oder Schwingungsfrequenz als die emotionale, sexuelle oder physische. Die Qualität der Energie, die wir zum Bewegen unserer Hände benötigen, ist anders geartet als die zum Hervorbringen eines Gedankens. Die unseren Herzschlag veranlassende Energie besitzt keineswegs dieselbe Eigenschaft wie die ein Gefühl erzeugende. Unterschiedlichen Emotionen sind verschiedene Qualitäten von Energie eigen. Beispielsweise differiert die Qualität der Energie, die in einem Zustand der Liebe erzeugt wird, erheblich von der in Wut- oder Haßausbrüchen. Kurz: Unser Organismus besitzt die Fähigkeit, komplexe Energiefelder aufzubauen, je nach den Informationen, die durch ererbte Prädispositionen und persönliche Erfahrungen seinem persönlichen Code - RNS, DNS, Gene, Chromosomen usw. - eingeprägt worden sind.

55

Äußere, innere, positive oder negative Eindrücke, also Informationen, können wir über jede der drei Ebenen empfangen. Unser Organismus reagiert aber darauf, beispielsweise bei Streß, in einer *totalen* und *individuellen* Weise. Zum Beispiel führt ein über die emotionale Ebene empfangener Schock nicht immer zu einer Reaktion auf derselben Ebene. Die schockerzeugende Trennung von einem geliebten Menschen etwa, die unser Organismus nicht bewältigen kann, tendiert in irgendeine Form von Reaktion; sie ruft womöglich hervor: einen Hautausschlag, Herpes simplex auf der Lippe, also Rückwirkung auf der Schleimhaut, ein Zwölffingerdarmgeschwür als Folge im Verdauungssystem, eine Leberstörung; oder auf der emotionalen Ebene: Reizbarkeit, Ängste, Depression, Selbstmordneigung; oder auf der geistigen Ebene: Zerstreutheit, Lethargie, Wahnideen, Zwänge oder Geistesverwirrung. Möglicherweise kommt es auch zu einer Kombination von Symptomen auf zwei oder gar allen drei Ebenen. Unser Organismus reagiert jedenfalls auf ganz individuelle Weise, gemäß den Voraussetzungen, die in seiner RNS, DNS, seinen Genen, Chromosomen usw. gespeichert sind.

Dasselbe gilt für einen vom physischen Körper empfangenen »Schock«. Er kann von einem Virus, einem Bakterium, widrigem Klima, einer Unfallverletzung oder anderen Belastungen herrühren. Unser Organismus reagiert auch darauf höchst individuell, entweder auf einer, zwei oder sogar allen drei Ebenen. Deshalb enttäuschen massive chemische Therapien gewöhnlich sowohl den Behandelnden als auch die Patientin oder den Patienten, denn sie bringen lediglich auf der materiellen Ebene Resultate hervor; sie sind »zu grob« und deshalb schädlich, besonders für sensible Organismen, die kein robustes *Abwehrgefüge* besitzen.

Anmerkungen

1 Barber u. a. 1970, BIOFEEDBACK AND SELFCONTROL.-Bateson 1972, STEPS TO AN ECOLOGY OF MIND. - Blum 1961, A MODEL OF THE MIND...- Chauchard 1962, THE BRAIN. - Fingarette 1963, THE SELF IN TRANSFORMATION...- Kamiya 1968, CONSCIOUS CONTROL.... - Luthe 1962, AUTOGENIC TRAINING: METHOD, RESEARCH, AND APPLICATION... - Lynn 1966, ATTENTION, AROUSAL AND THE ORIENTATION REACTION. - Muses;Young 1972, CONSCIOUSNESS AND REALITY. - Pelletier 1974, NEUROLOGICAL SUBSTRATES...- ders. 1976, HOLISTIC APPLICATIONS OF CLINICAL BIOFEEDBACK...- ders. 1982, UNSER WISSEN VOM BEWUSSTSEIN...- Stein u. a. 1976, INFLUENCE OF BRAIN... - Tuke 1884, ILLUSTRATIONS OF THE INFLUENCE OF THE MIND...- Vasiliev 1963, EXPERIMENTS IN MENTAL SUGGESTION. - Weil 1972, THE NATURAL MIND.
2 Ferguson 1973, THE BRAIN REVOLUTION
3 Martin u. a. 1971, HAZARDS OF MEDICATION
4 Simmons 1978, AN OVERVIEW OF PUBLIC POLICY AND INFECTIOUS DISEASE
5 WHO STATISTICS ANNUALS 1983-86
6 Kübler-Ross 1993, STERBEN LERNEN - LEBEN LERNEN
7 WHO STATISTICS ANNUALS 1988-1994
8 Martin u.a.1971, a.a.O.
9 Harold; Baldwin 1967, ECOLOGIC EFFECTS OF ANTIBIOTICS
10 Kunin 1979, ANTIBIOTIC ACCOUNTABILITY

56

EINE BESSERE DEFINITION UND BEWERTUNG DER GESUNDHEIT

Jede Wissenschaft, deren Ziel die Wiederherstellung von *Gesundheit* bei Erkrankten ist, muß den Idealzustand *Gesundheit* zunächst einmal definieren. Dazu gehören auch Begriffsbestimmungen für die Parameter, mit denen *Gesundheit* zu messen ist. Sie sollten so klar formuliert und festgeschrieben werden, daß jeder leicht beurteilen kann, ob ein Mensch während der Behandlung durch einen Mediziner in Richtung Gesundheit voranschreitet oder in ein noch tieferes Ungleichgewicht gebracht wird.

Betrüblicherweise müssen wir davon ausgehen, daß Absolventen des heute angebotenen universitären Medizinstudiums diese Definitionen nicht geben können.

Sobald der Schmerz aufhört, die Entzündung nachgelassen hat, störende Symptome verschwunden sind, also wenn der pathologische Befund nicht mehr augenscheinlich ist, werden die Patientin oder der Patient gewöhnlich für »geheilt« erklärt.

Indes hinterläßt die übliche Therapie mit Chemotherapeutika und Antibiotika häufig langfristige Störungen besonders in tieferen, subtileren Teilen des Organismus, dem Immun- oder endokrinen System oder - im schlimmeren Fall - sogar auf der emotionalen oder geistigen Ebene. Jede Therapie sollte hingegen einen wohltuenden Effekt auf alle Ebenen *gleichzeitig* ausüben; nur dann kann von einer angemessenen Behandlung die Rede sein.

Die von der Mehrheit der Mediziner inzwischen wenigstens rhetorisch akzeptierte Behandlung des *ganzen* Menschen muß mehr als bloße Theorie sein und endlich durch Taten realisiert werden. Der Inhalt unseres Buches DIE NEUE DIMENSION DER MEDIZIN soll deshalb klar darlegen, daß wir dem Ziele auf gar keinen Fall mit der bislang üblichen Anwendung chemischer Medikamente gegen alles und jedes näher kommen, sondern nur durch korrekt praktizierte alternative Methoden, wie etwa Heilfasten, traditionelle Chinesische Medizin mit Akupunktur und Moxibustion, Chiropraktik, Krankengymnastik, Massage und andere Naturheilverfahren, vor allem jedoch durch kundig eingesetzte klassische Homöopathie.

Die Definition der Gesundheit unseres physischen Körpers

Eine Erkrankung, mag sie sich durch Schmerz, Unbehagen oder Schwäche äußern, erlegt dem Menschen stets Beschränkungen auf. Das Gegenteil, Gesundsein, gibt ihm ein Gefühl von Freiheit. Deshalb steht in der folgenden Definition das Wort *frei* als ein Schlüsselbegriff.

Wir geben für jede der drei Ebenen eine eigene Zustandsbeschreibung von Gesundheit, weil wir - wie erwähnt - wissen, daß ein Mensch auf einer Ebene erkranken kann, während er auf einer anderen völlig gesund zu sein scheint. Bei vielen Schizophrenen, die auf ihrer geistigen und emotionalen Ebene schwer gestört sind, können wir einen durchaus intakten physischen Körper beobachten. Es ist bewiesen, daß geistig schwergeschädigte Patientinnen und Patienten selbst unter den widrigsten Umständen nur selten organisch erkranken, während an physischen Beschwerden Leidende in ihren emotionalen und geistigen Ebenen völlig gesund sein können.

Wie bereits gesagt, ist das Resultat von Schmerz, Unbehagen, Not oder Schwäche des physischen Körpers eine Beschränkung der Freiheit, das Gefühl, durch Beschwerden gebunden zu sein. Zwangsläufig wenden Patientinnen und Patienten ihre ganze Aufmerksamkeit dem Schmerz zu, vernachlässigen alles andere und verlieren dadurch ihr allgemeines Empfinden von Wohlergehen. Deshalb dürfen wir Gesundheit auf der physischen Ebene vereinfacht so erklären: *Gesundheit des physischen Körpers bedeutet Freisein von Unwohlsein und Schmerzen, uneingeschränktes körperliches Wohlbefinden.*

Definition der Gesundheit auf der emotionalen Ebene

Was den Menschen auf der emotionalen Ebene unfrei machen und seine ganze Aufmerksamkeit in Anspruch nehmen kann, ist *übermäßige* Leidenschaft - Leidenschaft im weitesten Sinne, also keineswegs allein in ihrer sinnlichen Bedeutung.

Übermäßige Leidenschaft für etwas Bestimmtes zeigt einen Grad von Ungleichgewicht. Wenn überwältigende erotische Leidenschaft für einen anderen den Punkt erreicht, wo Eifersucht sogar den Gedanken der Tötung des oder der Geliebten aufkommen läßt, befindet sich der oder die Betroffene mehr in einem Erkrankungsstadium als im Liebesrausch.

Leidenschaft, selbst für eine gute Sache, die einen Menschen zerstörerische Handlungen gegen andere in Betracht ziehen läßt, darf keinesfalls mit berechtigtem Idealismus verwechselt werden.

Gesunde Emotion geht nie so weit, daß sie eine Störung mit sich bringt, sondern veranlaßt den Menschen zu ausgewogenem Handeln, zum Maßhalten, zur »goldenen Mitte« der alten Griechen.

Fanatischen und dogmatischen Überzeugungen eines Menschen jenseits von Logik und Verstand eignet jener Grad von ungesund emotionalem Engagement, der meist in irgendeine Katastrophe für den Betreffenden oder andere mündet. Ein weiteres Beispiel: Wenn leidenschaftliche Liebe vom Geliebten unerwidert bleibt und dies die Abgewiesene aus Verzweiflung zu Selbstmord oder gar Mord verleitet, begeht sie das Verbrechen aufgrund einer tiefliegenden emotionalen Erkrankung.

Zu oft halten wir Menschen emotionale Bedürfnisse oder Unsicherheiten für wahre Liebe und Zuneigung. Dem Sinngehalt nach bedeuten die beiden letztgenannten Begriffe: Geben ohne Vorbehalt, nicht aber eine emotionale Bindung, die ständig etwas von anderen fordert und dabei noch der Überzeugung frönt, selbst zu geben. Sicher ist das Gegenteil von Leidenschaft, die Apathie, ebenso wenig erstrebenswert. Sie ist ein äußerst ungesunder emotionaler Zustand, der fast dem Tod ähnelt. Gesund ist ein Gleichgewicht in heiterer Gelassenheit, das dynamisch und kreativ, nicht passiv, indifferent oder zerstörerisch ist - ein Zustand, in dem Liebe und positive Emotionen im Gegensatz zu Haß und anderen verneinenden Gefühlen vorherrschen.

Um Ursprung und Bestimmung zu rechtfertigen, müssen wir Menschen unsere Triebhaftigkeit beherrschen und überwinden lernen, müssen uns *bewußt anstrengen und uns weniger in der körperlichen, sondern in unserer geistigen und Gefühls-Sphäre weiterentwickeln.*

Leidenschaft zeigt also Schwäche, nicht Stärke auf der emotionalen Ebene. Deshalb dürfen wir folgendermaßen definieren: *Gesundheit auf der emotionalen Ebene ist Freiheit von leidenschaftlichem Besessensein, ein dynamischer Zustand von heiterer Gelassenheit.*

Definition der Gesundheit auf der geistig-spirituellen Ebene

Die präzise Erklärung des Begriffs Gesundheit auf unserer geistig-spirituellen Ebene ist überaus schwierig, weil wir erst einmal herausfiltern müssen, welches die wichtigsten geistigen Eigenschaften sind, deren Störung das geistige Gleichgewicht ernsthaft gefährden.

Egoismus, Selbstsucht und das Streben nach materiellem Besitz behindern unseren inneren Frieden drastisch. Je egoistischer und selbstsüchtiger der Mensch reagiert, desto stärker ist seine Bereitschaft für eine Geistesgestörtheit.

Wir alle sind bereits vielfach sehr egoistischen Menschen begegnet, die wütend wurden, weil andere ihre Autorität, ihr Wissen oder ihre Leistungen in Frage stellten. Bescheidene werden in solcher Situation kaum negativ auf ungerechte Kritik anderer reagieren, eher die positive Seite der Beurteilung suchen und ihr eigenes Handeln womöglich noch mehr zum Positiven hin korrigieren. Dieselben »Schocks«, die einen Egoisten zum Wutausbruch veranlassen, ja zerrütten, lassen einen bescheidenen Menschen fast unberührt.

Ein egoistischer Industrieller, der bei einem Geschäft scheitert und dadurch seine Fabrik verliert, kümmert sich mehr um die Meinung, die andere wohl künftig von ihm haben mögen, als um das Schicksal der von seinem Betrieb abhängig gewesenen Familien. Sein Stolz ist verletzt. Wenn er auch ohne Fabrik noch über genug Geld zum gewohnten Lebensstil verfügt, wird er sich nach dem Scheitern unglücklich fühlen und gewiß wegen seiner egoistischen Trauer vielerlei Erkrankungs-Symptome entwickeln.

Auf ähnliche Weise kann überzogenes Streben nach materiellem Besitz der Kern einer geistigen Störung werden. Können wir uns ausmalen, wie ein habgieriger Mensch auf den Verlust seines finanziellen und materiellen Reichtums reagiert und wie vielschichtig die daraus folgenden Erkrankungs-Symptome sein dürften? Kaum jemand ist heutzutage völlig frei von Selbstsucht, Erwerbsstreben und Geltungsdrang.

Es ist eine Tatsache, daß jeder Mensch, der *nur mit sich selbst* beschäftigt ist, die Wirklichkeit weder objektiv sehen, erkennen, noch erfahren kann. Gerade deshalb ist er immer davon überzeugt, daß er alles weiß, und zwar besser als alle Zeitgenossen und Altvordern.

Im Hinblick auf geschichtliche Ereignisse erkennen wir diese Eigenschaft häufig, denn sie hat der Menschheit viel Grauen und Not gebracht, und wir bezeichnen sie zu Recht als Wahnsinn. Wir sprechen entrüstet über den Wahnsinn Hitlers, Stalins, Idi Amins, neuerdings sogar von dem des Kapitäns der »Titanic«, dessen Arroganz Hunderte ihr Dasein kostete. Nun, auf unserem eigenen Lebensweg bleiben wir von ähnlichen Handlungsweisen im kleineren Maßstab wohl kaum verschont.

Diese »Erkrankung« an Egoismus und Selbstsucht dürfte weltumspannend sein. Deswegen bewundern wir »Heilige«, denen es dank höherer geistiger und seelischer Entfaltung gelingt, ihren Egoismus wirklich zu überwinden und sich für andere aufopfernd einzusetzen. Wir verehren sie als »Weise«, weil ihre Selbstlosigkeit weit über das hinausreicht, was wir erfassen und leisten können. Obwohl sie so selten vorkommt, ist eine solche Lebenshaltung die gesündeste und uns eigentlich aufgegebene; durch sie erreicht der Mensch wahren geistigen Frieden und vollendetes Glück.

Es bleibt ein Schöpfungsgeheimnis, warum der Mensch diesen Grad der Gesundheit *nur durch bewußte Anstrengung* erreichen kann, während der Gesundheitszustand seines physischen Körpers mit Zeugung und Geburt weitgehend festgelegt, eine Mitgift, ein Geschenk ist.

Von Religiosität durchdrungene »Suchende« wissen um die gottgegebene Bewährungs-Bestimmung der Erdbewohner, mit »gesundem« innerem Bestreben sich zu Menschen der »Liebe und Weisheit« zu entwickeln. Nur wenn wir damit Ernst machen, besteht überhaupt noch Überlebenshoffnung für den Homo sapiens. Und wenn wir nicht unverzüglich mit dem Bemühen beginnen, die ganzen Zusammenhänge in all ihren Dimensionen zu sehen und unser Handeln darauf auszurichten, wird es auch keine Fortschritte für eine Besserung unseres Gesundheitszustands geben.

Das Austarieren des Ungleichgewichts auf unserer geistigen Ebene dürfte die komplizierteste der von uns zu bewältigenden Herausforderungen sein. Niemandem bleibt es erspart. Wir kennen verschiedene Grade von Selbstsucht, und je stärker Egoismus und Selbstgefälligkeit eines Menschen sind, desto größer ist die Wahrscheinlichkeit seines geistigen Zusammenbruchs.

60

Deshalb müssen wir geistige Gesundheit so beschreiben:
- *Freiheit von egoistischen Zielen, ein Zustand alleiniger Orientierung an den wahren unverlierbaren Werten.*

Erklären wir zusammenfassend auch den Gesundheitszustand des ganzen Menschen:
- *Gesundheit bedeutet: Freisein von Unwohlsein und Schmerz im physischen Körper, den Zustand absoluten körperlichen Wohlbefindens;*
- *auf der emotionalen Ebene: Ledigsein von übergroßen Leidenschaften, ein Zustand bewegten Ausgeglichenseins und heiterer Gelassenheit;*
- *auf der Geistesebene: Freiheit von falschen Zielsetzungen, insbesondere von Selbstsucht und das völlige Einswerden mit der unwandelbar gültigen Wahrheit.*

Ein als wirklich gesund zu wertender Mensch sollte deshalb die göttlichen Eigenschaften Liebe und Weisheit in sich vereinigen.

Wir gestehen ein, eine derart ausgeglichene Gesundheit ist ein Idealzustand, den niemand uneingeschränkt besitzen kann; aber unsere Bewertung skizziert ein Modell, auf das jede Therapie hinzielen sollte. Je näher eine Patientin oder ein Patient dem Idealzustand durch ärztliche Behandlung - und eigenes *Erdienen* - kommt, desto gesünder werden sie; je weiter sie sich von ihm entfernen, desto schlimmer erkranken sie.

Das Messen unserer Gesundheit

Offensichtlich benötigen wir jetzt einen Maßstab, um Gesundheit messen zu können. Nutzen wir dafür zwei Beispiele: Der Arzt befreit jemanden von seinem Asthma, die Patientin oder der Patient bekommt aber als Folge der Behandlung Herzbeschwerden; woher wissen wir dann, ob dieser neue Zustand mehr oder weniger gesund als der frühere ist?

Oder: Wenn wir einen Patienten gegen Herzbeschwerden behandeln und sein Befinden sich bessert, er aber nach einer unbestimmten Zeit aufgrund der Therapie Phobie oder eine Angstneurose entwickelt? Können wir dann sagen, daß ihm die Behandlung genutzt hat?

Wir werden sehen, jede Therapie muß, soll sie wirklich heilen, den Schwerpunkt der Störung immer näher an die Peripherie verlagern, bis schließlich die Haut erreicht ist: Die innersten Teile des Menschen, seine geistige und emotionale Ebene, bleiben dann intakt.

Wie gesagt, ist das Bestimmen des genauen Gesundheitsgrades des Menschen eine vieles umfassende und deshalb ziemlich schwierige Aufgabe. Sie erfordert genaue Untersuchung und die Nutzung einer Reihe von Parametern, ehe eine präzise Antwort möglich ist.

Als Faustregel gilt: Ein guter Maßstab für das Messen der Gesundheit eines Menschen ist *der Grad, in dem er die Freiheit zum Schöpferischsein besitzt.* Wer

61

grundsätzlich gesund ist, wird danach streben, zu erschaffen und nicht zu zerstören. Unter Kreativität verstehen wir alle Handlungen, die dem Interesse und Wohlergehen des Einzelnen *und* der Allgemeinheit dienen. In dem Maße, in dem ein Mensch zerstörerische Handlungen gegen sich selbst oder andere verübt, ist er krank.

DIE BEZIEHUNG DES MENSCHEN ZUM UNIVERSUM

6. *Wir leben im Universum als einer seiner integralen Bestandteile. Der Mensch existiert und meistert die Umwelt durch seine Fähigkeit, Energien mit ihr auszutauschen.*

Wir Menschen sind mit unserer unmittelbaren und mittelbaren Umgebung auf verschiedene Weise untrennbar verbunden:
- durch die Nahrung;
- durch die Luft, die wir atmen;
- durch das Sonnenlicht, dem wir ausgesetzt sind;
- durch das Klima der Erde;
- durch den Austausch von Energien mit unserer gesamten Umwelt.

Heutzutage gibt es wohl kaum jemanden, der die ersten vier genannten Tatsachen in Zweifel ziehen möchte. Schwieriger ist es hingegen für viele »kritische Geister«, sich zur Anerkenntnis der als fünften genannten Gewißheit durchzuringen. Nämlich, daß unser Dasein ganz entscheidend von der Fähigkeit abhängt, mit unserer Umwelt - und dazu gehört auch der Kosmos - im weitesten Sinne Energien auszutauschen. Derlei Geben und Nehmen bleibt indes für die Existenz von Leben auf unserem Planeten unabdingbar.

Obwohl dieser Aspekt äußerst wichtig für unser Dasein und unser Wohlergehen ist, wurde er im bisherigen »offiziellen« Forschen nach Gesundheit fast völlig vernachlässigt. Sicher verstehen die meisten Menschen, daß wir für einen derartigen Austausch von Energie besonders empfindliche »Empfangs- und Sendeorgane« benötigen, die wir für solch subtile und vielgestaltige Aufgaben in denkbar bester Verfassung erhalten müssen.

Aus dieser Erkenntnis ergibt sich unsere kritische und überaus wichtige Frage: Wenn in der Arzneimittelforschung und der Entwicklung von chemischen Medikamenten und Antibiotika diese Zusammenhänge unberücksichtigt bleiben, wie sehen dann nach Anwendung solcher Mittel die Folgen für unsere hochempfindlichen Rezeptoren aus?

Erhält eine Patientin oder ein Patient ein solches Medikament gegen einen grippalen Infekt und kommen nach der Einnahme Schlaflosigkeit oder eine unerklärliche physische Schwäche auf, wie weit ist dann dieses Medikament Ursache dafür? Wie weit löst es die Sperren des Gefüges aus oder blockiert es Funktionen, die unseren Energiebedarf während des Schlafs auftanken?

Wir können es uns nicht leisten, solche Fragen länger zu unterdrücken, weil wir sonst allzubald die verheerenden Konsequenzen einer freiwillig gewählten »Blindheit« erfahren.

63

7. *Wir müssen begreifen, daß zwischen dem Menschen und seiner Umwelt ein Austausch von Energien auf einem subtilen Niveau stattfindet. Der Abtausch geschieht mittels kleinster Energie-Partikel, die eine Flut von Informationen und einen besonderen Code enthalten, den nur ein auf ähnlichem Niveau empfänglich mitschwingendes Organ entziffern kann.*

Jeder Mensch ist ein solches Organ, das *kosmische Energiewellen* empfängt und entschlüsselt, die speziell verschlüsselte »Befehle« übermitteln. Dies geschieht besonders während des Schlafs. Dabei »lassen wir uns los«, setzen uns als *Energiesystem* frei für den Empfang einer Fülle überaus wertvoller Informationen in Form von Träumen und passivem Schlaf. Träume und Schlaf sind lebensnotwendig, damit wir weiterexistieren und dafür alle erforderlichen »Berichtigungen« zustandebringen können. Ein einfaches Beispiel mag dies verdeutlichen: Während unseres Wachseins erfahren wir eine emotionale Erschütterung, die wir nicht angemessen verarbeiten; wir unterdrücken gefühlsmäßige Vorgänge. Korrigieren wir dies während des Schlafs nicht durch »symbolisches Träumen«, kann etwas haften bleiben, das unsere Gesundheit fortdauernd beeinträchtigt.

Zugegeben, für kausal-analytisch Geschulte mit ihrem steten Begehren nach Beweisen liest sich dies vielleicht einstweilen noch recht abstrakt und zu wenig »handgreiflich« oder gar »mirakulös«. Nichtsdestoweniger beschäftigen wir uns hier mit grundlegenden Fragen, die unser unmittelbares Leben betreffen, und deshalb dürfen wir solche Tatsachen keinesfalls außer acht lassen, die für das Verstehen unseres Themas von überragender Bedeutung sind.

Vorurteilsfrei forschende Physiker können bald übergenug Beweise für die Existenz dieser Energie besonderer Art und Qualität liefern - einer Energie, die den Kosmos durchdringt und aus der wir jede Nacht unsere Reserven auffrischen, damit wir uns weiterentwickeln können. Der Physiker Rainer Rumland beschreibt in seinem Buch Das WÜNSCHELRUTENPHÄNOMEN erste verblüffende Ergebnisse seiner exakten Messungen.[1]

Es ist bekannt, daß wir nicht lange ohne Schlaf existieren können - besonders spezielle Schlafphasen sind wichtig -, und die Behauptung, Schlaf sei sogar wesentlicher als Nahrung, ist gar nicht so abwegig. Was geschieht nun in unserem Schlaf, damit wir uns in solchem Maße regenerieren, und warum gibt es nichts, was diese Art von Auffrischung ersetzen kann?

Wir führen unser Leben in drei verschiedenen Existenzformen:
- auf der Stufe des Unterbewußtseins, auf der logisches Denken nur eine sekundäre Rolle spielt, besonders während des Schlafs;
- auf der Stufe des Bewußtseins, auf der wir hellwach folgerichtig denken;
- auf der Stufe des Überbewußtseins, auf der sich unser Verstand »beruhigt« hat oder unser logisches Sinnen und Trachten absolut ruht; dies geschieht in seltenen Augenblicken unseres Wachzustands, meist jedoch während tiefer Kontemplation, als »esoterische Schau«.

Unser Verstand allein scheint außerstande, alle Botschaften und Eindrücke zu verarbeiten, die er während der Stunden des Wachseins empfängt. Wir benötigen die Zeit des Schlafs, um den »Wirrwarr« zu klären und den »Stau« zu beseitigen, die sich während des Tages auf einer tieferen Stufe gebildet haben. Träume, seien sie symbolisch, prophetisch oder völlig ohne Sinn für unseren Alltagsverstand, dienen dazu, die Basis für das geistige und emotionale Gleichgewicht auf einer tieferen, unterbewußten Schicht abzuklären, damit wir unser Leben ohne zurückbleibende Störung fortsetzen dürfen. Träume läutern, sie justieren unsere Sensorfunktion und ermöglichen so, daß wir wieder ungehemmt *kosmische Energie* empfangen können.

Einige Träume kann unser Verstand durchaus begreifen, und dies hilft dem Einzelnen, einiges Unentschiedene aus tieferen Schichten zu erfassen. Andere Träume mögen bedeutungslos oder unverständlich erscheinen, sorgen aber dennoch für nötige Entlastung auf der unterbewußten Stufe. Ursache der meisten Träume ist eine Art krankmachenden Zustands, deren Offenbarwerden eine wichtige Regulationsgebärde unseres *Abwehrgefüges* darstellt.

Ist die Sensorfunktion, die Empfangsbereitschaft des Menschen, durch eine chronische Erkrankung anhaltend gestört, kann das erforderliche Regenerieren kaum noch im Schlaf stattfinden; die Patientin oder der Patient fühlt sich nicht erfrischt, sondern dauernd müde.

Die kürzeste und freilich arg vereinfachte Erklärung des Geschehens während des Schlafs ist, daß wir »in einem alles durchdringenden Meer subtiler kosmischer Energie baden«. Mit dieser Art Energie haben sich in allen Zeitaltern Denker forschend beschäftigt und versucht, für das im üblichen Vokabular kaum Formulierbare helfende Begriffe zu finden:

- Die Hindus nennen sie *Prana,*
- die Chinesen *CH'I* 氣,
- Hippokrates *vis medicatrix naturae,*
- die Kabbalisten *Astrallicht,*
- die Alchimisten *Azoth,*
- der Arzt und Philosoph Theophrastus Bombastus von Hohenheim, genannt Paracelsus, *Alcahest,*
- der Arzt Robert Fludd *Spiritus,*
- Okkultisten und Metaphysiker wie der Naturforscher Emanuel von Swedenborg *Ätherische Energie, Bioenergie oder Elementar-Substanz,*
- die vitalistische Schule *Archeus vis vitalis,*
- der Chemiker und Philosoph Carl Ludwig Freiherr von Reichenbach *Od,*
- der Arzt Franz Anton Mesmer *animalischen Magnetismus,*
- der deutsche Arzt und Chemiker Samuel Hahnemann *Dynamis,*
- Wilhelm Reich *Orgone,*
- russische Forscher *Bioplasma,*
- andere Wissenschaftler *Antimaterie* oder *den fünften Materie-Zustand.*

65

In absehbarer Zeit kommen gewiß weitere deutende »Namen« hinzu, denn die Physiker beschäftigen sich intensiv mit »kleinen clusters« als einer neuen, rasch wachsenden Sparte ihres Fachgebiets.[2] Wir wollen die zwar schon nachweisbaren, aber noch nicht faßbar enträtselten Kräfte *Universalenergie* nennen; denn dieses Wort enthält die Haupteigenschaften des unerforschten Agens.

Alle Menschen stehen in ständiger Verbindung mit dieser Energie, tauschen stetig mit ihr ab, besonders unter Gegebenheiten, die wir noch erläutern werden.

Wie bereits gesagt, »lassen wir uns« während des Schlafs »los«, öffnen wir uns, um äußerst wertvolle Informationen zu empfangen. Wir erhalten sie in Form von »Träumen« und Symbolen[3], die für unser Weiterleben unverzichtbar sind. Auf keinen Fall handelt es sich um ein zufälliges, sondern um ein zweckgerichtetes Agens, denn es erreicht vorgegebene Ziele. Aus dem unerschöpflichen Reservoir *Universalenergie* bezieht unser Organismus also jene besondere Art Energie oder Information, die er benötigt, um notwendige Korrekturen oder neue Ordnungsmuster zu erstellen, damit unsere Regenerierungsprozesse stetig den Naturgesetzen gemäß ablaufen können.

Wie schon betont, muß jede Ganzheitsmedizin die physische, emotionale und geistige Seinsebene und deren Wechselwirkungen berücksichtigen. Ferner muß sie der komplexen Beziehung des Menschen zu seiner Umwelt mehr Aufmerksamkeit widmen und außerdem folgende Aspekte mit einbeziehen:

- die naturgemäße Erzeugung und zuträgliche Menge unserer Nahrung, Lebensmittelqualität, -kombination und -quantität;
- fehlerfreies Atmen - Atemgewohnheiten und Kontrolle der Luftqualität;
- die Möglichkeit, fehlgeleiteten oder gestauten *Energiefluß* zu korrigieren.

Anmerkungen

1 Rumland 1998, Das Wünschelrutenphänomen

2 Abraham 1974, Homogenous Nucleation Theory. - Friedel 1983, Small aggregates. - Martins u. a. 1984, Equilibrium geometries and electronic structures of small sodium clusters. - Muetterties 1977, Molecular metal clusters. - Pauling; Hayward 1964, The architecture of molecules. - Rao; Jena 1985, Physics of small metal clusters... - Stein 1979, Atoms and molecules in small aggregates. The fifth state of matter. - Fisch 1994, Die traditionelle Chinesische Medizin

3 Berger; Oswald 1962, Effects of sleep deprivation on behavior, subsequent sleep, and dreaming.- Chertok; Kramarz 1959, Hypnosis, sleep, and encephalography. -Dement; Kleitman 1957, Cyclic variations in the EEG during sleep. - De Sactis; Neyroz 1902, Experimental investigations concerning in the dept of sleep. - Foulkes; Vogel 1965, Mental activity at sleep onset. - Foulkes 1966, The physiology of sleep. - Goodenbough u.a. 1965, Dream reporting following abrupt and gradual awakenings... - Kales 1969, Sleep: physiology and pathology. - Kety u.a. 1967, Sleep and altered states of consciousness. - Krippner; Hughes 1970, Dreams and human potential. - Luby u.a. 1960, Sleep deprivation... - Oswald 1962, Sleeping and Waking; physiology and psychology. - Rechtschaffen u.a. 1963, Reports of mental activity during sleep. - Ders. u.a. 1963, Interrelatedness of mental activity during sleep. - Williams; Webb 1966, Sleep therapy...

DAS LOSLÖSEN DER EINZELNEN EBENEN VONEINANDER

Wie wir bereits zu klären versuchten, beschäftigen wir uns in den in diesem Buch vorgestellten *48 Grundsätzen* vor allem mit dem *Energiekomplex* des menschlichen Organismus. Unsere *Grundsätze* sind - wie die gesamte Existenz der Lebewesen - darauf aufgebaut, deshalb ist unser *Energiekomplex* und unser Wissen um die Zusammenhänge von entscheidender Bedeutung.

Wir gehen jetzt einen Schritt weiter und untersuchen die Hypothese, ob die geistige und die emotionale Ebene nicht allein separate Größen darstellen, sondern sich unter spezifischen Bedingungen wirklich vom physischen Körper »loslösen«. Wenn dies zutrifft, bestätigt es nämlich die These von der Unabhängigkeit der verschiedenen Ebenen und die Eigenständigkeit ihrer *Energiestrukturen.*

8. *Alle Indizien sprechen dafür: Es ist nicht nur möglich, sondern unter bestimmten Voraussetzungen sogar lebensnotwendig, daß unser Organismus die komplexen Energiefelder der geistig-emotionalen Ebenen oder Teile von ihnen mit den Feldern des physischen Körpers »verbindet« oder sie von ihnen »loslöst«.*

Idee

Jeder Mensch ist, das sei hier noch einmal wiederholt, ein Wesen, das *Universalenergie* empfangen und *eigene Energie* erzeugen kann. Will er Energie empfangen können, muß er »sich loslassen«, sich »öffnen«, damit sich seine geistig-emotionalen Teile bis zu einem gewissen Grad vom physischen Leib lösen. Früher stritten sich die Gelehrten darüber, heute kennen wir genug neue Beweise mit mehr als ausreichenden Informationen, die eigentlich jeden Skeptiker überzeugen müßten.

Prinzipien

Bei verschiedenen Gelegenheiten oder Zuständen können wir alle derlei Phänomene beobachten:

A   Schlaf
B   Schlafwandeln
C   Ohnmacht
D   Anästhesie bei Operationen
E   Hypnosen
F   Trance bei Yoga und anderen religiösen Übungen
G   Schizophrenie
H   chemisch veranlaßtes Lösen durch halluzinogene Drogen
I   Scheintod

Verschiedene Formen der Beispiele

Schlaf

Zum Schlafen setzen oder legen wir uns hin, schließen unsere Augen und wandern ins Vergessen. Oberflächlich betrachtet, tun wir nichts, ruhen und sind in keiner Weise überrascht, wenn wir am Morgen entspannt und erfrischt erwachen. Wir verspüren viel mehr Energie, als vor dem Hinsetzen oder Zubettgehen. Woher kommt sie? Aus jener »Quelle«, die wir *Universalenergie* nennen und die unseren Organismus erhält.

Damit das Regenerieren während des Schlafs optimal vonstatten geht, müssen sich freilich unsere feinstofflichen von den gröberen Elementen des Organismus so vollständig wie möglich *loslösen*. Deshalb kennen wir mehrere Arten Schlaf mit unterschiedlichen Effekten des Regenerierens. Eine naheliegende Methode für die Beurteilung der Funktionen unseres Schlafs ist, ihn zu verhindern und dabei zu prüfen, welche Folgen sich einstellen. In Experimenten ermittelten Wissenschaftler zwei Schlaf-Beschaffenheiten:

- eine ohne schnelle Augenbewegung [NREM, das heißt non-rapid eye movement] und
- eine mit schneller Augenbewegung [REM = rapid eye movement].

Beim NREM-Schlaf ergaben sich vier Phasen. Aus der vierten, durch Deltawellen charakterisierten, ist das Erwachen am schwierigsten; in anderen Worten, in dieser Phase befindet sich der Mensch im »Tiefstschlaf«, und es ist mühsam, ihn aufzuwecken. Aus dieser vierten Phase von NREM-Schlaf wechseln Gesunde normalerweise zum REM-Schlaf über. Die neurophysiologische Erklärung weist eine gewisse Übereinstimmung mit der Situation auf, die wir erkennen wollen: nämlich die verschiedenen Stufen des *Loslösens* und *Regenerierens* in den verschiedenen Phasen des Schlafs.

Zum besseren Verständnis der einzelnen Schlafzustände betrachten wir einige Skizzen. In den ersten beiden Bildern ist das *Loslösen* in der ersten Phase noch unvollständig; deshalb kommt es lediglich zu einem teilweisen Regenerieren. Während dieses Zeitraums bleiben uns noch Teile dessen bewußt, was in der Um-

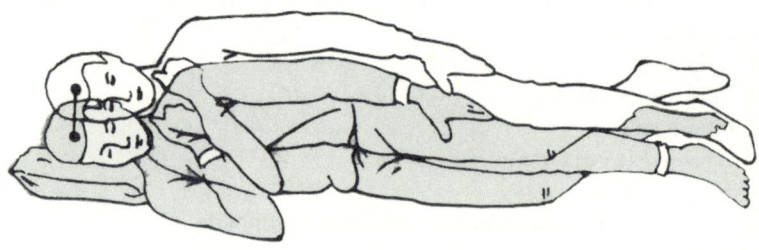

Erste Schlafphase: die Dissoziation, das heißt *Loslösung,* ist nicht vollständig

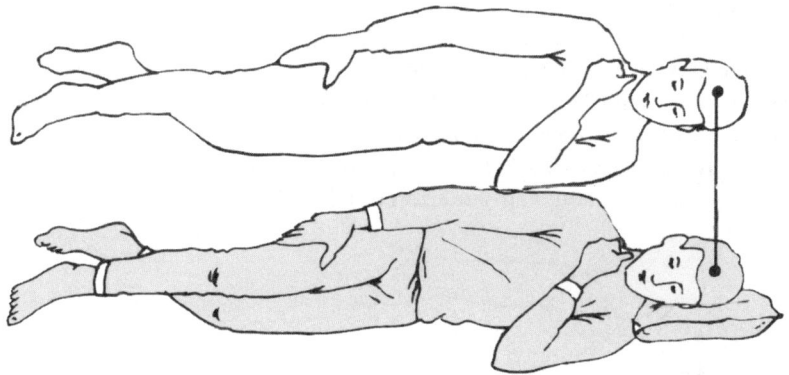

Die zweite Schlafphase: tieferer Schlaf

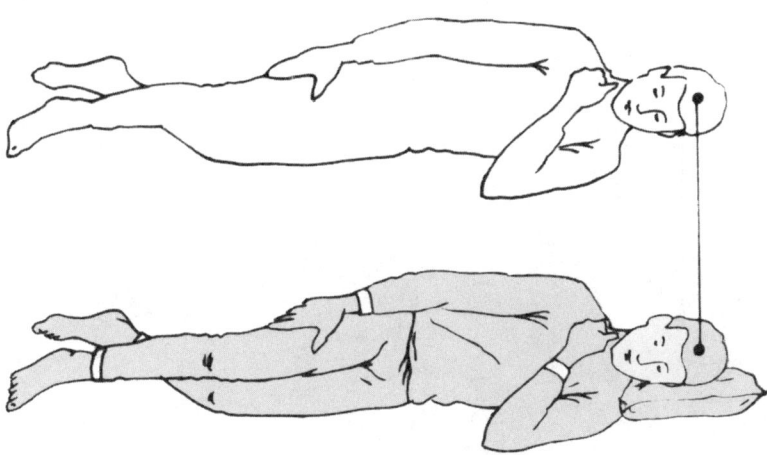

Die dritte Phase: sehr tiefer Schlaf

welt vorgeht. Wir beobachten es bei jemandem, der sich im »Halbschlaf« befindet: Gehirn und Gehör arbeiten noch in geringem Umfang zusammen. Der
Mensch läßt die physische Welt noch nicht ganz los und kann sich deshalb nur
unvollkommen regenerieren. Aus diesem Grunde steht er nach dem Halbschlaf
weniger erfrischt auf.

In der zweiten Phase wechseln wir in tieferen Schlaf über, und das Traumleben
beginnt. Wir nehmen die physische Welt nicht mehr so leicht bewußt wahr, hören

nur einige Geräusche, können aber immer noch leicht geweckt werden. Die Regenerierung vollzieht sich dabei schon viel besser.

In der dritten Phase schwebt der Mensch tief im »Vergessen«. Aus solchem Tiefschlaf können wir ihn nicht leicht wecken. Das Regenerieren ist danach vollständig. Während des Nachtschlafs nutzt und verläßt der Mensch diese Phasen je nach den Bedürfnissen seines Organismus.

Die vierte Phase unseres Schlafs ist die tiefste und am stärksten »lösende«. Unser Organismus benötigt sie zur erforderlichen Auffrischung am meisten.[1]

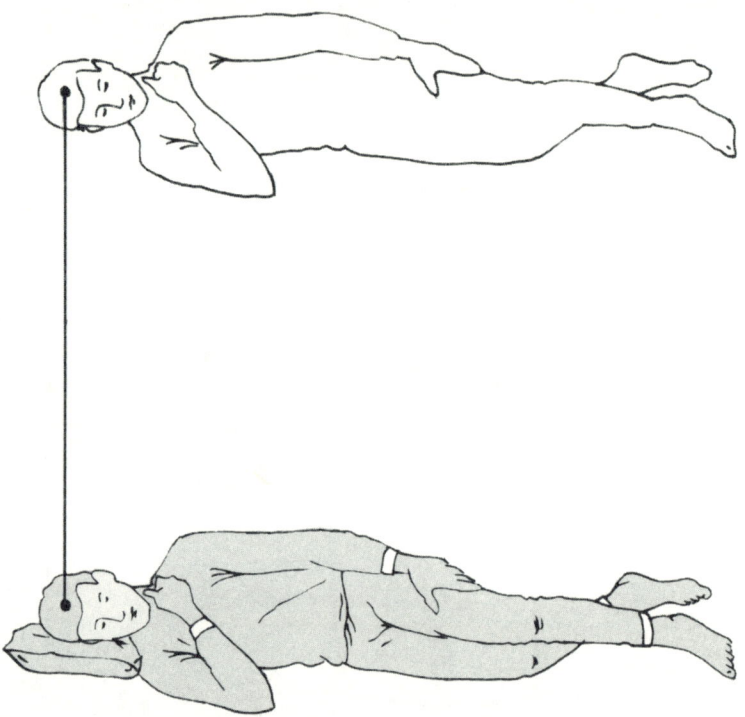

Die vierte Phase: Tiefstschlaf, in dem das *Loslösen* weit fortgeschritten ist und in dem gewöhnlich Schwierigkeiten beim Wiederaufnehmen der Verbindung bestehen

Somnambulismus - Schlafwandeln

Somnambule setzen sich im Bett auf, wandeln herum oder führen automatische und halbsinnvolle motorische Handlungen aus. Sie bleiben ohne Bewußtsein und widerstehen dem Gewecktwerden.

70

Schlafwandeln ist eine Erkrankung, in der die in Wechselbeziehung stehenden Felder des menschlichen Organismus irritiert reagieren und der physische Körper verwirrt ist. Trotzdem funktioniert das Regenerieren, denn das Bewußtsein mit den fünf Sinnen ist »zum Schweigen gebracht«.

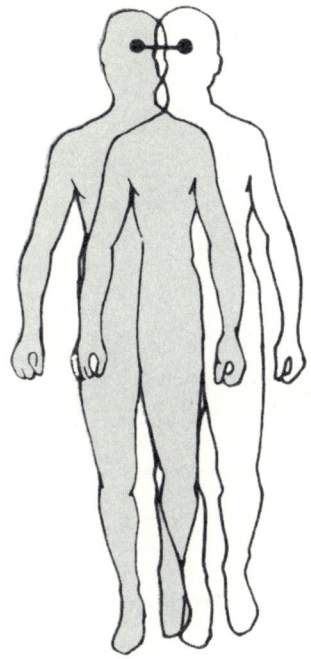

Schlafwandeln

Ohnmacht

Die Universitätsmedizin definiert Ohnmacht als einen »meist harmlosen Zustand von Bewußtlosigkeit«, der von einem Durchblutungsmangel im Gehirn, etwa durch plötzliches Kreislaufversagen, verursacht werde.

Wer *energetisch*, also nach *Naturgesetzen* heilen will, wertet diese Art von Bewußtlosigkeit so: Ohnmacht ist die äußerste Abwehrreaktion, die unseren Organismus vor großer Gefahr bewahrt. Seine feineren Elemente, die alle höheren Fähigkeiten und Sinne enthalten, werden von allem Gröberen bis zu einem Grad *losgelöst*, in dem die Patientin oder der Patient nichts fühlt, auch nicht den größten Schmerz, wie etwa eine Amputation.

71

Wir beobachten dabei das Bestreben des Organismus, sein ganzes System vor den Folgen extremer Belastungen zu schützen, weil sie tödliche Wirkungen auf Herz oder Gehirn haben könnten. Auch hier sehen wir im Organismus dasselbe Prinzip des *Loslösens* des Bewußtseins, der Gefühle und der fünf Sinne.

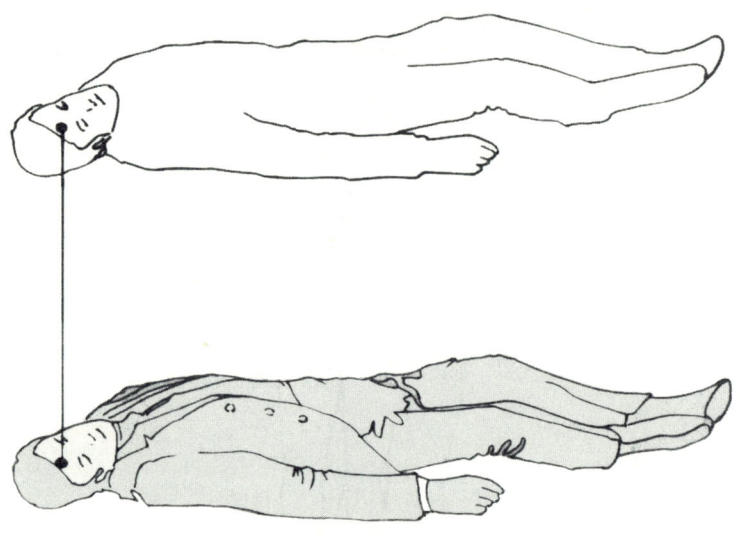

Ohnmacht

Anästhesie während einer Operation

Bei der Betäubung für einen größeren chirurgischen Eingriff lösen und sondern sich die feineren Ebenen unseres Organismus ähnlich ab wie während einer Ohnmacht.

Aus beiden Zuständen berichteten Patientinnen und Patienten über seltsame »Erfahrungen«: sie blieben sich dessen bewußt, daß sie sich vom Körper lösten, sahen ihren Leib auf dem Operationstisch oder auf einem Transportwagen liegen und nahmen sogar die Gespräche des sie umgebenden Operationsteams wie von Ferne wahr.

Derlei Phänomene bestätigen die »Theorien«, mit denen wir uns in diesem Buch beschäftigen. Ähnliches wird nämlich auch immer wieder nach der Rettung aus komatösen Situationen »vor dem Tod« berichtet.

Zitieren wir John D. Symonds Beschreibung seiner Eindrücke während der Chloroformanästhesie als Beispiel für eine Erfahrung mit einer Droge: »Ich

72

glaubte, ich war dem Tode nahe, als meine Seele sich plötzlich der Gegenwart Gottes bewußt wurde, der spürbar mit mir umging und mich bewegte.«[2]

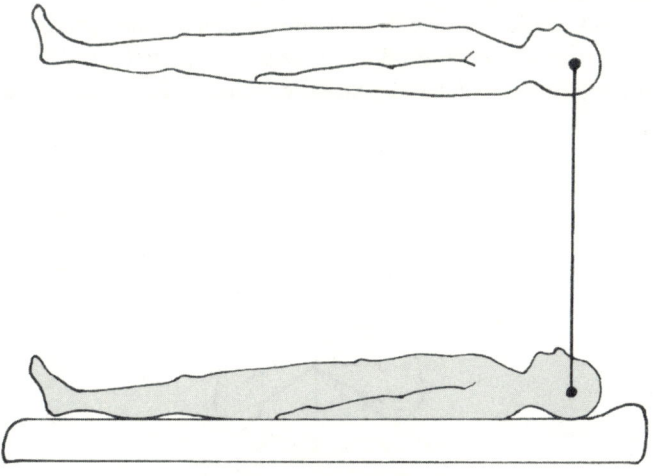

Anästhesie bei der Operation

Hypnose

Während der Hypnose erlebt das Medium ein *Sichlösen* und verliert die Kontrolle über seinen rationalen Geist. Der Hypnotiseur kann den Verstand, die Gefühle und Sinne des Subjekts durch seine spezielle Technik manipulieren.

Es ist ebenso wichtig wie interessant, über wie viele verschiedene Möglichkeiten unser Organismus verfügt, um die feineren Elemente mit den gröberen zu verbinden oder sie voneinander zu trennen. Die fachgerichtete Forschung wird gewiß noch viele Erscheinungen enthüllen, die aufschlußreich für das Entstehen von Erkrankungen im allgemeinen sind, und dadurch unsere Forderung nach subtileren therapeutischen Mitteln stützen, als es die heutzutage noch eingesetzten Chemotherapeutika sind.[3]

Trance bei Yoga und anderen religiösen Riten

Wir kennen besonders aus Indien Forschungsergebnisse über Yogis, die mehrere Tage in Trance bleiben. Sie »lösen« sich von ihrem physischen Körper und lassen ihn völlig starr zurück. Solche Stadien ermöglichen ein hohes Maß an Regenerierung, indes erreicht sie kaum ein »normaler« Mensch: Yogis und Eingeweihte anderer Religionen streben sie aktiv und bewußt an. Sie trennen aus sich heraus ihre Verbindung zur physischen materiellen Welt.[4] Gemäß dem Prinzip *Gleiches* zieht *Gleiches an,* bestimmen dabei die Reinheit, Klarheit und Kohärenz des jeweiligen Feldes des in Trance Versinkenden die höhere oder niedrigere Qualität von *Universalenergie,* mit der er in Berührung kommt. In dieser Art *Loslösung* gibt der Mensch jegliche Bewußtseinskontrolle über seinen physischen Körper preis und öffnet sich dem Einfluß jener kosmischen - universalen - Felder, die seiner eigenen Vibrations-Qualität oder Frequenz am ähnlichsten sind.

die eigentliche Aufgabe
des Menschen ist:
in Reinheit,
Klarheit,

zu leben -
einen Weg aktiv
zu übernehmen
—
Selbstverantwortung
zu tragen.

und zur
göttlichen Liebe zu gelangen!

Yoga: Der Körper ist steif und starr, die fünf Sinne sind vollständig abgetrennt

Schizophrenie

Wie bei vielen anderen psychotischen Störungen leben schizophrene Patientinnen und Patienten in einem Zustand teilweiser Dissoziation oder *Loslösung*, irgendwo zwischen der physischen und einer »geträumten« Welt.

Aus beiden Sphären nehmen sie gleichzeitig Eindrücke auf. In aufschlußreicher Weise bezeichnet dies der Sinngehalt des aus dem Griechischen stammenden Wortes Schizophrenie: Spaltung oder Trennung des Geistes. Wir wissen, daß Chemotherapeutika schizophrene Zustände bewirken können, und zwar keineswegs allein die halluzinogenen Drogen.[5]

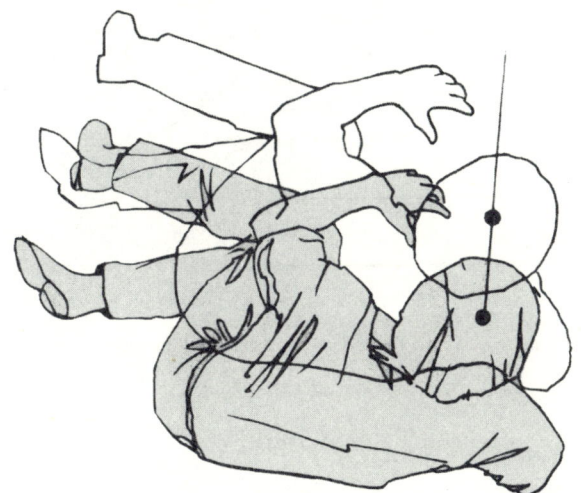

Schizophrenie im Stadium des Halluzinierens

Chemisch veranlaßte *Loslösung* durch halluzinogene Drogen

Diese Art des *Loslösens* ist allbekannt und eindeutig bewiesen.[6] Ein Mensch, der halluzinogene Drogen einnimmt, vegetiert, wie wir wissen, für Stunden oder sogar Tage in einem Zustand von Dissoziation oder *Loslösung*. Dabei nimmt er Bilder - meist sind es jedoch Trugbilder - aus »ätherischen Sphären« auf und büßt dadurch, wenn er drogenabhängig wird, oft die Fähigkeit ein, objektive Realitäten unserer physischen Welt noch zu unterscheiden.

Mitunter bewirken solche Drogen auch nur eine teilweise Dissoziation. Derartiges kennen wir von Schizophrenen, die in ihren eigenen Phantasiegebilden dahindämmern: sie nehmen die Wirklichkeit unserer physischen Welt nur mehr verworren wahr.

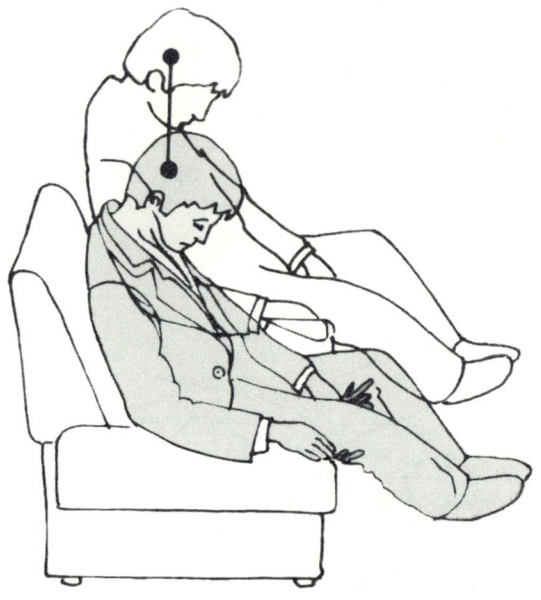

Einfluß halluzinogener Drogen: Der Mensch nimmt Bilder einer anderen Sphäre wahr

Scheintod

Scheintod ist die längste und tiefste Art der Dissoziation, des *Loslösens*: Während der Organismus noch lebt, schwebt der Mensch auf einer Schwelle zwischen Leben und Tod. Er gerät in einen dem Tod sehr ähnlichen Zustand, kehrt jedoch nach einigen Stunden oder Tagen »ins Leben« zurück.

Was kommt zurück? Was fehlte der Patientin oder dem Patienten während der Zeit des Scheintods? Blieben die geistig-emotionalen Teile die ganze Zeit über mit den fünf Sinnen verbunden? Das sind legitime Fragen, die wir uns stellen müssen.

Elisabeth Kübler-Ross[7] hat ihre Forschungen der Untersuchung solcher und ähnlicher Vorkommnisse gewidmet, den Erfahrungen, die Menschen im »Schweben zwischen Leben und Tod« sammelten. Ihre Erkenntnisse sind allen Medizinern zugänglich. Sie zog das Fazit: Zweifelsfrei gibt es etwas, das jenseits des physischen Körpers und seines sichtbaren Verhaltens existiert. Die bisher ermittelten Phänomene enthalten gemeinsam:

- Das zeitweilige Aussetzen des Verstandes - ein Teil oder mehrere Teile der geistigen Ebene;

76

- Das vorübergehende Aussetzen des Fühlens - entweder eines Teils oder der gesamten emotionalen Ebene;
- Das zeitweilige Aussetzen der fünf Sinne - teilweise oder vollständig.

Dies alles ist allein deshalb möglich, weil unser menschlicher Organismus nicht bloß rein physisch strukturiert, sondern auch ein »Energiefeld« ist: Wir erinnern uns an die vorn vorbereitend erläuterten Begriffsdeutungen *Ätherische Energie, Bioenergie, kleine Clusters* etc. Auch die Bezeichnungen *Ätherleib* und *Astralleib* sind gebräuchlich. Egal, wie der Deutende es nennt, wir müssen nur begreifen, daß diese Fakten »andere Qualitäten« der Materie offenbaren, die den uns geläufigen Energien stark ähneln.

Der uralte Streit zwischen Verfechtern des Materialismus und Metaphysikern hat der Menschheit viel Leid gebracht. Beenden wir ihn durch eine *umfassendere Betrachtungsweise* alles Lebendigen. Dafür müssen wir das *gesamte menschliche Wissensgut* in allen seinen differenzierten Erkenntnissen und Ergebnissen auswerten, kombinieren und zusammenfassen; dazu gehört naturwissenschaftliches ebenso, wie philosophisches, religiöses und metaphysisches Wissen. Wir sollten dies jedoch nicht zögernd integrieren, sondern so schnell und umfassend wie möglich. Naturwissenschaftler, die lediglich einseitig geschult sind, können sehr wohl von Philosophen und Metaphysikern profitieren; denn andererseits berücksichtigen die Philosophen und Metaphysiker ja bereits exakte naturwissenschaftliche Forschungsergebnisse in ihren Betrachtungen. Hoffnung auf die weitere Existenz unseres Planeten und seiner Bewohner dürfen wir nur nähren, wenn wir im Stande sind, die alten Vorurteile zu überwinden und *alle Erkenntnisse und Erfahrungen,* die menschlicher Geist über Jahrhunderte voller Anstrengungen und Leiden bis auf uns weitergegeben hat, wirklich nutzbar zu machen.

9. *Die unterschiedlichen Grade möglicher Loslösung zeigen die extreme Komplexität der von unserem menschlichen Körper hervorgebrachten Felder und deren sublime Wechselwirkungen, die - je nach Bedarf - so vielfältige Phänomene ermöglichen.*

Interessanterweise kommt es weit öfter zu einem *Loslösen*, als wir bislang aufgezählt haben. Wenn wir uns auf die Bewältigung eines Problems konzentrieren, benutzen wir einen bestimmten Grad von *Loslösung*, um uns vor den Ablenkungen unserer Umgebung abzuschirmen. Dabei ist es ganz normal, daß wir ein nahes Geräusch oder eine den Raum betretende Person nicht wahrnehmen, obwohl unsere Ohren und Augen offen sind.

Wollen wir abstrakt denken, müssen wir uns von unserer Umwelt loslösen. Fast jedem ist eine Begebenheit geläufig, in der er nicht beachtete, was die Partnerin oder der Partner sagte: er nahm es gar nicht wahr, weil er in eigene Gedanken vertieft saß; auch das ist ein Stadium des *Loslösens.*

Alle diese Vorgänge belegen, daß es Seins-Ebenen gibt, die zwar Teil des ganzen Menschen sind, aber separat und eigenständig vom physischen Körper existieren.

10. Das Loslösen ist für die Fortdauer unseres Lebens unabdingbar.

Versagt unser physischer Körper infolge von Müdigkeit, Erschöpfung oder einer Verletzung in seinen Funktionen, ist *Loslösung* oder Dissoziation zum Verhindern des Zusammenbruchs unerläßlich. Allein dabei kann die für ein Regenerieren erforderliche Energie fließen. Dies soll auf natürliche Weise vonstatten gehen, frei von chemischen Stimulantien.

Die Fähigkeit absichtlichen *Loslösens* erfordert eine hohe Entwicklungs-Stufe, verschafft uns Menschen jedoch die Möglichkeit des Regenerierens nach eigenem Willen. Damit dies möglich wird, müssen wir unser Bewußtsein zusammen mit den fünf physischen Sinnen auf *naturgegebene Weise* ausschalten, durch Schlaf, Konzentration, Selbsthypnose, Meditation, Ekstase, religiöse Riten, Yoga etc. Vereinfacht gesagt: der Mensch muß seine Verbindung zur physischen Welt unterbrechen.

Den weiteren Vorgang erläuterten wir schon im Abschnitt über die *Trance*.

Wir wissen, daß mehr und mehr junge Menschen seit einigen Jahrzehnten mit Eifer versuchen, übersinnliche Erfahrungen zu sammeln. Dazu nutzten leider zu viele von ihnen halluzinogene Drogen. Andere studierten Philosophien des Fernen Ostens und praktizierten deren überlieferte Riten: sie alle adoptierten »neue Wege des Lebens«.

Der Gebrauch von halluzinogenen Drogen ist seit Urzeiten bekannt. Er stand seit je in enger Verbindung mit mystischen oder religiösen Zeremonien. Die *Eingeweihten* der Hochkulturen im alten China, in Ägypten, Griechenland, in Indien oder bei Naturvölkern wie den Indianern bedienten sich empfindsamer oder mit einem »sechsten Sinn« begabter Menschen; sie waren unter mystischen Riten und spezifischen Drogen fähig, Mysterien zu enthüllen und zukünftige Ereignisse zu prophezeien.

Der Gebrauch von derlei Wirkstoffen durch junge Menschen in unserer Zeit unterscheidet sich indes erheblich von jenen mystischen Erfahrungen im Altertum. Viele Jugendliche erleben als Folge vielmehr eine Vergrößerung ihrer unbewußten Ängste oder Wünsche, statt der Offenbarung von Wahrheit oder künftiger Ereignisse. Die Ergebnisse dieser unvernünftigen Versuche sind entweder unbedeutend oder für einzelne katastrophal. Sorgloses oder gar arrogantes Experimentieren mit Drogen beschert nicht allein furchterregende Visionen, die negativen Resultate solcher »Trips« sind psychische Leiden und zerstörte Lebensläufe.

Gewinnbringender als der Gebrauch von Drogen sind zum Erreichen des Loslösens von Geist und Körper mentale und spirituale Übungen, die neben dem

Gefühl des »Friedens des Geistes« ein Regenerieren ermöglichen. Der Erfolg dieser esoterischen oder mystischen Praktiken, deren Ursprung zum großen Teil aus dem Fernen Osten stammt, beruht auf einem simplen Faktum: Sobald der Verstand genügend reduziert oder, besser noch, völlig ausgeschaltet ist, erfüllt den Suchenden das Gefühl tiefen Friedens, und das *Regenerieren* beginnt.

tiefe Realität.

Es muß aber klar sein, daß spirituale oder mystische Erfahrungen nie das Resultat erzwungener Trance sein können, sondern nur der Höhepunkt andauernden, stetig reifenden spirituellen Strebens.

Will der Mensch einen dauerhaften Zustand von »erweitertem Bewußtsein« erreichen, muß er alltäglich automatische Verhaltensweisen überwinden und geistige Reife erlangen; dies erfordert besondere Anstrengungen. Nur vorübergehend »erweitertes Bewußtsein« kann durch Meditation, Gebet oder besondere Übungen erreicht werden.

All diese Erfahrungen sind indes ein Beweis dafür, inwieweit unser Organismus mit einem unbegrenzten Potential für das Wiederauffrischen begabt und für spirituale Entwicklung reif ist.

Jedes erzwungene, »unerlaubte« Eindringen in diese »übersinnlichen« Sphären beschert stets unliebsame Überraschungen; deren geringste ähnelt in gewisser Beziehung dem Gefühl, das wir in Alpträumen empfinden.

Wie schon gesagt, bestimmen Reinheit, Klarheit und »Strahlkraft« der Felder des Einzelnen die Qualität jener »kosmischen Energie«, mit der er in Berührung kommt. Dies müssen wir weiter klären: Der *Ätherleib*, also die *Energiefelder*, jedes Menschen ist weder völlig positiv - bejahend - noch absolut negativ - verneinend -, sondern eine Mischung aus beiden Elementen. Deshalb ist der Grad von Klarheit oder, nach religiösen Begriffen, von Reinheit, immer relativ und nie absolut. Je nach dem Anteil von beiden, den der Mensch im Moment des *Loslösens* oder *geistigen Schauens* in sich trägt, bestimmt er die Qualität der empfangbaren *Universalenergie* selbst. So banal es sich lesen mag, nach diesem *Naturgesetz* gilt: je reiner - positiver oder bejahender - ein Mensch in dem Augenblick esoterischer Versenkung ist, desto wohltuender und regenerierender wirkt die Erfahrung seiner Dissoziation.

Jedes ernsthafte Bereuen vermittelt normalerweise eine religiöse Erfahrung. Wer absolut aufrichtig seine Seele entlastet, kehrt beglückt und verjüngt in den Alltag zurück; wer in diesem Moment der Reinigung ein *Loslösen* erlebt, empfindet es überaus angenehm.

Häufen sich hingegen schlechte Erlebnisse und Taten an, übertritt er die Gebote, verübt er unmoralische, unethische und verbrecherische Handlungen und beichtet dann nur aus Routine, wird derselbe Mensch wesentlich gestörter aus einer *Loslösung* hervorgehen, weil sie durch das relative Unreinsein stark beeinträchtigt war.

Fazit: unser Sinnen und Trachten, alle unsere Handlungen beeinflussen das Ergebnis jeder Dissoziation oder *Loslösung*.

Anmerkungen

1 Angrew u. a. 1964, THE EFFECTS OF STAGE FOUR SLEEP DEPRIVATION - Foulkes; Vogel 1965, MENTAL
   ACTIVITY AT SLEEP ONSET

2 Kübler-Ross 1983, BEFREIUNG AUS DER ANGST. BERICHTE AUS DEN WORKSHOPS...- Monroe 1971, JOUR-
   NEYS OUT OF THE BODY; Tart (Hrsg.) 1969, ALTERED STATES OF CONSCIOUSNESS

3 Aaronson 1964, HYPNOSIS, DEPTH PERCEPTION AND SCHIZOPHRENIA. - Beers 1965, A MIND THAT FOUND
   ITSELF - Huxley 1993, DIE PFORTEN DER WAHRNEHMUNG - HIMMEL UND HÖLLE. - Levine; Ludwig
   1965, ALTERATIONS OF CONSCIOUSNESS... - Moss 1967, THE HYPNOTIC INVESTIGATION OF DREAMS. - Shor;
   Orne (Hrsg.) 1965, THE NATURE OF HYPNOSIS... - Tart 1965, HYPNOSIS SUGGESTION AS A TECHNIQUE
   FOR THE CONTROL OF DREAMING

4 Brunton 1983, VON YOGIS, MAGIERN UND FAKIREN - Goldney 1938/39, AN EXAMINATION INTO PHY-
   SIOLOGICAL CHANGES... - Kasamatsu; Hirai 1963, SCIENCE OF ZAZEN; Kasamatsu; Shimazono 1963,
   CLINICAL CONCEPT AND NEUROPHYSIOLOGICAL BASIS OF THE DISTURBANCE OF CONSCIOUSNESS... - Knowles
   1977, THE ENGLISH MYSTICAL TRADITION... - Mahesh Yogi 1966, THE SCIENCE OF BEING AND THE ART
   OF LIVING. - Stace 1960, MYSTICISM AND PHILOSOPHY. - Wenger; Baghi 1961, STUDIES OF AUTONOMIC
   FUNCTION IN PRACTITIONERS OF YOGA... - Wenger u. a. 1961, EXPERIMENTS IN INDIA ON »VOLUNTARY«
   CONTROL OF THE HEART...- Woods 1914, THE YOGA-SYSTEM OF PATANJALI - Yogananda Paramahansa
   1995, AUTOBIOGRAPHIE EINES YOGI

5 Christiansson; Karlsson 1957, SNIFFING: METHOD OF INTOXICATION AMONG CHILDREN - De Vito; Frank
   1964, DITRAN: SEARCHLIGHTS ON PSYCHOSIS. - Engel; Romano 1959, DELIRIUM: A SYNDROM OF CERE-
   BRAL INSUFFICIENCY. - Greifenstein u. a. 1958, A STUDY OF L-ARYLOCYCLOHIXLAMINE FOR ANESTHESIA.
   - Lawes 1963, SCHIZOPHRENIA, »SENYL« AND SENSORY DEPRIVATION

6 Aaronson 1964, HYPNOSIS, DEPTH PERCEPTION AND SCHIZOPHRENIA .- Ban u. a. 1961, OBSERVATIONS ON
   THE ACTION OF SERNYL... - Berlin u. a. 1955, STUDIES IN HUMAN CEREBRAL FUNCTION...- Cohen u. a. 1962,
   PSYCHOPHYSIOLOGICAL STUDIES IN ALTERED SENSORY ENVIRONMENTS. - Cohen 1965, LSD AND THE AN-
   GUISH OF DYING. - Crocket u. a. 1963, HALLUCINOGENIC DRUGS AND THEIR PSYCHOTHERAPEUTIC USE.
   - De Ropp 1957, DRUGS AND THE MIND - Fisher 1970, ORIGIN AND MECHANISM OF HALLUCINATION. -
   Horowitz 1964, THE IMAGERY OF VISUAL HALLUCINATIONS. - Malitz u. a. 1960, SOME OBSERVATIONS
   ON PSYLOCYBIN...- McGlothlin u. a. 1966, LONG-LASTING EFFECTS OF LSD ON NORMALS. - Masters;
   Houston 1966, THE VARIETIES OF PSYCHEDELIC EXPERIENCE. - Moss 1967, THE HYPNOTIC INVESTIGA-
   TION OF DREAMS. - Osmond 1957, A REVIEW OF THE CLINICAL EFFECTS OF PSYCHOMIMETIC AGENTS. -
   Oster 1969, THE SCIENCE OF MOIRÉ PATTERNS. - Ostfeld 1962, EFFECTS OF LSD-25 AND JB-318 ON TESTS
   OF VISUAL AND PERCEPTUAL FUNCTIONS... - Pahnke 1964, DRUGS AND MYSTICISM: AN ANALYSIS OF THE
   RELATIONSHIP...- Savage 1955, VARIATIONS IN EGO FEELINGS INDUCED BY D-LYSERGIC ACID DIETHYLAMIDE.
   - Solomon 1964, LSD: THE CONSCIOUSNESS-EXPANDING DRUG. - Tart 1969, ALTERED STATES OF CON-
   SCIOUSNESS - Whitman u. a. 1960, DRUGS AND DREAMS

7 Kübler-Ross a.a.O. siehe Anm. 2

FORTENTWICKLUNG STATT ENTARTUNG

11. Jeder Mensch ist ein überaus komplexes »Energieaggregat« mit dem Potential, sich weiterzuentwickeln oder zu entarten.

Unter *Fortentwicklung* verstehen wir jenen höheren Grad an innerem Vermögen, an Durchschau von Erfahrungs- und Erkenntniswerten, an kritischer Einsicht in Folgerichtigkeit, der zu ausgereiften schöpferischen Leistungen und einem erfüllten Leben befähigt.

Als *Entartung* bezeichnen wir jenes große Ausmaß an Verwirrung unserer Erfahrungs- und Erkenntnisprozesse, mit dem zunehmend eine Tendenz zu Zerstörung und Selbstvernichtung einhergeht.

Jeder normale Mensch besitzt die Anlage und das Potential, also das erforderliche Rüstzeug, sich insgesamt weiterzuentwickeln. In gleicher Weise bleibt er jedoch empfänglich für vielerlei äußere oder innere negative Einflüsse, die zwangsläufig Körper und Geist verstören und zersetzen.

Was sich fortentwickelt oder degeneriert, ist nicht allein unser materieller Körper, sondern auch der aus emotionalen Energien bestehende *Ätherleib* und der aus spiritualen Feldern gewirkte *Astralleib* des Menschen. Mitunter differieren die materiellen Aspekte sogar von den spiritual-psychischen: Während der physische Körper womöglich degeneriert, entwickelt sich die geistige Ebene und besonders ihr spiritualer Teil auf einen höheren Grad von Durchschau und Einsicht hin oder umgekehrt. Etwa wenn im physischen Körper infolge einer schweren chronischen Erkrankung Schäden entstehen, können die psychisch-spirituellen Ebenen in derselben Zeit wachsen. Wir kennen als Beispiele einige Genies - Erfinder, Dichter, Maler und Musiker -, deren Fähigkeiten für wissenschaftliche oder künstlerische Leistungen sich zu einer Zeit ausprägten, als ihr physischer Körper infolge eines chronischen Leidens bereits verfiel. So ist das seltsame Erscheinungsbild bei manchen, die schließlich an schweren Erkrankungen sterben, durchaus kein Zufall: Sie zeigen während ihrer Leiden eine positive spirituale Entwicklung, nämlich, Milde und Güte prägten sich aus, die früher, während sie noch als »gesund« galten, niemand bei ihnen kannte.

Freilich können wir auch Gegenteiliges beobachten: Geisteskranke besitzen erstaunliche Widerstandskräfte im physischen Körper; sogar gegen äußerst gefährliche Epidemien. Anders als »gesunde« erkranken autistische Kinder nur selten an akuten, ansteckenden Infekten. Sie reagieren immun, weil der Schwerpunkt ihrer Störung in den anderen Ebenen liegt und der physische Körper intakt bleibt.

Obwohl diese Tatsache von großer Bedeutung ist, wurde sie bisher nicht ausreichend verstanden und nur von wenigen Ärzten beachtet.

Dieser unharmonische Werdegang des Menschen, während dem sich alle Ebenen separat, und nicht, wie es der Gesundheit entspräche, zusammen höher oder zurück entwickeln, ist ein Resultat der herrschenden, soziokulturellen Regeln. Oft erzwingen sie - als Instrument der Gesellschaft - bei dem Einzelnen eine ungesunde, manchmal gemeine Handlungsweise. Der menschliche Geist ersann eine Fülle raffiniert ausgeklügelter Methoden zum Verdrängen oder gar »Abtöten« von Gefühlen. Dies geschieht systematisch, indem man Phrasen zu Geboten erhebt: »Du darfst nie deine Gefühle zeigen«, »reagier nur nicht so emotional«, »wenn du weinst, bist du schwach und eine Plage für andere«. Es gibt viele solcher Beispiele für einen Prozeß, der aus dem Bewußtsein, sich »nur so richtig« zu verhalten, bei uns weithin abläuft. Er prägt in schlimmer Weise die öffentliche Meinung, dies sei die korrekteste Art, Kinder zu erziehen.

Besonders bei vielen Jugendlichen verbreitet ist sexueller Hedonismus; sie trennen ihre Emotionen vom physischen Körper, ziehen die Befriedigung ihrer Begierden echter Liebe vor und begeben sich damit auf einen Irrweg mit so heiklen und tiefgreifenden Konsequenzen, daß sie an den negativen Folgen zeit ihres Daseins kranken werden. Statt die sexuelle Vereinigung nur für eine Partnerschaft echter Liebe aufzusparen und dabei den Höhepunkt eines regenerativen, tief befriedigenden *schöpferischen* Akts zu erleben, praktizieren sie den physischen »Orgasmus« lediglich als »mechanischen Vorgang«, getrennt von jeglichem emotionalen Engagement. Auf diese Weise berauben sich diese Menschen selbst viel kostbarer kreativer und feinstofflicher Kräfte. Zurück bleibt eine unbeschreibliche Leere, Erschöpfung der Energien und eine emotionale »Sklerose«, die sie schon als Mittzwanziger vergreist und emotional tot aussehen läßt.

Das Mißverstehen der eigentlichen Funktion und mangelnde Kenntnis der Bedeutung unserer emotionalen Ebene kommt daher, daß sie die ergiebigste Quelle für Schmerz und Leiden des Einzelnen ist. Viele glauben, durch das »Abtöten« dieses Teils ihrer Natur das Erduldenmüssen von Schmerz vermeiden zu können.

Nur wenige begreifen die Bedeutung solcher Schmerzen und ihre Bildekräfte für die Entwicklung unserer menschlichen Art. Warum ignorieren so viele Wissenschaftler, daß uns gerade emotionales Leiden über eine sonst völlig tierische und primitive Existenz hebt? In der herrschenden Medizin Tätige berücksichtigen die wichtige Rolle der Emotionen kaum einmal. Sobald die Äußerungen menschlichen Empfindens extrem erscheinen, dämpfen sie jedes Gefühl dafür durch starke chemische Medikamente, bis es »gestorben« ist. Der Preis ist hoch: Die Folgen solcher »Therapie« müssen wir in naher Zukunft als an eine Katastrophe grenzend zur Kenntnis nehmen. Ohne jene Schranken, die normalerweise »ein gütiges freundliches Herz« setzt, werden sich emotional abgestumpfte, kranke und abartige Menschen gegenseitig terrorisieren, und zwar ohne davon berührt zu werden. Denken wir nur an die überhandnehmende brutale Kriminalität.

Mehr als alle anderen sollte jeder verantwortungsbewußte Arzt dieses Wissen für seine Patientinnen und Patienten hilfreich anwenden.

82

STIMULUS ODER INFORMATION

12. Unser Organismus spricht auf jeden ihm gegebenen Reiz immer als Ganzes an. In gesunder Verfassung erkennt er den Stimulus als Information, für die er empfänglich und somit verwundbar ist. Deshalb wird er veranlaßt, darauf anzusprechen und zu reagieren.

Wir kennen spezifische Stimuli wie Parasiten, Pilze, Bakterien, Viren, Mikroben, usw. und unspezifische wie Klimawechsel, emotionalen Schmerz, geistige Verstimmungen, Schocks etc. Unseren Organismus können jedoch nur solche Stimuli beeinflussen, für die er eine spezielle Anfälligkeit und Aufnahmebereitschaft hat; diese bezeichnen wir hier als seine *Empfänglichkeit*. Alle anderen Stimuli bleiben wirkungslos - oder harmlos.

Empfänglichkeit für bestimmte Stimuli bedeutet, es ist eine potentiell labile Gesundheit vorhanden; der Organismus leidet darunter entweder seit seiner Geburt, oder sie entstand unter besonderen Belastungen. An einem ungünstigen Zeitpunkt und durch übermäßigen Kraftverschleiß steigert sich die *Empfänglichkeit* für bestimmte Stimuli zu einem echt pathologischen Zustand. Das gleicht einem qualitativen Sprung, und eine akute oder chronische Erkrankung beginnt. Mit Hilfe der »Krankheitssymptome« reagiert der Organismus auf die verstärkte Störung seines Gleichgewichts. Dies ist ein naturgesetzlicher Vorgang: Ist die Patientin oder der Patient zu schwach, sterben sie; reicht ihre Vitalität nicht aus, wieder gesund zu werden, überleben sie zwar die Krise, entwickeln aber eine mehr oder weniger schwere chronische Erkrankung; sind sie stark genug, gesunden sie vollständig und gehen aus ihr sogar »gereinigt« und gekräftigt hervor.

Eine ganz andere Situation erleben wir, wenn dem Organismus ein starkes, gegen die Symptome gerichtetes chemisches Medikament verabfolgt und er von ihm womöglich über längere Zeit angegriffen wird. Drogen und Medikamente, seien sie verschrieben oder nicht, die jeden Tag Millionen Patienten und Süchtige überall auf der Erde einnehmen, besitzen unbegrenzte Kraft, das natürliche *Abwehrgefüge* des menschlichen Organismus zu zerstören, besonders sein Immunsystem. Chronisch-degenerative Erkrankungen, Krebs, AIDS, Morbus Alzheimer, Schizophrenie, Arthritis usw. sind Resultate solchen Zuwiderhandelns gegen das naturgegebene Abwehrverhalten unseres Organismus.

13. Der Grad an Empfänglichkeit oder Verletzbarkeit, den unser Organismus gegen einen spezifischen Reiz unterhält, ist direkt proportional der Kraft der Information oder des Stimulus.

Je nach der Beschaffenheit des Organismus fällt das Ausmaß der Empfindlichkeit oder Verwundbarkeit gegenüber unterschiedlichen Belastungen anders aus. Reagiert ein Organismus überempfindlich auf eine spezielle Bakterien- oder Virus-Art, wird er sich beim Kontakt mit diesem Mikroorganismus unmittelbar, dramatisch und durch heftige Symptome dagegen wehren. Je empfänglicher der Organismus ist, desto drastischer und unmittelbarer reagiert er, umso gefährlicher entwickelt sich die Erkrankung. Ein anderer Mensch, der für das selbe Bakterium oder das selbe Virus unempfänglich ist, kann es buchstäblich einnehmen, ohne daß es eine Wirkung zeitigt.[1]

Oder: ein Mann erfährt, daß seine Ehefrau ihn mit einem Liebhaber betrügt und erleidet dadurch einen emotionalen Schock. Aufgrund eines ähnlichen Erlebnisses in erster Ehe ist er hochsensibel gegen eine derartige Mitteilung. Bei solcher Voraussetzung, das heißt *Prädisposition*, trifft ihn diese Belastung besonders, und sein Organismus zeigt drastische Folgen: er bekommt - je nach den Veranlagungen in seiner genetischen Struktur - eine Depression, einen Herzanfall, Diabetes mellitus oder einen schlimmen Hautausschlag.

Jemand, der allergisch gegen Rosenpollen ist, wird beim Kontakt damit verheerende Auswirkungen spüren, während andere den Duft der Rosen genießen.

Der Patient A reagiert überempfindlich auf ein spezielles Antibiotikum; schon nach einer äußerst geringen Dosis verfällt er zusehends. Diese vielfach beobachteten allergischen Reaktionen erfordern - wie wir wissen - stets eine die feinsten Nuancen berücksichtigende, abwägende Überlegung beim Einsatz von Penicillin und seiner Derivate.[2]

Der Patient B hingegen kann zunächst beträchtlichen Dosen des selben Medikaments ausgesetzt werden, ohne daß er negative Auswirkungen spürt. Bei den meisten Menschen, die »gegen ihre Krankheit« Antibiotika erhalten, wird das Endergebnis nicht Heilung bedeuten, sondern zwangsläufig Verdrängung der Symptome und latente Hypersensibilisierung. Ist es nicht ein Aberwitz, wenn die überwältigende Mehrheit aller nach dem naturgesetzwidrigen Schema der herrschenden biochemisch-mechanistischen Medizin behandelnden Ärzte bei der Wahl ihrer therapeutischen Möglichkeiten gar nicht in Betracht ziehen, inwieweit Rückstände jener Antibiotika, Pestizide, Herbizide, Hormone usw., die wir alle seit Jahrzehnten über unsere Nahrung unfreiwillig in uns aufnehmen müssen, bei der oder dem Erkrankten bereits unwägbare *Prädispositionen* geschaffen haben? Wenn sie beim Patienten B in der üblichen törichten Weise mit dem Verordnen solcher Antibiotika fortfahren, verhelfen sie ihm »mit an Sicherheit grenzender Wahrscheinlichkeit« zu jener Empfindlichkeit, die bei nächster Gelegenheit als heftige allergische Reaktion hervorkommt. Vor kurzem haben auch Berichte über derlei Folgen etwa bei Rifampicin®, Amphotericin B®, Metronidazolen, Doxycyclinen und Tetracyclinen Aufsehen erregt.[3]

Jedenfalls wurde jahrzehntelang der Einsatz von Antibiotika, mit deren Hilfe in Ausnahmesituationen auch Menschenleben gerettet worden sind, in einer

84

Weise pervertiert, daß wir sie inzwischen als eine der größten Gefahren für unsere Weiterexistenz bewerten müssen. Was nützt es einem Patienten, wenn er eine akute Erkältung, Angina tonsillaris oder ein superinfiziertes Ekzem, die beispielsweise mit klassischer Homöopathie problemlos heilbar sind, infolge massiver Antibiotika-Behandlung abtauschen muß gegen ein Dahinvegetieren mit Nieren- oder Leberschäden, Knochennekrosen, Darmgeschwüren und Blutungen; Narbenbildung und Hautschädigungen etwa mit Überempfindlichkeit gegen Sonnenlicht, als Tauber, Blinder oder Hirngeschädigter? Berichte über derartige, lange während Martyrien lesen wir nämlich bereits seit mehr als zwanzig Jahren in der Fachliteratur.

Glücklicherweise wächst seit einem Jahrzehnt die Einsicht, und inzwischen ist auch manchem nur nach dem Universitäts-Lehrstoff arbeitenden Mediziner klar geworden, welch alarmierende Bedrohung von der die *Naturgesetze* negierenden Handhabung dieser »Wunderdrogen« ausgeht: Antibiotika dürfen allenfalls in Ausnahmesituationen verabreicht werden, in Notfällen, wo das Leben einer Patientin oder eines Patienten unmittelbar bedroht ist!

14. *Stimuli können positiv oder negativ sein, entweder Entfaltung oder Entartung befördern.*

Wir alle wissen um die heilsame Wirkung fürsorglicher Zuwendung bei in Nöte geratenen oder erkrankten Mitmenschen, besonders wenn das Einsicht bereitende Gespräch die »grauen«, verworrenen oder ungeklärten Bezirke ihrer emotionalen und geistigen Sphären erreicht. Die Idee der Psychotherapie basiert zum Beispiel auf dieser Voraussetzung. In gleicher Weise müssen jede für die Bereitung von Arznei verwendete Pflanze und jedes Mineral die notwendigen *Informationen* aufweisen, wenn sie für unseren erkrankten Organismus wirklich heilsam sein sollen.

Ein Stimulus besitzt stets die Wesensart eines ebenso *feinstofflichen wie kraftvollen Energieschubs.* In dem Augenblick, in dem dieser Schub über jene kritische Grenze gelangt, bis zu der unser Organismus das innere Gleichgewicht aufrecht erhält, findet eine *markante Änderung* statt: Selbstregulation oder Fehlsteuerung. Für die Verdeutlichung dieses Vorgangs leihen wir uns hier den physikalischen Begriff des *Quantensprungs,* denn damit ist er am ehesten vergleichbar, mit einer *Neuanordnung der Energiemuster.* Gleich einem *Quantensprung* ändert unser Organismus im Bruchteil einer Sekunde seinen Gesundheitszustand qualitativ: ein Prozeß der Entfaltung dank Selbstregulation - oder der Entartung durch Fehlsteuerung - beginnt, entweder Einschwingen ins Gleichgewicht oder Degeneration. Dieser *Quantensprung* ist für den Organismus des Menschen unabdingbar, will er die neue, durch einen gefährdenden oder förderlichen Stimulus ausgelöste Situation meistern.

85

Gefährdende, Entartung bewirkende Stimuli sind nicht allein die gefürchteten Bakterien und Viren, sondern auch alle Medikamente, die nicht gemäß den *Naturgesetzen* zubereitet und angewandt werden. Sobald unser Organismus dem Angriff eines solchen feindlichen Stimulus ausgesetzt ist, versucht das *Abwehrgefüge* zunächst, dessen »vergiftende« Wirkung auszuscheiden; gelingt ihm das, bleibt das Gleichgewicht erhalten. Bei wiederholter und längerer Konfrontation mit negativen Stimuli - chemischen Medikamenten, insbesondere Antibiotika - verläuft das »Kräftemessen« negativ, und die Fehlsteuerung beginnt.

Als Ergebnis einer so verlaufenen Entwicklung kennen wir beispielsweise AIDS. Antibiotika untergruben alle naturgemäßen Reaktionen des *Abwehrgefüges*. Folglich wurde die schützende Abwehrbarriere durchbrochen und sie konnte nur mittels *Quantensprungs* in einer tiefer gelegenen, die Effekte des AIDS-Zustands noch abwehrenden Schicht neu errichtet werden.

Durch diese defensive Rücknahme der Abwehr geraten nun leider auch tiefer liegende feinstoffliche Schichten in Unordnung. Weil massive chemische Eindringlinge die Abwehrkraft überlisten und teilweise sogar nachäffen, versagt das Immunsystem. Muß das *Abwehrgefüge* seine Verteidigungsbarrieren kontinuierlich weiter zurücknehmen, verlagern sich Störung und Zerstörung immer tiefer, bis hin zum zentralen Nervensystem, unserer sublimsten Schicht, in der sich AIDS-Zustände kundtun.

Der negative Einfluß von Antibiotika und anderen chemischen Medikamenten wirkt nicht allein quantitativ, sondern auch qualitativ. Quantitative Folgen offenbart unser Organismus als sichtbare Nebenwirkungen, qualitative als die stetig fortschreitende Untergrabung seines naturgegebenen *Abwehrgefüges*. Bei allopathischen Langzeit-»Therapien« sehen wir die naturgegebene Abwehr der Patientin oder des Patienten irregeführt und wie gelähmt. Sie verliert ihre Fähigkeit, heilende Reaktionen einzuleiten, weil chemische Substanzen sie ständig daran hindern und den *naturgewollten Abläufen* massiv entgegenwirken. Gerade diese aber wollen ernsthaft alternativ arbeitende Therapeuten durch ihre Anwendungen kräftigen. Der Regenerierungsprozeß kann nur dadurch beginnen, daß sich ein positiver Stimulus durchsetzt und Heilung »anschiebt«: wirkliche Heilung setzt also lediglich durch einen kraftvollen und spezifischen Stimulus ein.

15. *Während des Wechsels von Schicht zu Schicht aufgrund solcher Quantensprünge zeigt unser Organismus einen beachtlichen Widerstand; er kann nur durch die Qualität und Intensität der Stimuli überwunden werden.*

Unser Organismus richtet sich jederzeit unwillkürlich auf Belastungen ein, die er im Inneren oder von außen empfängt. Um sein Gleichgewicht, seine Homeostase aufrecht zu erhalten, mobilisiert er seinen Widerstand in Form von kleinen unmerklichen Veränderungen, die beständig für das innere Gleichgewicht sorgen.

86

Nun gibt es aber positive und negative Stimuli, die aufgrund ihrer Qualität und Intensität diesen Widerstand überwinden und so positive oder negative Prozesse einleiten.

Wenn ein Freund jemanden bittet, sein unstetes Leben zu ändern, wird der Angesprochene sich anfangs widersetzen; läßt der Freund aber nicht nach und nennt triftige Gründe, ja berühren diese eine empfängliche Saite der Persönlichkeit des Unsteten, akzeptiert er schließlich die Aufforderung. Derartiges geschieht mit jeder Anregung, mit jedem Reiz. Das Zustandekommen einer tiefgreifenden Veränderung im *Abwehrgefüge* hängt stets davon ab, wie nötig wir sie haben, ob sie uns etwas wert scheint und welche Empfänglichkeit - *Prädisposition* - wir dafür besitzen.

Wird ein Organismus ständig mit Antibiotika attackiert, muß er wegen der Stärke des Stimulus seine *Abwehrbarrieren* schließlich zurücknehmen; die Homeostasis wird in eine tiefere Schicht verdrängt. Das Bakterium Proteus beispielsweise, ein natürlicher Bewohner unserer Darmflora, mutiert bei anhaltender Antibiotikabehandlung in einen pathogenen Erreger und zeigt damit an, daß sich der gesamte Gesundheitszustand verschlechtert hat.

16. *Ein relativ gesunder Organismus pendelt andauernd in einer Art empfindlichen Gleichgewichts mit einem gewissen Unsicherheitsgrad an Voraussagbarkeit, was den zukünftigen Zustand betrifft. Ein neuer Zustand, der durch einen Stimulus entstehen kann, hängt von seiner gesundheitlichen Gesamtverfassung - auf allen drei Ebenen - und der Qualität und Intensität des empfangenen Stimulus ab.*

Aufgrund von *Naturgesetzen* befindet sich jeder gesunde Organismus in einem dynamischen Gleichgewicht, das er um jeden Preis aufrecht zu erhalten versucht. In dieser optimalen gesundheitlichen Verfassung bleibt er aber wegen seiner energetisch-dynamischen Natur auch verletzbar. Wenn alles in seiner Umgebung harmonisch und der Gesundheit dienlich ist, kann er dieses bestmögliche Gleichgewicht aufrecht erhalten. Es besteht jedoch immer die Tendenz, bei massiv negativer oder positiver Beeinflussung leicht die Balance zu verlieren. Jeder negative Prozeß ist dem »Entropieprinzip« verwandt, jeder positive dem »Lebensprinzip« und eröffnet ein neues Gleichgewicht auf einer höheren Existenzstufe.

Für einen negativen Stimulus ist es nicht allzuschwer, die äußerste *Abwehrbarriere* eines in gesundem Gleichgewicht pendelnden Organismus zu überlisten. Sobald dieser jedoch gestört wird, errichtet er eine weitere, viel schwieriger zu überwindende Sperre. Das heißt: Ein Stimulus, der die Störung in eine tiefere Schicht drängen kann, muß erheblich stärker und aggressiver sein. Wie bereits erwähnt, leistet der Organismus jetzt wesentlich intensiveren Widerstand, der mit Gewalt bezwungen werden muß, ehe er die *Abwehrbarriere* weiter rückverlagert.

Ein Beispiel: Das Leiden eines Patienten an Heuschnupfen begann in jungen Jahren anscheinend ganz plötzlich. Ein ziemlich schwacher Organismus oder ein starker Stimulus sind jetzt Voraussetzungen, um den Heuschnupfen zu unterdrükken und in eine Asthma-Anfälligkeit ausarten zu lassen. Einen derart starken Streß übt beispielsweise häufiger Gebrauch chemischer Medikamente - Antihistaminika - zur Linderung der Beschwerden aus. Sie trocknen die Nasenschleimhäute, stoppen damit den Katarrh vordergründig, zerstören aber ihre Reaktionsfähigkeit. Weil der Patient die rasche Linderung seines Katarrhs erheischt, muß der Organismus nun seine Abwehr auf einem tieferliegenden Feld, in den Bronchien, mobilisieren: sie äußert sich als asthmatische Belastung.

Nur selten geschieht dies naturgegeben. Nämlich allenfalls dann, wenn der Organismus bereits zu schwach ist, um die Störung peripher - in der Nase - zu halten, entwickelt sich ein solcher Prozeß unwillkürlich. Der Einsatz chemischer Medikamente, wie Antihistaminika, führt ihn zwangsläufig herbei, während bei »angeborener Schwäche« oder naturgegebenen Störungen nur begrenzte Möglichkeiten - entsprechend der *Prädisposition* - zur Verschlimmerung verbleiben.

Chemotherapeutika üben indes unbegrenzt suppressive Macht über jeden Organismus aus, wenn sie über längere Zeit in großen Mengen verabreicht werden. Falls dies sogar wiederholt geschieht, muß die stärkste Abwehr stetig weiter zurückweichen und neue, schwerere Erkrankungen zulassen.

Unsere These: AIDS gäbe es kaum als weltweite Bedrohung, und die Immunschwäche könnte Menschen nicht derart zerstörerisch epidemisch befallen, hätte nicht der pervertierte Gebrauch von Antibiotika den Weg bereitet; sie haben erst die furchterregende Verbreitungsbasis geschaffen, indem sie das Immunsystem der Betroffenen schwächten oder gar zerstörten.

Anmerkungen

1 Allbekannt sind zwei diesbezügliche Demonstrationen deutscher Ärzte: Max Pettenkofer (1818-1901), von 1865 an in München erster deutscher Professor für Hygiene, beschäftigte sich seit 1854 mit der Cholera und hielt die Boden- und Grundwasserbeschaffenheit für wichtigere Faktoren als einen spezifischen Choleraerreger. Er nahm 1868 Cholera-, Rudolf Virchow (1821-1902) trank Tuberkelbazillen, beide wollten - jeweils aus einem anderen Grund - deren Unwirksamkeit beweisen.

2 PRINCIPAL TOXIC, ALLERGIC AND OTHER ADVERSE EFFECTS OF ANTMICROBIAL DRUGS. In: MEDICAL LETTERS, 1968 - Sanders 1969, RASH ASSOCIATED WITH AMPICILLIN... - Smith; Johnson; Cluff 1966, STUDIES ON THE EPIDEMIOLOGY... - Stewart 1967, ALLERGENIC RESIDUES...

3 Hauser; Remington 1982, EFFECT OF ANTIBIOTICS ON THE IMMUNE RESPONSE... - Wing; Remington 1980, DELAYED HYPERSENSITIVITY AND MACROPHAGE FUNCTIONS... - Mukerjee u.a. 1973, EFFECT OF RIFAMPIN ON CUTANEOUS HYPERSENSITIVITY TO PURIFIED PROTEIN DERIVATIVE IN HUMANS...

DAS STADIUM DER SÄTTIGUNG

17. Sobald eine »kritische Reizschwelle« überschritten wird, reagiert unser Organismus abrupt, indem er sich verändert, sich neu strukturiert, um die Reizüberflutung auszuscheiden oder zu verarbeiten. Von diesem Moment an können Stimuli ihn nicht weiter beeinflussen, weil ein Stadium der Sättigung erreicht ist.

Noch einmal: Das gesundheitliche Gleichgewicht wird auf allen Ebenen aufrecht erhalten, soweit und solange das nur möglich ist. Dabei geschehen beispielsweise auf der physisch-materiellen Ebene hochkomplizierte Vorgänge, bei denen auch Kleinstlebewesen mit ihrem Eigenstoffwechsel in die Balance eingebaut sind und diese durch vielfältige Puffervorgänge beibehalten.

So wird etwa im Blut ein spezielles Milieu aufgebaut und bewahrt, das es den Symbionten - bestimmten Mikroorganismen - ermöglicht, ihre positive Aufgabe zu erfüllen und damit parasitäre Entwicklungen zu unterbinden.

Im Darm, einem unserer Immunorgane, wo lebenerhaltende Vitalstoffe in den Körper einfließen, erhalten Abermillionen nützlicher Bakterien die Schleimhaut gesund. Durch ständiges Wirken der um 500 verschiedenen Bakterienarten und deren Eigenstoffwechsel entsteht ein Milieu, welches verhindert, daß Fremdbakterien, krankmachende Keime oder Pilze sich entwickeln und vermehren können.

Gutartige Bakterien sind also einerseits Platzhalter: allein durch ihre Anwesenheit auf der Darmschleimhaut verhindern sie das Einnisten anderer Keime. Andererseits stimulieren sie durch ihren Stoffwechsel die Immunabwehr der Darmschleimhaut. Auf diese Weise werden nämlich potente Abwehrkörper gebildet, zum Beispiel die Immunglobine vom Typ A-IgA.

Wenn nun äußere oder innere Reize dieses naturgegeben harmonische Milieu verändern, verschiebt sich das Gleichgewicht. Solange es dank »innerer Reserven« - wie den eben genannten, feinabgestimmten Puffersystemen - einbalanciert werden kann, pendeln die einzelnen Stoffwechselphasen der Organe wieder ins Gleichgewicht ein. Ausreichend guter Schlaf, viel Bewegung in frischer Luft, Licht und Wärme, ausgewogene Ernährung sowie positiv stimulierende emotionale Erlebnisse und Empfindungen erhalten auf diese Weise unsere Gesundheit.

Nehmen indes die krankmachenden Reize überhand - anhaltender Mangel an Schlaf, frischer Luft, Sonnenlicht, Bewegung, durch Smog und andere Umweltgifte, längere Unterkühlung, fast-food-Ernährung, den Verzehr von antibiotikahaltigem Fleisch, Alkohol, Dysstreß, Schock, suppressive Behandlung mit Chemotherapeutika oder Antibiotika - wird unser Organismus über den Nasen-Rachen raum, den Darm oder sogar über das Gefäßsystem - intravenöse Injektionen - überschwemmt und er kann die Milieuveränderungen nicht mehr ausgleichen. Dann löst unser *Abwehrgefüge* eine ganz eigene Schutzreaktion aus, und zwar nach einem für die naturgemäße Entwicklung einer Erkrankung geltenden Gesetz.

Dieses besagt: Sobald eine Virus-, Bakterien- oder Mikrobenart den Organismus angegriffen hat und die aktuellen Abwehrprozesse ausgelöst worden sind, *verändert* sich sein *energetisch-dynamisches Feld* sofort, so daß dem Organismus weitere Plagen durch Eindringlinge erspart bleiben.

Ist diese augenblickliche Anpassung vollzogen, kann er nicht mehr von *äußeren* Stimuli weiter affiziert werden, weil er, in dem Bestreben sich selbst zu schützen, seine chemische Zusammensetzung schon verändert hat. Damit ist das Stadium der *Sättigung* erreicht und die Abwehranzeichen - Symptome - beginnen sich zu zeigen. Eine spezifische Erkrankung entwickelt sich und damit ist unser Organismus für weitere ähnliche Reaktionen blockiert.

Wäre das Gegenteil der Fall und der Organismus infizierte sich fortwährend, müßte jeder Mensch an dem ständigen Zustrom der in seiner unmittelbaren Umgebung massenhaft existierenden vielfältigen Virus-, Bakterien- und Mikroben-Arten sterben.

Was geschieht aber, wenn ein Mikroorganismus in den Körper eindringt und auf förderliche Bedingungen trifft? Um zu überleben, vermehrt er sich rasch. Das schadet natürlich dem Organismus; und weil dieser gleichfalls überleben möchte, bekämpft er die Eindringlinge, indem er die erste *Abwehrbarriere* errichtet und dadurch eine Vielfalt von Symptomen äußert. Seine Abwehr reagiert schlagartig, die chemischen Veränderungen laufen ab, und eine weitere Empfänglichkeit ist ausgeschlossen. Die oder der Erkrankte kann nun in der selben Umgebung, in der er sich infizierte, ausheilen und wird sich nicht mehr neu anstecken.

90

DIE »NATUR« DER URSACHE VON ERKRANKUNGEN

18. *Jede Erkrankung kann sich nur unter zwei Voraussetzungen manifestieren: Erstens muß der Organismus anfällig dafür sein, und zweitens muß es eine auslösende Ursache geben.*

Zur ersten Voraussetzung gehört die *Prädisposition* des Organismus, zur zweiten der Streß oder der Stimulus. Beide sollten stets gleichzeitig vorhanden sein, damit sich zuverlässige Erkrankungsmerkmale entwickeln können, der Therapeut also eine klare Symptomatologie erkennen kann.

Selbstverständlich sind nach unseren Vorstellungen und *Grundsätzen* die *auslösenden Ursachen* keinesfalls materiell, sondern stets dynamisch, energetisch zu begreifen, wenngleich wir sie als Viren, Bakterien, Pilze oder gar als Kummer bezeichnen.

Tatsächlich kommt es zu Erkrankungen stets als Folge von unerträglichen Belastungen, also *Dysstreß*. Dazu gehören außer Viren, Bakterien und anderen Mikroorganismen auch jede Art Verstimmungen unseres Geistes und Gefühls, die jeder Mensch im Umgang mit seiner Umwelt aufbaut. Die Untersuchungen über das Thema *Streß* sind inzwischen umfangreich.[1]

Bei uns Menschen besitzen ein Reiz oder ein pathologischer Mikroorganismus gleiche Kapazitäten zum Hervorrufen einer Erkrankung. Wenn wir deshalb von Stimulus oder *Streß* sprechen, umschreiben wir damit einen Reiz, der für unseren Körper eine spezielle, sofort erkennbare Bedeutung hat. Solche Stimuli nennen wir die *auslösende Ursache*, die angeborene *Prädisposition* hingegen die *unterhaltende Ursache* der Erkrankung.

19. *Krankmachende Informationen oder Stimuli können wir empfangen durch die geistige / spirituelle Ebene die emotionale / psychische Ebene die physische / instinktive Ebene*

Jene Stimuli, die wir über unsere geistige oder emotionale Ebene - Denken und Fühlen - empfangen, können ganz verschiedenartige Erkrankungen auslösen. Dies ist inzwischen Allgemeinwissen, und niemand bezweifelt es mehr. Die Psychosomatik befaßt sich sogar vornehmlich mit diesen komplizierten Zusammenhängen und versucht sie zu ergründen, zumal die Auswirkungen auf allen Ebenen - je nach individueller Veranlagung geistig, emotional oder physisch - nachweisbar sind.

Diese Art *auslösende Ursache* ist somit keineswegs »physisch«. Es sind dynamische und energetische Störungen. Ein vergleichbarer dynamischer Prozeß erfolgt freilich auch, wenn unser physischer Körper durch Stressoren erkrankt, die völlig materiell erscheinen, wie Mikroben, Viren und Bakterien.

20. *Jede Erkrankung manifestiert sich nur, wenn die vibrierenden Schwingungsfrequenzen des Stimulus mit denen des Organismus übereinstimmen.*

Derartige Übereinstimmung begründet augenblicklich einen neuen Energiezustand und verändert damit die innere physikochemische Umgebung, in der die spezifischen Viren, Bakterien usw. gedeihen und sich vermehren können. Hier ist freilich etwas vorweggenommen, worauf wir später noch ausführlich eingehen.

Zunächst interessiert die Antwort auf unsere skeptische Frage: Wie können wir ohne Bedenken die Vorstellung akzeptieren, ein emotionaler oder mentaler Schock verursache Erkrankung, während wir uns kaum bewußt machen, daß derlei Beeinträchtigung viel eher einen Wandel des Energie-Zustands als eine materielle Änderung hervorruft?

Eine weitere Frage bleibt zu klären: Können sich die Bedingungen innerhalb unseres Gesamtorganismus, nachdem unser Körper von einem belastenden Reiz heimgesucht wurde, so entwickeln, daß die Umwandlung eines unschädlichen Mikroorganismus in einen pathologischen vonstatten gehen kann?

Die Antwort gab Marc Lappé: »Weil wir unseren eigenen Körper zum Kriegsschauplatz der chemischen Kontrolle von Bakterien machen, zerschlagen wir das natürliche ökologische Gleichgewicht jener Mikroorganismen, welche die Homeostase unserer inneren und äußeren Oberflächen aufrecht erhalten...Der übermäßige Gebrauch von Antibiotika wie Penicillin mag daran beteiligt sein, den Boden für Epidemien antibiotika-resistenter Bakterien und eben auch AIDS bereitet zu haben.«[2]

Diese resistenten Organismen sind alles andere als »Forscher-Spielzeug«. Viele von ihnen tragen dieselben Erkrankung verursachenden Eigenschaften in sich wie jene Keime, an deren Stelle sie jetzt existieren. Außerdem ist dadurch ein Langzeitrisiko aufgetürmt worden, das überhaupt nicht einkalkuliert war, gegenwärtig aber die »antibiotisch abgesicherte« Generation bedroht. Die Infektionen der achtziger Jahre waren bereits weitaus schwieriger »zu beherrschen« und unter Kontrolle zu bringen als frühere, die der neunziger Jahre lehren die Ärzte das Fürchten.

Anmerkungen

1 Literatur in: v.Eiff (Hrsg.) 1976, SEELISCHE UND KÖRPERLICHE STÖRUNGEN DURCH STRESS
2 Lappé 1986, WHEN ANTIBIOTICS FAIL...

DIE UNIVERSALE ENERGIESTRUKTUR ALS GRUNDPRINZIP

Erinnern wir uns an das in früheren Abschnitten bereits Erläuterte: Die drei Ebenen des Menschen dürfen wir keinesfalls separat und ohne Verbindung zueinander sehen, sondern sie funktionieren dank einer für unsere Existenz erforderlichen und sie verbindenden *Energiestruktur*.

21. *Unsere drei Funktions-Ebenen durchdringt und verbindet ein universales oder kosmisches Energiefeld, das in Charakter und Qualität neutral ist. Seine Aufgabe ist es, wie alles im Universum, auch unseren hierarchisch - geistig, emotional, physisch - gegliederten Organismus zu beleben. Jede Ebene des Menschen benötigt und gebraucht diese Basisenergie und formt sie für ihre Bedürfnisse und Funktionen um. Sie ist die Grundvoraussetzung auch für alle physischen Lebensäußerungen.*

Bisher konnten wir bereits einen kleinen Teil der Wirkungsweise dieser uns aus dem Kosmos zufließenden Kräfte aufhellen. Wir wissen, wie sie von Erforschern metaphysischer Geheimnisse umschrieben worden ist. Das geschah über Jahrtausende in dem Vokabular der jeweiligen Epoche. Trotzdem mangelte es stets an geeigneten, treffenden Begriffen für die Vorstellungs- und Erfahrungshorizonte früherer Generationen. Auch uns erschwert dieser Mangel noch eine allgemeinverständlich »bildhafte« Darstellung, denn die forschenden Physiker gehen derzeit noch betont zurückhaltend mit den von ihnen entdeckten »handgreiflichen« Beweisen um. Aber zweifelsfrei erhärten ihre Entdeckungen vieles, was Esoterikern seit über 6.000 Jahren bekannt ist.

Die *Universalenergie* besitzt absolut neutrale Eigenschaften - also weder gute noch schlechte -, abgesehen von den Grundqualitäten, die jeder Energie eigen sind. Diese *Urkraft* erlangt unterschiedliche Wesensmerkmale entsprechend der jeweiligen spezifischen materiellen Manifestation, die sie belebt.

Sie verleiht allem Materiellen »Leben« und ist seine *Energie*. Albert Einsteins Formel und die Kernspaltung haben uns eine gewisse Vorstellung der Energie vermittelt, die »in der Materie verborgen« ist. Seiner Erkenntnis verdanken wir die wissenschaftliche Formulierung dafür, daß alles in unserer materiellen Welt Existierende nichts anderes als *Energiefelder* sind. Aber diesem Beweis und den Arbeiten anderer Gelehrter zum Trotz, beharren die Lehrenden der herrschenden biochemisch-mechanistischen Medizin noch immer darauf, unseren Körper wie eine Maschine oder ein chemisches Laboratorium abzuhandeln. Wir können es nicht oft genug klagen, daß sie dadurch in fatalem Irrtum unsere wirkliche Natur und Struktur sowie die Gesetze ignorieren, die allein uns erst Leben ermöglichen und es erhalten.

Inzwischen werden nämlich mehr und mehr Muster unserer menschlichen Energiestrukturen enträtselt. Sie lassen viele neue Fragen offen, auf die berufene Forscher wiederum Antworten suchen. Sie zum Wohle der Menschheit zu finden, wird nur durch bereitwillig unvoreingenommen beteiligtes Bemühen auch der Mediziner möglich sein, die sich endlich mit diesem wichtigsten Aspekt unserer Gesundheit beschäftigen müssen.[1]

Stellen wir uns die *Universalenergie* als ein unerschöpfliches, unbegrenztes kosmisches Depot vor, das wir - wie viele Physiker bereits voraussagen - in Zukunft bewußt »anzapfen« und nutzen werden. Wir dürfen ihm jede benötigte Menge reiner Energie entnehmen und sie millionenfach einsetzen. Hätte die etablierte Medizin nur einen Bruchteil ihrer allein auf den physikochemischen Teil des Menschen konzentrierten Forschungen und Anstrengungen darauf verwendet, die bei Gesundheit und Erkrankung waltenden *Naturgesetze* zu erkennen, wären wir bereits einen erheblichen Schritt weiter.

Unsere *48 Grundsätze für eine neue Bewertung von Gesundheit und für das Heilen von Erkrankungen nach Naturgesetzen* sind in diesem Buche lediglich schemenhaft skizzierbar. Gäben sie den Verantwortlichen einen Anstoß, ihre hier angedeuteten Fehler und unsere Anregungen zu deren künftiger Vermeidung frei von überholtem Wissensballast und von Vorurteilen zu durchdenken und eine Diskussion darüber zu beginnen, wären Sinn und Zweck dieser Arbeit bereits zu einem Gutteil erfüllt.

22. *Unser Körper ist so gestaltet, daß alle wichtigen, wertvollen und sensiblen Organe am besten geschützt sind, um auf diese Weise deren Sicherheit und unser Weiterleben zu gewährleisten. Die optimale Beschaffenheit des menschlichen Organismus, welche sowohl den Grundsatz der Hierarchie als auch seines gestaffelten Schutzes verdeutlicht, können wir anhand von stumpfen Kegeln darstellen.*

Das Bild auf Seite 95 zeigt, daß der physische Körper die emotionalen und geistigen Ebenen einschließt. Ferner stellt es die verschiedenen, potentiell vorhandenen »Verteidigungslinien« seines *Abwehrgefüges* dar. Dort erkennen wir Verbindungen zwischen den physischen Organen und den emotionellen und geistigen Funktionen. Darüber hinaus verdeutlichen die drei ineinander geschobenen und sich zum größeren Teil überlappenden stumpfen Kegel unsere drei Energie-Ebenen: der äußere Kegel symbolisiert die physische, der innere die geistige und der mittlere die emotionale. Gemeint ist, daß die physisch-materielle Ebene, die gröbste und am wenigsten verwundbare, in direkten Kontakt mit der physischen Umgebung kommt, während die anderen beiden Ebenen, deren Bedeutung und Sensi-

94

bilität größer sind, und die deshalb besseren Schutz benötigen, tiefer liegen; besonders gilt dies für die geistige Ebene, die deshalb im Zentrum angeordnet ist.

Die senkrechten Linien des stumpfen Kegels treffen, wenn wir sie nach oben weiterziehen, auf einen Punkt: Damit ist die besondere, ja einzigartige Herkunft des Menschen angedeutet.

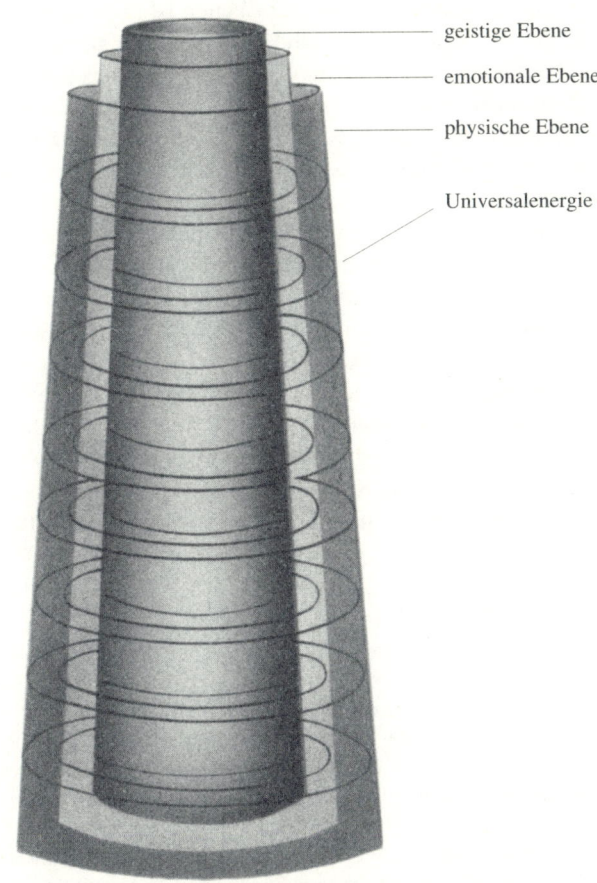

geistige Ebene

emotionale Ebene

physische Ebene

Universalenergie

Drei konzentrisch angeordnete Kegel symbolisieren den Aufbau des menschlichen Organismus mit dem naturgegebenen Schutz seiner Teile

23. *Primär müssen wir die drei stumpfen Kegel als Zonen verstehen, die voneinander getrennt und gleichzeitig in viele komplexe Schichten von Organisationsmustern oder Energiefeldern gegliedert sind. Jede der Ebenen kann durch ihre eigene Vibrationsfrequenz identifiziert werden.*

Diese Vibrations- oder Schwingungsfrequenzen sind:
- geistige Energie (G_E) hohe Frequenz
- emotionale Energie (E_E) mittlere Frequenz
- physische Energie (P_E) niedrige Frequenz

Die Energiefelder sind in der materiell-physischen Ebene überaus intensiv und dicht; wesentlich feiner und aufgelockerter in der emotionalen und am feinsten in der geistigen. Kraftquell aller drei Ebenen ist die *Universalenergie.*

Offenbar ist jedes menschliche Wesen vom Augenblick seiner Zeugung an mit einem bestimmten Bestand an »Keim-Kraft« ausgestattet. Sie legt seine normale Lebensdauer fest - außerhalb der unvoraussagbaren Ereignisse wie Unfälle, Erkrankungen oder gewaltsamer Tod. Theoretisch hängt die Länge unseres Erdendaseins von dieser »Keim-Kraft« und unserer genetisch festgeschriebenen Prädisposition ab.

Voraussichtlich besitzen wir bereits in naher Zukunft die Fähigkeit, den späteren Grad der Gesundheit des Neugeborenen und seine wahrscheinliche Lebensdauer im voraus zu erfassen.

Des weiteren wären in verschiedenen Lebensphasen vorgenommene Gesundheits-Messungen denkbar, die genaue Angaben über Stärken und Schwächen liefern. Wenn nicht alles täuscht, wird es bald Tests geben, mit denen sich unsere physische Kraft, emotionelle Gesundheit oder deren Verlust ermitteln lassen und womöglich sogar anspruchsvolle Prüfungen unserer geistigen Fähigkeiten...

Scherz beiseite: Auf solche Weise vorgenommene präventive Messungen wären über den Schutz unserer Gesundheit hinaus auch für deren Verbesserung auswertbar.[2]

Anmerkungen

1 Adamenko 1970, ELECTRODYNAMICS OF LIVING SYSTEMS. - Alexander 1962, BIOMAGNETICS...- Barnard 1963, BIOLOGIC SYTEMS' MAGNETIC SUSCEPTIBILITY. - Barnothy 1964, BIOLOGICAL EFFECTS OF MAGNETIC FIELDS. - Beal 1973, ELECTROSTATIC FIELDS... - Becker 1963, RELATIONSHIP OF THE GEOMAGNETIC ENVIRONMENT TO HUMAN BIOLOGY. - Bohm 1951, QUANTUM THEORY. - Bohm 1980, WHOLENESS AND IMPLICATE ORDER. - Bohm; Hiley 1975, ON THE INTUITIVE UNDERSTANDING OF NONLOCALITY AS IMPLIED BY QUANTUM THEORY. - Clynes 1970, BIOCYBERNETICS OF THE DYNAMIC COMMUNICATION... - Cohen 1975, MAGNETIC FIELDS OF THE HUMAN BODY. - Eddington 1939, THE PHILOSOPHY OF PHYSICAL SCIENCE. - Heisenberg 1971, SCHRITTE ÜBER GRENZEN. - Khodolov 1966, THE EFFECT OF ELECTROMAGNETIC AND MAGNETIC FIELDS AND THE CENTRAL NERVOUS SYSTEM. - Krippner; Rubin 1975, THE ENERGIES OF CONSCIOUSNESS. - Mutschall 1969, BIOLOGICAL EFFECTS OF MAGNETIC FIELDS. - Presman 1970, ELECTROMAGNETIC FIELDS AND LIFE. - Russo; Caldwell 1971, BIOMAGNETIC PHENOMENA: SOME IMPLICATIONS FOR THE BEHAVIORAL AND NEUROPHYSIOLOGICAL SCIENCES. - Smirnov 1977, INTRODUCTION TO PLASMA PHYSICS. - Szent-Györgyi 1960, INTRODUCTION TO SUBMOLECULAR BIOLOGY. - Whitehead 1925, SCIENCE AN THE MODERN WORLD

2 Rumland 1998, DAS WÜNSCHELRUTENPHÄNOMEN

DIE BEDEUTUNG DER EBENEN

Schneller als von derzeit noch nach alten Denkschemata Lehrenden erwartet, dürfte das Wissen um die Bedeutung unserer geistigen und emotionalen Ebenen eine starke Aufwertung erfahren. Jeder Mediziner kann sich dann vergegenwärtigen, wozu es tauglich ist. Aber auch die geltenden Erziehungsprinzipien dürften danach umzugestalten sein ins wirklich Humane. Wir wünschen uns Schulen, in denen die Pädagogen Mozarts Streichquintetten, Rembrandts Radierungen oder William Turners Gemälden, der Philosophie der alten Ägypter, Chinesen, Griechen, den Mystikern Indiens und Europas wenigstens gleichviel Unterrichtszeit widmen wie der Mathematik und Chemie.

Lehrstoff und Ausbildung sind ja gegenwärtig nur deshalb derart unausgeglichen und mangelhaft, weil sie lediglich darauf zielen, Intelligenz und körperliche Kraft hochzuzüchten, ohne den emotionellen und spirituellen Anteil menschlichen Seins zu entfalten. Alles beruht auf Wettbewerb, Eitelkeit und dem Streben nach Macht, statt auf Liebe und Weisheit, die uns Stufe um Stufe weiterbringen. Zur Zeit überwältigen noch Technologie und Massenrausch alles Individuelle und halten die Menschheit damit in ihrem Bann. Selbst Intelligenzler sind Sklaven der Technik. Wer nicht den Anschluß an den vermeintlichen Fortschritt verlieren will, muß immer mehr arbeiten und darf keine »glückliche Gelegenheit« dazu versäumen.

Auch das müssen wir bis zum Überdruß wiederholen: Das Anhäufen materieller Werte bezahlte die Menschheit letztlich mit der Einbuße spiritueller Fähigkeiten und weitgehendem Verlust ihrer Gesundheit.[1]

24. *Nach dem Entwurf unserer Grundsätze ist die übereinstimmende Wechselwirkung zwischen der geistigen, emotionalen und physischen Ebene deutlich. Individuelle emotionelle Charakterzüge korrespondieren mit bestimmten Organen oder Funktionen des physischen Körpers oder des Geistes und umgekehrt.*

Mag es manchem noch zu früh oder gar anmaßend erscheinen, über eine Wechselbeziehung zwischen der Art und Weise, wie wir denken und fühlen, und der Beschaffenheit unserer physischen Organe zu sprechen- aufgrund der reichen Erfahrungen und Erkenntnisse umfassend gebildeter Ärzte ist diese Feststellung indes wohlbegründet.[2]

Menschen mit einer speziellen Art von Furcht werden eine entsprechende Unordnung in einem ihrer Körperorgane entwickeln.[3] Charakterliche Starrheit beispielsweise kann in der Muskulatur, besonders aber in den Sehnen, Verspannung, Steifheit und Verkürzung hervorrufen.[4] Viele geizige Personen, die krampfhaft ihr Geld festhalten, leiden an Hartleibigkeit und Verstopfung. Übereinstimmendes zwischen Geiz und Krebs bedarf noch genauerer Prüfung. Oder: Jemand, der zuviel Verantwortung übernommen hat, begegnet uns mit steifem Nacken. Bei Depressiven finden wir häufig Erkrankungen der Leber. In ihren Lebensfragen versagende, unentschlossene Menschen können Lähmungen entwickeln.

Dies sind nur wenige allgemein gehaltene Beispiele, Anregungen für die künftige Forschung. Darüberhinaus sind noch viele andere Parameter solchen Beachtens und Betrachtens wert.

Anmerkungen

1 Mumford 1970, THE PENTAGON OF POWER
2 Alexander 1950, PSYCHOSOMATIC MEDICINE. - Dorfman 1966, CLOSING THE GAP BETWEEN MEDICINE AND PSYCHIATRY - Engel 1974, THE PSYCHOSOMATIC APPROACH TO INDIVIDUAL SUSCEPTIBILITY TO DISEASE. - Friedman; Glasgow 1966, PSYCHOLOGIC FACTORS AND RESISTANCE TO INFECTIOUS DISEASE. - Lacey; van Lehn 1952, DIFFERENTIAL EMPHASIS IN SOMATIC RESPONSE TO STRESS. - Lipowski 1977, PSYCHOSOMATIC MEDICINE IN THE SEVENTIES: AN OVERVIEW. - Pelletier 1979, A PERSPECTIVE APPROACH TO PSYCHOSOMATIC MEDICINE. - v. Uexküll; Wesiack 1991, THEORIE DER HUMANMEDIZIN. GRUNDLAGEN ÄRZTLICHEN DENKENS UND HANDELNS
3 Worchester 1931, PSYCHOLOGICAL CORRESPONDENCES
4 Reich 1973, SELECTET WRITINGS

25. Jedem Menschen sind spezifische Anfälligkeiten oder Anlagen angeboren, die das Entstehen einer Erkrankung ermöglichen. Solche Mängel nennen wir Prädispositionen - das sind bestehende konstitutionelle Empfindlichkeiten.

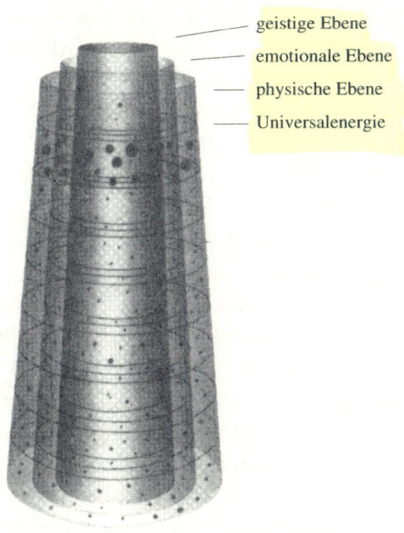

geistige Ebene
emotionale Ebene
physische Ebene
Universalenergie

Dieser Kegel symbolisiert *Prädispositionen*, die im Organismus verborgen liegen

Prädispositonen rühren her von
A ererbten Komplexen - genetischen Vorgaben - von den Eltern und deren Vor-
fahren, die durch die Art und Weise der Zeugung »gemischt« wurden;
B unangemessener Betreuung während der Schwangerschaft, Geburt, Kindheit,
der pubertären und danach folgenden Entwicklung;
C äußeren Umständen, die einen Menschen zwingen, in einer ihm abträglichen
Weise zu denken oder negative Gefühle zu entwickeln;
D karmischen Zusammenhängen.

Ererbte Komplexe - genetische Vorgaben - von den Vorfahren

Ererbte Prädispositionen sind inzwischen durch ausgiebige Gen-Forschungen zu
einem Teil aufgedeckt worden. So ist es bereits möglich, in komplizierten Labo-

99

ratoriums-Untersuchungen festzustellen, für welche Erkrankungen bei der oder dem Betreffenden eine Veranlagung besteht. Die Universitätsmedizin kann auf diesem Gebiet beachtliche Fortschritte verbuchen. Wir müssen freilich davor warnen, jede »moderne« Spielart manipulativen Eingreifens in die naturgegebenen Vorgänge vorschnell zu bejubeln. Inzwischen ist es allgemeines Wissensgut geworden, daß bestimmte genetische Prädispositionen eine Rolle bei der Manifestation spezieller »Erbkrankheiten« spielen. Natürlich fällt es der herrschenden Medizin leichter, solche Zusammenhänge für die Entstehung chronischer Leiden zu akzeptieren, als bei akuten Erkrankungen.

Auch plasmagebundene Eigenschaften bestimmen unsere Prädispositionen. Die Art der Mischung solcher Erbfaktoren wird von den glücklichen oder ungünstigen Umständen - etwa Alkoholabusus - bei der Zeugung mitbestimmt.

Derlei genetische Veranlagungen, die sich durch Streß und unterschiedliche negative Umwelteinflüsse entfalten, sind bei Diabetes, Bluthochdruck und coronaren Herzerkrankungen erkennbar. Im Zusammenhang mit akuten Infektionen führten Universitätsmediziner den neuen Begriff »persönliche Immunität« ein. Damit wollen sie die unerklärbare - will sagen: von ihnen noch negierte - Tatsache bezeichnen, daß, obwohl viele Menschen mit dem gleichen Agens infiziert werden, wesentlich weniger auch an der deshalb erwarteten Infektion erkranken. Andererseits bemühen sie schließlich die Vorstellung einer »persönlichen Empfänglichkeit« für die Deutung des entgegengesetzten Phänomens, nämlich die Überreaktion auf spezifische krankmachende Reize, also auch bei Allergien.[1]

Die Homöotherapie hingegen geht seit ihrer Begründung von der Erkenntnis aus, daß eine Prädisposition die Voraussetzung für jede Erkrankung ist.[2]

Bis zur Gegenwart nutzt die Universitätsmedizin dieses Wissen um die individuelle Anlage eines Menschen weder in ihrer Therapie noch in der kostenaufwendigen Forschung. Ein Ergebnis dieses Negierens ist, daß empfindliche Patientinnen und Patienten Arzneien erhalten, die sich bei ihnen verheerend auswirken. Die iatrogenen Folgen von Primaquine, Phenacetin, Sulfonamiden, Furadantin und Aspirin bei Menschen, die einen Mangel an G-6-PD-Enzymen haben, sind inzwischen allbekannt. Unglücklicherweise verordnete man viele andere Medikamente wie Isoniazid, Succinylcholin, H_2O_2, Chemikalien für die Anästhesie und Anticoagulantien usw., deren ungeeigneter Einsatz dazu führte, daß verschiedene genetische Anomalien entdeckt wurden, eben solche besonderen Prädispositionen.[3] Als einziges *mitsinniges* Zugeständnis bezog die etablierte Medizin die Möglichkeit von »Überempfindlichkeitstests« vor der Penicillin-Behandlung in ihre Überlegungen ein.

Schäden aus falscher Behandlung während unserer Lebenszeit

Ungeeignete Therapien sind seit geraumer Zeit der Grund für viele Erkrankungen. Allergien gehören heute in den Arztpraxen zu den Alltagsdiagnosen, weil das

leichtfertige Verordnen von Seiten der Mediziner, der unkontrollierte Eigen-
erwerb und Konsum von Medikamenten durch die Wohlstandsgesellschaft tief in
unser Immunsystem eingreifen. Inzwischen ist jedes zweite Schulkind allergisch,
jedes dritte leidet an Neurodermitis, jedes vierte an Asthma.[4]

Dieser Mißbrauch hat bereits eine Fülle früher unbekannter pathologischer
Zustände im Gefolge. Einer der einschneidendsten bleibt die stetig zunehmende
Überempfindlichkeit gegen Penicillin; sie entstand allein infolge der pervertierten
Anwendung dieses »Wundermedikaments«. Obwohl die offizielle Medizin von
bis zu 50% Placeboheilungen spricht, verordnen Ärztinnen und Ärzte in unseren
Tagen mehr nebenwirkungsbelastete Arzneien als je zuvor. An die Folgen auch
für die Kostenlawine im Gesundheitswesen denken dabei zwar viele, aber man
richtet sich meist nach den Empfehlungen der Pharma-Hersteller.

Die Statistiken offenbaren eine erschreckend hohe Zahl iatrogen Erkrankter.[5]
Darin sind aber beileibe nicht alle erfaßt, sondern nur solche Patientinnen und Patienten, die während der Behandlung mit Chemotherapeutika augenfällige Symptome zeigten. Weitaus größer ist indes die Zahl Betroffener, deren Leiden erst
nach dem Abschluß solcher Therapien als Spätschäden erkennbar wurden; sie stehen nicht in den Statistiken, weil die Verantwortlichen den unmittelbaren Zusammenhang einstweilen noch bestreiten. Pharmakologen stützen diese Haltung und
klassifizieren die Nebenwirkungen der schädlichen Medikamente als »Kurz-«
oder »Langzeiteffekt«. Letzterer verursacht aber gerade jene unvorhersehbaren
Spätfolgen, die weit gefährlicher sind, weil sie einen kaum hoch genug zu be-
fürchtenden zerstörerischen Einfluß in die naturgesetzlichen Abläufe unseres Lebens bringen; dabei sollten wir nicht nur an die Anfälligkeit für Krebs denken.[6]

Bei so vielen dokumentierten Nebenwirkungen besonders in Form von Kurz-
zeitschäden interessiert vor allem die Frage, ob all die anderen Patientinnen und
Patienten, die das gleiche Medikament in hoher Dosierung eingenommen haben,
keinerlei Schäden davontrugen. Bezeichnenderweise stellen die für chemisch-
pharmazeutische Unternehmen tätigen Forscher solche Fragen nicht.

Die Wirklichkeit sieht so aus: Jede Patientin oder jeder Patient wird von chemischen Medikamenten je nach seinen genetischen Anlagen und seiner Empfänglichkeit mit Nebenwirkungen oder Spätschäden befrachtet:
- Alle, deren allgemeiner Gesundheitszustand schon sehr schlecht ist und, die
  auf das verabreichte Medikament überempfindlich reagieren, werden die
  Therapie kaum überleben.
- Andere, deren Vitalität sich noch in besserer Verfassung befindet, die aber
  sehr empfindlich auf das Medikament reagieren, werden mit schweren Neben-
  und Nachwirkungen davonkommen.
- Jene, deren Gesundheit zwar stark gemindert ist, die aber wenig empfindlich
  gegen das verabfolgte Pharmakon sind, tragen erhebliche Spätschäden davon,
  je länger sie das Medikament einnehmen; ihr Organismus verlegt nämlich seine »Abwehr« in eine tiefere Schicht zurück.

- Diejenigen aber, deren Allgemeinverfassung noch stabil ist, und die nicht empfindlich auf das Chemotherapeutikum reagieren, können solche Behandlung mit geringen Nebenwirkungen, die wieder vollständig verschwinden, relativ gut verkraften.

Diese Klassifizierung wäre noch wesentlich detaillierter fortzusetzen; hier dürften aber die genannten Beispiele genügen. Als wesentlich müssen wir uns einprägen, daß jeder massive Angriff mit Chemotherapeutika im menschlichen Organismus mannigfaltige, individuell höchst unterschiedliche Wirkungen und Nebenwirkungen in Gang setzt. Es ist unmöglich, sie im einzelnen ohne intensivere alternative Forschungen zu erfassen, ihrem Wert und ihrer Art nach einzuordnen. Eine beträchtliche Anzahl dieser routinemäßig verordneten »Allheilmittel« begründet neue Prädispositionen und Anfälligkeiten und kann eine schlummernde in eine voll aufblühende Erkrankung umwandeln.[7]

Äußere Umstände, die Menschen dazu zwingen, in einer spezifischen Weise zu denken oder negative Gefühle zu entfalten

Die dritte Möglichkeit für das Entstehen von Leidens-Prädispositionen sind unglückliche Ereignisse im Leben des Menschen, die ihn dann zu negativen Gedanken und Gefühlen verleiten. Denken wir etwa an Eltern, die sich sehnlich ein Kind wünschten und plötzlich vor der Aufgabe stehen, einen behinderten kleinen Erdenbürger aufziehen und pflegen zu müssen. Manche akzeptieren diese schwierige Pflicht und nehmen sich seiner liebevoll an. Für andere wird das Ereignis zu einer Quelle quälenden Kummers und freudloser Bitterkeit; sie empfinden die an sie gestellten täglichen Anforderungen als Zumutung, als unerträgliche Tortur. Ihre konstant negativen Gedanken und Gefühle prädisponieren ihren Organismus in der Regel für ernste gesundheitliche Mängel. Wir erfuhren dies sogar an Patientinnen und Patienten, deren Verfassung vor der Belastung relativ robust war. Dasselbe gilt für alle Geschehnisse, die dauerhaft eine Quelle geistiger Irritationen und emotionellen Leids sind.

Karmische Zusammenhänge

In jahrtausendealten Hochkulturen hat die Erkenntnis, daß jeder Mensch einer starken Verkettung von Ursachen aus seinen oder seiner Vorfahren früherer Existenzen ausgesetzt ist, auch in der Medizin einen festen Platz, so etwa in China, Tibet, Indien usw. Ob derlei karmische Abhängigkeit bestimmte Anlagen begünstigt, daß die Patientin oder der Patient von einer spezifischen Erkrankung befallen wird, sollten wir auch im Westen intensiv erforschen und bei der Prognosestellung angemessen berücksichtigen, statt sie - wie bei den meisten »Koryphäen« der biochemisch-mechanistischen Medizin üblich - überheblich als »primitiven Aberglauben« abzutun. Denn damit verhalten sie sich so wie jene

Äquatorialafrikaner, die ihr Dorf noch nie verließen, gleichwohl aber vehement die Existenz von Eis und Schnee bestritten.

26. *Prädisposition ist eine potentielle Anlage, die sich bei uns Menschen - je nach der Vitalität des Einzelnen und der Summe und Intensität der Belastungen - lebenslang verborgen erhalten oder manifestieren kann.*

Hier genügt eine kurze Erläuterung, weil die Folgerung leicht verständlich ist: Ein Mensch kann mit schwacher Konstitution und Anlagen für vielerlei Leiden zur Welt kommen. Er muß aber nicht zwangsläufig erkranken, wenn er ein gesundes, ausgeglichenes Leben führt und genug Glück hat, keinem ihm feindlichen Stimulus ausgesetzt zu sein, der seine Prädisposition aufregt und deutlich werden läßt.

Solche Erdbewohner finden wir freilich nur noch in wenigen Gegenden, die relativ unbehelligt geblieben sind von den »Segnungen der modernen Chemie und Pharmazie«, und wo das Leben noch im Rahmen einer natürlichen Ordnung abläuft. In unseren großen Städten dürften wir sie vergeblich suchen. In diesem Zusammenhang müssen wir uns nämlich eine weitere Tatsache einprägen: Viele chronische Leiden kommen hauptsächlich bei Menschen auf, die in unseren heutigen Ballungsgesellschaften leben mit all ihren umweltbedingten Verunrei-

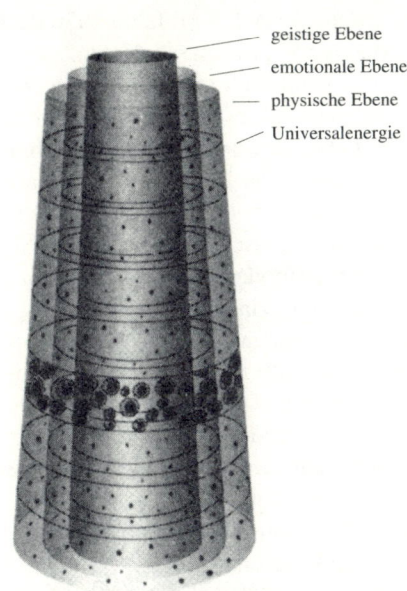

geistige Ebene
emotionale Ebene
physische Ebene
Universalenergie

Dieser Kegel symbolisiert aktive Prädispositionen

103

nigungen, denaturierten Nahrungsmitteln, dem Mangel an sauberer Luft, Bewegung, menschlicher Wärme und Anteilnahme sowie den ärztlich verordneten und rezeptfrei erworbenen Medikamenten: »Erst die Pille zum Pennen, danach die Pille zum Rennen!« Diese Lebensumstände wecken schlummernde Veranlagungen und bescheren neue.

Selbstverständlich werden noch immer gesunden Eltern Kinder mit exzellenten Erbanlagen geboren, die dennoch ziemlich jung sterben. Der Grund ist oft das Zusammentreffen von zwei der erwähnten extrem negativen Einwirkungen: Stark belastende äußere Umstände, die über lange Zeit ungute Gefühle wie quälenden Kummer, verzehrenden Haß oder unterdrückten Haß und Ärger erzeugen, sowie unangebrachte Therapien, die routinemäßig oder inkorrekt angewandt werden.

Andererseits begegnen wir glücklicherweise immer wieder Menschen, die zwar mit latenten Voraussetzungen für schwere Erkrankungen auf die Welt kamen, diese aber positiv bewältigten und mit Hilfe einer *naturgesetzlichen* Heilung total überwunden haben. Es ist durchaus kein Wunder, daß ein Mensch mit Anlagen und Möglichkeiten für ein Alter bis zum fünfundsiebzigsten Lebensjahr seinen fünfundachtzigsten oder gar hundertsten Geburtstag feiern kann, sofern er sich in seiner ganzen Lebensweise danach hält.

Gegenwärtig verlängern oder verkürzen wir unsere potentielle Lebensspanne durch die Art, wie wir uns behandeln und wie wir unser Dasein gestalten. Die meisten aufwendig publizierten Erwartungen über eine Verlängerung der Lebenserwartung in den fortschrittlichen Industrieländern sind indes irreleitend. Vor dem Bekanntwerden von AIDS im Jahre 1976 durften wir in DHSS PREVENTION AND HEALTH, EVERYBODY'S BUSINESS = VORBEUGUNG UND GESUNDHEIT, JEDERMANNS GESCHÄFT, lesen: »Alljährlich steigen die Gesundheitskosten, sie gehen in die Höhe ohne irgendeinen wachsenden Gewinn für die Bevölkerung. In den letzten 30 Jahren ist die Lebenserwartung im Durchschnitt nicht über ein Alter von 45 Jahren hinausgelangt«. Ivan Illich verwendete als Quelle die Veröffentlichung von Charles Stuart, ALLOCATION OF RESOURCES TO HEALTH[8] = DIE VERTEILUNG DER GELDER FÜR GESUNDHEITSAUSGABEN. Er schreibt: »Im Gegensatz zu den Umweltverbesserungen und den modernen, nicht professionellen Gesundheitsmaßnahmen, blieb die spezifische medizinische Behandlung des Menschen bedeutungslos für die Abnahme der allgemeinen Krankheitsbelastung oder die Steigerung der Lebenserwartung. Deshalb ist es schon eine Ironie, daß während der noch nie dagewesenen Hochkonjunktur des Gesundheitswesens der Vereinigten Staaten von Amerika sich eine andere Priorität etablierte: Kurz nach dem Beginn der Kostenexplosion begann die Lebenserwartung der erwachsenen Männer abzusinken und sie geht seither stetig weiter zurück.«[9]

Diese in den USA ermittelte Entwicklung trifft für die europäischen und alle anderen Industrieländer ebenso zu.

Auch die Lebensqualität hat sich dramatisch verschlechtert.. Wir wissen, daß nicht selten Menschen im Alter von 35 Jahren bereits als »tot« angesehen werden müssen, und zwar, weil - wie wir schon erwähnten - die Qualität ihrer Gesundheit sich drastisch vermindert hat. Geistige und emotionale Störungen begannen in frühem Lebensalter, haben sich über lange Zeit fortgesetzt und jede echte Freude, wirkliches Glücksgefühl zunichte gemacht. Der Volksmund erfand aus gutem Grund den Begriff »wandelnde Leiche« für Menschen, die allein mit großen Dosen Medikamenten ihre jämmerliche Existenz fristen. Wir beschäftigten uns in einem früheren Kapitel mit diesen nach modernen medizinischen Methoden Behandelten, die jahrzehntelang kostenaufwendig dahin vegetieren.

Kein offiziell Forschender hat bislang versucht, die Gesamtzahl der Menschen unserer westlichen Gesellschaft zu ermitteln, die mit sehr ernsten chronischen Leiden wie Polyarthritis, Epilepsie, Alzheimerscher Krankheit u.v.a. »dahinsiechen« und die immensen Kosten dafür errechnet, welche die Allgemeinheit aufbringen muß, um derlei kummervolles Dasein zu verlängern. Freilich, die etablierte Medizin kann nämlich auf solche Ergebnisse keinesfalls stolz sein.

Warum erreichen die Gesamtaufwendungen des Gesundheitswesens - von Fürsorge im eigentlichen Wortsinn kann ja keine Rede sein! - bei uns so gigantische Höhen? Sie ließen sich allenfalls rechtfertigen, wenn jeder von uns über eine beträchtliche Zeitspanne krank wäre. Die Universitätsmedizin wendet zwar viel Zeit und Mühen für das Erstellen von Statistiken auf, aber deren Zahlen sind absolut nicht repräsentativ für das wirkliche Geschehen. Skandalös ist freilich, daß viele Verantwortliche sich derart fragwürdige »Rechtfertigungen« genügen lassen. Weil die Zahl derer stetig wächst, die Fehler in den bei ihnen angewandten Therapien vermuten, befürchten oder gar nachweisen, sind inzwischen sogar viele Mediziner skeptisch und vorsichtig geworden.

27. *Jeder Organismus verfügt über verschiedene Prädispositions-Schichten; sie können bei Belastungen zu einer Erkrankung ausarten.*

Wird die erste *Prädispositions-Schicht* bei einer Patientin oder einem Patienten zur Reaktion gebracht, ist dies medizinisch meist noch ungefährlich. Erst wenn der Organismus fortwährend feindlichen Reizen - etwa von Antibiotika - ausgesetzt wird, geraten die in tieferen Schichten lagernden *Prädispositionen* in Aufruhr. Die Störung dringt weiter ein und wird damit ernster, die Behandlung problematischer. Der Mensch muß sterben, sobald seine zentrale Prädispositions-Schicht, seine gefährlichsten Erkrankungspotentiale aufgeregt sind und voll zum Ausbruch gelangen.

Dies geschah zweifelsfrei unter anderem bei AIDS. Und angesichts unserer hier vorgestellten These kann wohl jeder medizinisch logisch Denkende nachvollziehen, welch irreparables Chaos im erkrankten Organismus verursacht wird, wenn gegen »Pneumocystis carinii pneumonia« - also einen Endzustand von AIDS - weiterhin Antibiotika verabfolgt werden.

28. In den pathologischen Wirkungskräften gegen den menschlichen Organismus kennen wir graduelle Reiz-Unterschiede. Die Ernsthaftigkeit einer Erkrankung verhält sich proportional zum Reizungsgrad.

Sobald eine Prädisposition durch einen Stimulus aktiviert wird, gegenüber dem der Organismus eine größere Anfälligkeit besitzt, beobachten wir das Erscheinen ernster Symptome.

Der Grad des Reizes auf eine empfängliche Schicht durch einen Stimulus ist für das Geschehen von großer Bedeutung; denn die wechselseitige Reaktion zwischen Reiz und Abwehr fördert das Resultat sehr rasch zutage. Hierbei handelt es sich letztendlich um das Zusammentreffen »gleichgearteter« Energie.

Zuerst verschmilzt der Stimulus mit dem Organismus, danach kommen die Erkrankungssymptome auf. Sie sind sozusagen ein »Lebewesen, das nach der Umarmung mit Befruchtung und Inkubationszeit« - in der die Erkrankung zwar empfangen wurde, aber sich noch nicht manifestiert hat - »geboren wird«.

Je größer nun der Reiz des Stimulus auf die attackierte Schicht ist, umso gefahrvoller wird die Erkrankung. So wie der Reiz oder die Empfänglichkeit des Organismus abnimmt, klingt analog die Heftigkeit der Symptome ab. Dieses *naturgesetzliche* Prinzip erklärt uns, warum manche Menschen äußerst dramatische Symptome entwickeln und an einem Infekt sterben, während andere bei gleichen Umständen nach angemessener Linderung bald wieder genesen.

Aber ungeachtet der recht unterschiedlichen *Prädispositionen* für und Reaktionen auf krankmachende Reize und trotz ziemlich differenzierten gesundheitlichen Gesamtverfassungen, verordnen Mediziner in den Allgemeinpraxen und Krankenhäusern ihren Patienten »pflichtgemäß« üblicherweise bei den unter Sammelbegriffen - Diagnosen - bekannten Erkrankungen dasselbe Einheitsmedikament. Sie ignorieren völlig die individuellen Eigenheiten und Empfindlichkeiten, die »Ausgangslage« des Organismus. Andererseits befürchten freilich viele Patienten, daß sie sterben müssen, wenn sie in kritischen Situationen keine Antibiotika oder andere chemische Präparate erhalten.

Dieser Trugschluß wird allerdings nicht mehr von der Mehrheit der Mediziner unterstützt, und auch die Zeiten sind vorüber, in denen ihn chemisch-pharmazeutische Unternehmen durch geschickte Werbung suggerierten. Inzwischen liegen allzuviele gründliche Untersuchungen mit eindeutigen Beweisen darüber vor, daß massive Medikamentenbehandlung bei Epidemien wenig oder gar nichts zu deren Verminderung beigetragen hat.[9]

Calvin M. Kunin zog bereits im Jahre 1978 das Resümee: »Wie es auch sein mag, wenn Antibiotika ohne ausreichende Tests über die Empfindlichkeiten des infizierten Organismus verordnet werden - oder wenn die Infektion bereits über längere Zeit vorhanden ist - sind Probleme die Regel und keinesfalls eine Ausnahme. Eins davon ist das Entstehen neuer Bakterienarten, die auch gegen die neuesten Antibiotika resistent sind... Der vorausgegangene Fehler bestand darin, überhaupt Penicillin einzusetzen, um jede Erkrankung der Atemwege damit zu behandeln. Wenn nur der geringste bakteriologische Verdacht aufkam, wiederholte man ihn, etwa bei Staphylokokken-Befall. Also jene Infektionen, die auf konservative Behandlung - wie Spalten und Ausleiten von Furunkeln - angesprochen hätten, waren systematisch mit ihnen bekämpft worden, ohne das Bestreben, vorher die Bedürfnisse der Patienten oder die Auswirkungen auf die Bakterien zu ergründen.«[10]

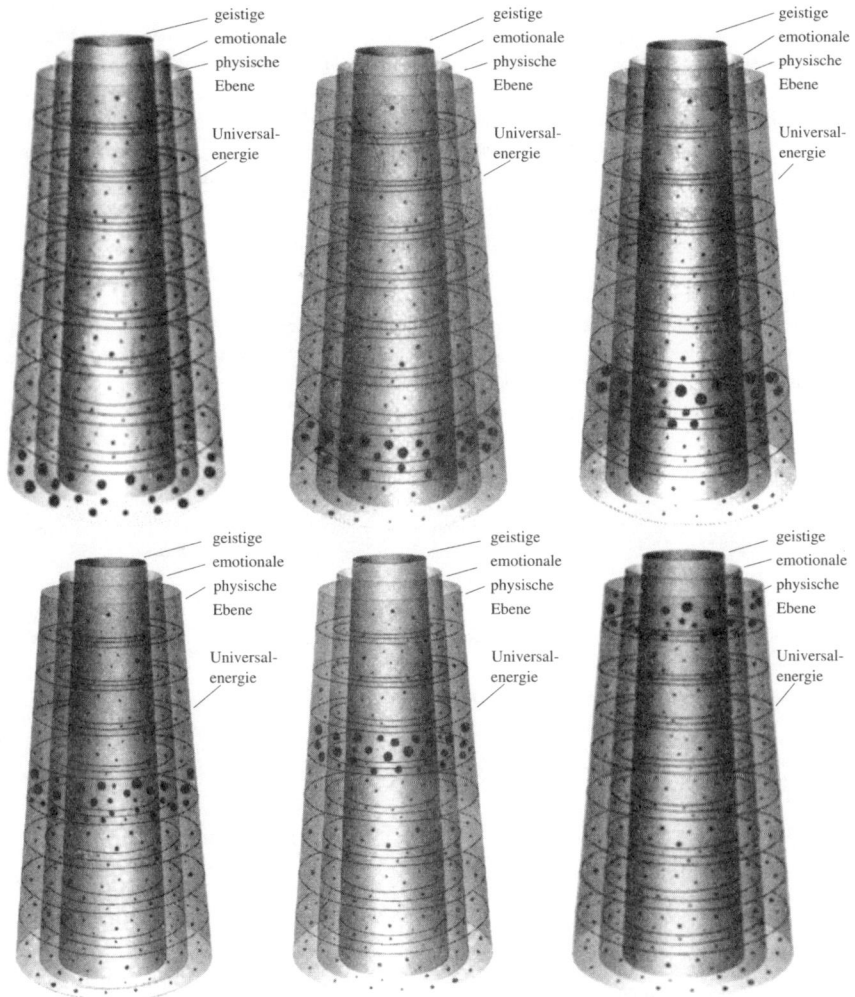

Sechs Kegel zeigen symbolhaft die drei Ebenen mit Prädispositionen in verschiedenen Schichten des Organismus

107

Anmerkungen

1 Emery 1968, HEREDITY, DISEASE, AND MAN... - ders. 1968, ELEMENTS OF MEDICAL GENETICS. - Jinks 1964, EXTRACHROMOSOMAL INHERITANCE - Steinberg; Bearn (Hrsg.) 1972, PROGRESS IN MEDICAL GENETICS

2 Hahnemann 1810, ORGANON DER RATIONELLEN HEILKUNDE

3 Wintrobe 1964, THE THERAPEUTIC MILLENIUM AND ITS PRICE

4 Emery 1968, ELEMENTS OF MEDICAL GENETICS

5 Cannon 1994, DER TEUFELSKREIS. WENN ANTIBIOTKA KRANK MACHEN. - ders. 1996, ANTIOTIKA. DIE SANFTEN KILLER. - Dixon 1977, NOSOCOMIAL INFECTIONS...- Finland 1972, CHANGING PATTERNS OF COMMON BACTERIAL PATHOGENS TO ANTIMICROBIAL AGENTS. - Ders. 1973, SUPERINFECTIONS IN THE ANTI-BIOTIC ERA - ders.1978, AND THE WALLS COME TUMBLING DOWN: MORE ANTIBIOTIC RESISTANCE...- Ders. 1980, EMERGENCE OF ANTIBIOTIC RESISTANCE IN HOSPITALS 1935-1980. - Foucault 1993, DIE GEBURT DER KLINIK... - Illich 1977, LIMITS TO MEDICINE... - Kunin u.a. 1973, USE OF ANTIBIOTICS. - Kunin 1978, PROBLEMS OF ANTIBIOTIC USAGE... - Ders. 1979, ANTIBIOTIC ACCOUNTABILITY. - Simmons 1978, AN OVERVIEW OF PUBLIC POLICY AND INFECTIOUS DISEASES

6 Wintrobe 1964, a. a.O.

7 Illich 1977, a.a.O.

8 Illich 1977, a.a.O.

9 McKeown 1979, THE ROLE OF MEDICINE - McKinlay; McKinlay 1977, THE QUESTIONABLE CONTRI-BUTION OF MEDICAL MEASURES TO THE DECLINE OF MORTALITY... - Porter 1971, THE CONTRIBUTION OF THE BIOLOGICAL AND MEDICAL SCIENCES TO HUMAN WELFARE

10 Lappé 1986, WHEN ANTIBIOTICS FAIL...

DAS ABWEHRGEFÜGE

29. *Unser menschlicher Organismus besitzt ein sehr komplexes Abwehrgefüge;
     es ermöglicht ihm, sein optimales Gleichgewicht aufrecht zu erhalten. Die-
     ses Abwehrgefüge ist seinen physischen Komponenten übergeordnet und
     wirkt auf einer Energie-Ebene.*

Wir kennen folgende wichtigen physischen Teile:
  - das Immunsystem
  - das Retikulo-endotheliale System [RES]
  - das sympathisch-parasympathische oder animale Nerven-System
  - das Hormonsystem
  - das Lymphsystem

   Wird der menschliche Organismus von einem feindlichen Stimulus bedrängt,
mobilisiert er einen Teil oder mehrere Komponenten seines *Abwehrgefüges*. Welche es sind, hängt stets von der Art des Belasters und der körpereigenen Empfindlichkeit gegen ihn ab. Das gesamte *Abwehrgefüge* ist derart feinsträngig vernetzt,
daß es im normalen Zustand jede Bedrängung registriert.

   Dabei müssen wir folgendes berücksichtigen: Bevor unser Immunsystem etwa zu reagieren beginnt, hat es dafür eine Anweisung »einer zentralen Intelligenz-
quelle« erhalten, die in und zu gleicher Zeit über allen Einzelsystemen waltet.

   Wer oder was veranlaßt aber die Mobilisierung eines dieser Teilsysteme? Wie
und durch was wird das, was jenseits der heute verfügbaren größten »künstlichen
Intelligenz« liegt, auf so wundersame Weise gesteuert? Zur vereinfachten Erklärung dieses komplexen Gefüges sei hier ausnahmsweise einmal der gegenwärtig
gern verwendete Begriff des »Super-Computers« herangezogen: Die im Körper
der Lebewesen aus kosmischer *Universalenergie* gespeiste *Dynamis* reagiert als
Energiefeld-Struktur unvorstellbar intelligenter als die leistungsstärksten Hoch-
leistungscomputer. Sie sorgt vor, gleicht aus, warnt also stets auf der vom
feindlichen Stimulus am stärksten bedrängten Schicht.[1]

30. *Sobald aufgrund einer Empfänglichkeit unseres Organismus etwas Bela-
     stendes drängenden Einfluß ausübt, überquert es die Schwelle des zunächst
     unschlüssig verharrenden Gleichgewichts. Der Organismus schafft jedoch
     in seinem Abwehrgefüge mittels »Quantensprung« ein neues Muster von
     geringerer Kohärenz. Steht der Organismus unter dem Druck eines »kriti-
     schen« Stimulus, gibt es offenbar für jeden Gesundheitszustand verschiede-
     ne Möglichkeiten.*

Wir wollen zunächst die Begriffe klären: »unschlüssig verharrendes Gleichgewicht« bezeichnet die subtile Balance zwischen den Graden der Gesundheit und Erkrankung. Wir können es uns visuell vielleicht am ehesten mit einem Menschen vorstellen, der sich auf einem einige Meter über dem Erdboden straff gespannten Drahtseil bewegt. Er sieht überlegen aus, solange er problemlos einen Fuß vor den anderen setzen kann. Gleitet er jedoch aus, so fällt er auf der linken oder rechten Seite in die Tiefe. Medizinisch gesehen stürzt er auf eine tiefere Schicht - das gesundheitliche Gleichgewicht gerät ins Wanken.

In Übereinstimmung mit der Quantentheorie ist bekannt, daß die ihre Bahnen ziehenden Elektronen als Energiebänder oder stehende Wellen wahrgenommen werden. Wie wir wissen, können Elektronen aufgrund gewisser Einflußfaktoren einen Wechsel der Bahnen vollziehen:
- Äußere Erregung, also Gewinn oder Verlust von Energie
- Nukleare Beeinträchtigung

»Das wahrnehmbare Verschwinden und Wiedererscheinen eines Elektrons zwischen den Bahnen ist eine Folge der Tatsache, daß dieses planetarische Elektron keine Identität hat, es sei denn entlang einer nuklearen stehenden Welle - zum Beispiel einem Energieband.«[2]

So betrachtet, bedeutet äußere Erregung für unseren Organismus »auslösende Ursache« für etwas sehr Belastendes oder eine Erkrankung, während eine «nukleare Beeinträchtigung« die unterstützende Ursache, die ihm anhaftende *Prädisposition* ist. Unter »nuklearen Beeinträchtigungen« haben wir also mehr spezifisch jene im Organismus stattfindenden inneren Wechsel zu verstehen, die eine Entwicklung der Erkrankung zulassen.

Etwas Belastendes - ein pathologisches Agens - dürfen wir uns als »Elektron« vorstellen, das Gesundheit oder Leiden bestimmt. Es hat keine »Identität« aus und durch sich selbst. Soweit es unseren Organismus betrifft, ist es zunächst ein nicht existierendes Phänomen; aber es erlangt Kraft, sobald es zwischen ihm und dem Organismus zu einer Reizsituation kommt, in deren Gefolge eine Fessel entsteht. Anders ausgedrückt: diesem Agens wächst verheerende Kraft erst durch die spezielle Empfänglichkeit des Organismus zu, in dem es sich manifestieren kann.

Belastende Stimuli können durchaus äußerst bösartig sein, ohne daß sie die »Kraft« besitzen, krankhafte Veränderungen bei uns Menschen zu bewirken, weil unser Organismus einfach nicht empfänglich für sie ist. Es gibt ja Beispiele, in denen etwa Träger des HI-Virus auch nach 10 Jahren keinerlei Symptome aufweisen, die diesem »Krankheitserreger« zugeschrieben werden. Zu Erkrankungen kommt es also nur, wenn die innere Kondition des Menschen der Entwicklung eines pathogenen Agens förderlich ist.[3] So kann sich etwa eine Erkältung oder eine »Grippe« nur entwickeln, wenn der Mensch durch *Dysstreß* darauf »eingestimmt« worden ist. Erst seine konditionelle Schwäche regt ein Virus oder Bakterium an, sich zu entfalten und einen ihm gemäßen Stoffwechsel auszulösen. Derlei Erkenntnisse sind nicht neu; sie werden heutzutage sogar fast allgemein akzeptiert, aber betrüblicherweise in der medizinisch-wissenschaftlichen Forschung der Universitäten oder ihrer Therapeutik - wo nicht gänzlich ignoriert - überwiegend falsch gedeutet.

Alle Welt versucht herauszufinden, woher der angeblich AIDS verursachende HI-Virus gekommen ist. Über Jahre bemerkte niemand, daß er schon lange in vielen Menschen »ruhte«.[4] Mit mannigfachen bösartigen Erkrankungen sehen wir uns in ihren epidemischen Auswüchsen einfach nur deshalb konfrontiert, weil die meisten der daran Leidenden durch den Mißbrauch von Medikamenten und eine Schwächung des inneren Stoffwechsels aufgrund denaturierter Ernährungsweise derart geschädigt wurden, daß ihre Immunsysteme inzwischen untauglich dazu sind, gegen Viren und Bakterien anzukämpfen.

Seit geraumer Zeit besitzen wir einige Kenntnisse über Mutationen von Mikroorganismen durch den Einfluß chemischer Medikamente im Körper. Am Anfang der Pathogenität des HI-Virus haben solche Mutationen oder das Eingreifen bestimmter Kofaktoren Pate gestanden. Zahlreiche Patientinnen und Patienten, die aufgrund ihres Lebenswandels eine besondere *Empfänglichkeit* entwickelt hatten, wurden schließlich die potentiellen Infektionsquellen für andere, ähnlich *Vorbelastete*.

Jeder gesundheitlich intakte Mensch lebt hingegen in einem dynamischen Gleichgewicht, das starke oder schwache Belastungen ausgleicht, solange günstige Lebensumstände und angemessene Phasen der Erholung dies ermöglichen. Kommt es aber zu permanenten Belastungen, wird der Organismus unter Dauerstreß gesetzt, entsteht eine Labilität bis zum Verlust jeder Dynamik.

Denken wir zum Beispiel daran, wie oft während eines Tages unsere Stimmung wechselt? Wenn wir ängstlich, mißmutig oder gar in depressiver Verstimmung sind, finden tiefgreifende Veränderungen in unserem *Abwehrgefüge* statt; sie schwanken übereinstimmend mit der äußeren und inneren Verfassung. Unverkennbar ändert sich unsere Stimmung nicht nur kurzfristig, sondern in längeren Zeitabschnitten, so daß - je nach Belastung - sogar Depression vorherrschen mag.

Im Zustand einer längeren Depression verschwindet das zum Aufrechterhalten des Gleichgewichts nötige »Elektron«, denn konsequenterweise ist die Abwehr des Organismus in eine andere Realität seines Energiestatus gewechselt. Wenn solch eine Verlagerung in eine tiefere Schicht stattfindet, dürfen wir das am einfachsten als »Quantensprung« umschreiben.

Unser *Abwehrgefüge* scheint zunächst stets umschlüssig zu sein, welcher Weg zu wählen ist. Denn es gibt Vorgaben und Parameter, die eine Wahl aus mehreren Möglichkeiten zulassen und denen der Organismus unter den jeweils gegebenen Belastungen folgen kann - das ist die »Theorie der Ungewißheit«. Siehe auch Werner Heisenbergs »Unschärfe- oder Unbestimmtheitsrelation«.[5]

Die Situation wird vielleicht verständlich, wenn wir uns an Situationen erinnern, wo Wetterwechsel einen besseren oder schlechteren Gesundheitszustand zur Folge hatten. Wir können gut nachvollziehen, daß ein elektrisches

Potential der Atmosphäre den menschlichen oder tierischen Organismus beeinträchtigt und beobachten viele, die an den Folgeerscheinungen leiden oder plötzlich zusammenbrechen.

31. *Erkrankungen sind nichts anderes als die Aktivierung und ein folgerichtiges Sichtbarwerden von Prädispositionen als Reaktion auf Belastungen.*

Aus dem bisher Dargelegten wissen wir, daß Erkrankungen sich nur manifestieren, wenn es eine grundlegende, anhaltende Ursache dafür gibt, und daß diese Ursache eben nicht Viren, Bakterien oder Pilze sind, sondern eine »tief sitzende« Prädisposition des betroffenen Lebewesens. Viren, Bakterien, Pilze werden erst schädigend oder zerstörerisch aktiv, nachdem sich das Milieu des von ihnen berührten Individuums negativ verändert; nur dadurch kommen ideale Brut- und Tummelplätze für sie zustande.

Falls individuell »passende« Viren oder Bakterien zufällig nicht gegenwärtig sind, können sie freilich auch durch eine Reihe von Mutationen oder Metamorphosen bereits vorhandener Mikroorganismen entstehen.[6]

Dank solcher Einsicht wird zwangsläufig das gesamte bisherige Forschungs- und Therapiekonzept der Universitätsmedizin, nach dem ja feststständige Viren, Bakterien, Pilze usw. die auslösenden Ursachen für Erkrankungen sein sollen, als falsch und sogar schädlich gelten müssen.

Das Nachvollziehen unserer Erkenntnis erfordert zweifelsfrei einschneidende Veränderungen in der künftigen medizinisch-pharmazeutischen Forschung und Therapie. Denn es ist ein gravierender Unterschied, ob der behandelnde Arzt dem von »Krankheitserregern« angegriffenen Organismus Chemotherapeutika in der Absicht einflößt, die »schuldigen« Bakterien, Pilze usw. zu »töten«, oder ob er - wie nach unseren Grundsätzen vorgesehen - das *Abwehrgefüge* in der bestmöglichen Weise stützt, um dessen auf *Naturgesetzen* basierende Funktionen aufrecht zu erhalten.

Das Prinzip des »Tötens feindlicher Eindringlinge« wendet die herrschende Medizin seit über hundert Jahren an, und es hat unsere ganze Denkweise bereits derart nachhaltig beeinflußt, daß Forderungen nach schleuniger Umkehr auf dem begangenen Irrweg meist als Ketzerei abgetan oder gar bekämpft werden. Wer indes die *naturgesetzlichen* Tatsachen nicht mit dem aufrichtigen Bedürfnis zum Erkennen unvoreingenommen aufgeschlossen und realistisch zu begreifen trachtet, wird nie die Rätsel bösartiger Epidemien lösen. Heute nennt man eine der schlimmsten AIDS, morgen wird ein anderes Kürzel Ängste verbreiten. Weitere werden ganz sicher noch größere Panik, Rat- und Hilflosigkeit auslösen, wenn die verantwortlichen vermeintlichen »Koryphäen der Wissenschaft« und die Gesundheitsbehörden von den Medizinern in der bisherigen ignorant-besserwisserischen Weise verlangen, Chemotherapeutika, insbesondere Antibiotika dage-

112

gen zu entwickeln und in großen Mengen bei Mensch und Tier einzusetzen. Dies ist besonders erschütternd, wenn wir bedenken, daß seit den Poliomyelitis-Epidemien in den fünfziger Jahren bisher keine weiteren »tödlichen« Viren aufgekommen waren.

32. *Die Gesamtheit der Reaktionen eines unter Belastung stehenden Organis-*
     mus erzeugt eine Symptomatologie, die ganz individuell nur dieser Pa-
     tientin oder jenem Patienten eigen ist. Demzufolge kann es keine für alle
     gültige Einheitsbehandlung spezifischer Störungen geben.

Besondere Belaster wie Mikroben, Viren, Bakterien etc. rufen üppige Erkrankungssymptome hervor, die aber lediglich bei oberflächlichem Vergleichen bei jedem Patienten ganz ähnlich zu sein scheinen. Wer jedoch die Symptomatologie einer oder eines Erkrankten genauer betrachtet, bemerkt voneinander abweichende Veränderungen und erkennt schließlich bei jeder und jedem Einzelnen dessen individuelle Reaktion auf Belastungen. Wendet man nun bei allen dieselbe Behandlung an, wird der Organismus doppelt geschädigt, nämlich nicht allein durch die Erkrankung, sondern überdies von chemischen Substanzen, die man einsetzt, um die Symptome weitmöglich zu verdrängen - und deren Nebenwirkungen.

In der herrschenden Medizin diskutiert man zwar neuerdings über mögliche Vorteile einer ganzheitlichen Betrachtungsweise, in der Alltagspraxis geschieht aber betrüblicherweise kaum etwas in dieser Richtung: Nach wie vor wird jeder und jedem Erkrankten das gleiche Medikament bei vermeintlich übereinstimmender klinischer Diagnose verabreicht.

In England gründeten besorgte Ärzte die Holistic British Medical Association, um ihren Meinungswandel in dieser Hinsicht kundzutun. Sie erwecken den Anschein, als fänden sie Methoden der alternativen Medizin brauchbar und bekennen sogar, daß eine Therapie besser auf das gesamte Individuum in seiner geistigen, emotionalen und physischen Ganzheit ausgerichtet sein sollte, statt lediglich gegen lokale Symptome. Mangels hinlänglicher spezifischer Ausbildung bleibt diesen Ärzten aber meist keine andere Wahl, als weiterhin nach den »offiziellen, konventionellen Richtlinien« mit Medikamenten zu behandeln, die von der einseitigen chemisch-pharmazeutischen Forschung festgelegt und in großen Mengen teuer auf den Markt gebracht werden.

Auch die weitverbreitete Hoffnung, daß die Food and Drug Administration der USA eine wirkliche Kontrolle über Zulassung und Vertrieb von Arzneimitteln auf dem US-Markt für die Interessen und zum Wohle der Bevölkerung ausübe, ist leider irrig: Die in dieser Verwaltung Tätigen sind nämlich - wie die zuständigen Politiker - mit der Nachprüfung oder gar mit der Anwendung sachkritischer Regeln überfordert. Folglich können sie auch die Wirkung und Gefährlichkeit der Antibiotika und Chemotherapeutika vielfach gar nicht einwandfrei begutachten.

Deshalb bleibt ihr Eingreifen begrenzt, verhindert aber glücklicherweise die Verbreitung allzu ruinöser Substanzen. Ähnliches gilt für Deutschland, wo das Bundesgesundheitsamt im Jahre 1995 sogar von einem mutigen Gesundheitsminister aufgelöst wurde.

Milton Silverman und Philipp Lee beschreiben einige Beispiele für Folgen unheilvoller pharmazeutischer Forschungsergebnisse: die Affären um Sulfanilamid im Jahre 1938, um Chloramphenicol in den 50er Jahren, mit dem MER/29, das Triparanol, im Jahre 1959 sowie von den oralen Kontrazeptiva und dem tödlichen Ausgang eines mit Antidiabetes-Tabletten behandelten Falles.[7]

»Der Wirrwarr gültiger Dokumente in den Ämtern... bestätigt die Folgerung aus Interviews mit Industrie-Bossen. Bestechung ist Routine und allgemein üblich in der internationalen pharmazeutischen Industrie. Große Geldbeträge sind dafür eingesetzt. Beinahe jeder, der Einfluß auf die Interessen der Industrie ausüben kann, wurde durch Pharma-Unternehmen bestochen: Ärzte, Krankenhausverwalter, Minister, Gesundheitsinspektoren, Einkäufer, Steuerbeamte, die Bediensteten der Pharma-Registrationsämter, Handelsvertreter, die Preisüberwachung und politische Parteien...

Das Problem der Unterdrückung von Fakten ist weit verbreitet. Ein typischer Fall: Bei einer amtlich angeordneten toxikologischen Studie fiel das Ergebnis zweifelhaft oder sogar ungünstig aus für das Produkt. Daraufhin wurde eine zweite Prüfung durchgeführt und gleichzeitig noch eine dritte, in denen man Mengenangaben festlegte oder die Protokolle in der Weise modifizierte, daß voraussichtlich ein günstigeres Resultat für das Medikament des Antragstellers zustandekam. Selbstverständlich wird der Aufsichtsbehörde jeweils nur das günstigste Ergebnis eingereicht. Glasplättchen mit histopathologischem Material können zum Prüfen durch mehr als einen Pathologen angefertigt werden, jeder von ihnen kann zu anderen Schlüssen kommen; aber nur die günstigste Beurteilung des Produkts gelangte zum Aufsichtsamt. Als aus gegebenem Anlaß einmal eine solche Situation bekannt wurde, äußerte der Antragsteller mit abweisender Gebärde: ›Der betreffende Prüfer kommt zu falschen Ergebnissen, wir lehnen ihn für die Zukunft ab.‹ (Die Situation verrät den kommerziellen Druck, der angewendet werden kann, im Erfolgszwang nur einen Prüfer zu akzeptieren, der die jeweiligen Interessen wahrnimmt, selbst unter Androhung, ihn nicht mehr zu berücksichtigen).«[8]

33. *Zeichen und Symptome sind nicht die eigentliche Erkrankung, sondern ein Ausdruck der einzigartigen Weise, mit der das individuelle Abwehrgefüge des Menschen versucht, das Leiden zu überwinden.*

Diese Erkenntnis besagt, daß Fieber, Frösteln, Ödeme, Schmerzen, Krämpfe, Ängste, Depressionen oder - umfassend ausgedrückt - jedwede Symptome, die der

Organismus unter Belastung zeigen kann, eigentlich keine Erkrankung sind, sondern Äußerungen, unter denen er versucht, sein Leiden zu überwinden.

Karl Menninger greift in seinem Buch THE VITAL BALANCE dieses Prinzip ganz treffend auf: »Diese Phänomene sind Symptome in dem Sinn, daß einiges falsch läuft und Hilfe nötig wird. Zuerst wurden solche Beobachtungen als ausgesprochener Unsinn abgetan: Wer auf der Erde würde sich einen Kopfschmerz wünschen? Wer möchte gelähmt sein? Wer könnte schon das geringste Unbehagen oder gar Unfähigkeiten erflehen? ...unser Ziel... ist die ökonomische Interpretation, die Funktion des Symptoms in der Bewahrung des Gleichgewichts und der Unversehrtheit zu betonen... Eine Gemütskrankheit ist kein Zusammenbruch, sondern eine abwehrende Reaktion...Vor zwanzig Jahren legte es der reife Robert Lindner brillant mit folgender Formulierung dar: ›Es wurden mir immer mehr überzeugende Beweise gebracht, daß Aggression, die Feindseligkeit, die Ablehnung von Autorität, die nomadischen Tendenzen, das Impulsive, das Zerstörerische und das blinde Umsichschlagen der Psychopathen allein homöostatische Ausgleichsreaktionen dafür sind, ein dynamisches Gleichgewicht der Persönlichkeit wiederherzustellen‹.«[9]

34.   Jedes Symptom ist nützlich und notwendig; es sollte sich ausdrucksstark entfalten können, statt unterdrückt zu werden.

Auf diesem Prinzip beruht der größte Unterschied zwischen der herrschenden und der alternativen Medizin. Jeder Therapeut, der heutzutage nach einem Prozeß des Umdenkens *naturgesetzliche* Regeln praktiziert, respektiert und begreift den absoluten Wahrheitsgehalt dieses Gesetzes. Auch viele unvoreingenommene Wissenschaftler, die wir mit den diesbezüglichen Tatsachen vertraut machten, reagierten einsichtig. Und dem Verfasser ist in seiner langen Praxis noch kein Patient begegnet, der - ob vorgebildet oder nicht - dieses Prinzip nicht verstanden hätte.

Unser gesamtes Gesundheitswesen sähe heute schon wesentlich besser aus, wenn die medizinische Forschung und Therapie wenigstens dieses eine, von Ärzten im alten China bereits ebenso wie von Paracelsus und Samuel Hahnemann erkannte Prinzip vorurteilsfrei geprüft, und wie die Genannten nach intuitivem Denkprozeß begriffen und anerkannt hätte.

Stattdessen lehrt und verteidigt man nach längst überholten Denkschemata unheilbringende Irrtümer, ja entwickelt sie sogar weiter - bis eines Tages wirklich keine Umkehr mehr möglich ist: Wer nur die vordergründig sichtbaren Symptome bekämpft, weil nach der Lehrmeinung allein sie die jeweilige »Krankheit« bestimmen und die Wiederherstellung der Gesundheit gefährden, schadet in der Regel dem Gesamtorganismus seiner Patientinnen und Patienten. Damit ignoriert er nicht allein dessen zum naturgegebenen Schutz wichtige »Entscheidungen«, sondern unterdrückt sie. Die Folge davon ist: die *Immunbarrieren* und das

115

gesamte *Abwehrgefüge* geraten in einen Zustand heilloser Verwirrung und Mangelhaftigkeit.

»Die Funktion eines Symptoms ist, das Gleichgewicht und die Vollständigkeit des Organismus zu erhalten,«[10] Betrüblicherweise gehört diese Erkenntnis bislang lediglich zum Überzeugungsgut alternativ therapierender Mediziner. Wirkliches Heilen kann aber nur demjenigen gelingen, der ganz strikt nach dieser Erkenntnis handelt.

Unser Organismus zeigt bei unzuträglichen Belastungen Abwehrreaktionen, die nichts weiter bedeuten als die Offenlegung eines Konflikts, der auf einer Ebene jenseits des Molekularen abläuft.

Kenneth Pelletier schreibt: »In seinen frühen Schriften hielt C. G. Jung fest, daß primitive Menschen, Krankheit nicht als Schwäche des bewußten Geistes deuteten, sondern eher als eine ungewöhnliche Stärke des unbewußten Geistes, der dabei ist, einen Menschen von einem Lebensstadium in ein anderes überzuführen. Symptome können Anzeichen des Versuchs eines Menschen sein, einen tiefen Prozeß der Selbstheilung durchzumachen, der durch die Chemotherapie eher gestört als gefördert werden könnte.«[11]

William Walter erkannte: »Dermatitis, eine Entzündung an den Nervenden der Haut, hat oftmals eine regenerative Wirkung; ihr Beginn kann sehr gut aus einigen Reaktionen des Abwehrmechanismus herrühren. Ein vermeintliches Unglück erfüllte bereits oft die Aufgabe, eine Katastrophe abzuwenden...

Der Statistik können wir entnehmen, in welchem Umfang epileptische Anfälle notwendig für diesen oder jenen Grad des Verflochtenseins von Kombinationen zwischen den zahllosen Millionen Teilen unseres olympischen Nervennetzes sein können, im Hinblick darauf, daß - wenn sich nur zwei oder drei Nervenzellen zusammenziehen - es zu einem plötzlichen Anfall kommt.«[12]

Die Arten der Anzeichen und Symptome zeigen uns die letzte Widerstandsbarriere an, die unser Abwehrgefüge zum Besten des Organismus gewählt hat.

Ist beispielsweise eine Patientin oder ein Patient bereits durch eine schwere Erkrankung - etwa Syphilis oder Gonorrhoe - belastet, muß nach der Behandlungsvorschrift der herrschenden Therapie ein »massiv wirkendes chemisches Medikament« zur Beseitigung der Symptome gegeben werden. Es dringt in die naturgegebenen »chemischen Vorgänge« des *Abwehrgefüges* ein. Die Gegenwehr - besonders das Immunsystem - erleidet dadurch einen dämpfenden, wenn nicht vernichtenden Schlag und gerät derart in Verwirrung, daß die nächste und womöglich letzte Verteidigungsbarriere des Organismus zerbricht. Die Folge ist eine ungleich schwächere »Gesundheitskondition« als vor der Einnahme des Medikaments.

In Übereinstimmung mit unseren *48 Grundsätzen* sind so gesehen Multiple Sklerose, Krebs, AIDS, die Alzheimersche Krankheit u.a. vor allem als das Resultat konstanten und überzogenen Einsatzes von Antibiotika - besonders Penicillin - bei Patientinnen und Patienten, deren *Abwehrgefüge* durch Infektionen schon extrem belastet war. Von einem bestimmten Zeitpunkt an ist unser Immunsystem nämlich unfähig, dem ständigen Eindringen körperfremder Chemikalien entgegenzuwirken. Es erschlafft und der Zerstörungsprozeß gewinnt Oberhand. Falls es überhaupt noch möglich ist, weicht die *Widerstandsbarriere* in eine tiefer angeordnete Schicht zurück. Verwendet der Therapeut - ohne ausreichend lange Pause - danach abermals starke synthetische Wirkstoffe, wird sie auch dort durchbrochen und schafft neue negative Informationsmuster: Daraus entstehen abermals »neue Krankheiten«.

Marc Lappé warnt 1986: »Schon ein maßvoll dosierter Einsatz von Antibiotika kann die Oberfläche der Körperflora soweit zersetzen, daß der Wohlgeruch des Körpers, die vaginalen Sekretionen und die Beschaffenheit der Haut sich verändern. Oft stellt sich Diarrhöe ein, bei jedem achten bis zehnten Patienten bereits nach geringem Antibiotika-Gebrauch als Ausdruck innerlich zugefügter Schäden an den normalen Darmbakterien.«[13]

Eric Martin und seine drei Autoren-Kollegen haben schon 1971 erkannt: »Die weitverbreitete Breitbandantibiotika-Therapie verursacht leicht Candidiasis [übermäßiges Pilzwachstum in Mund, Darm und Scheide] und zerstört das ökologische Gleichgewicht der Darmflora.«[14]

Chemisch-pharmazeutische Industrie und allopathische Medizin haben einen inzwischen unerträglichen Zustand provoziert, weil die meisten Menschen in den Industrieländern nur noch mit gehörigen Portionen Medikamenten weiterexistieren können, die sie sich alltäglich morgens und abends einverleiben. Die verantwortlichen Forscher, Lehrenden und Politiker versäumten, rechtzeitig gegen diesen Auswuchs vorzugehen und denken viel zu wenig darüber nach, wohin der Weg führen, wo er enden soll.

Gut begründete Warnungen gab und gibt es zuhauf - aber sie werden pauschal und hochmütig abgewehrt und nicht besonnen in einem intuitiver Einsicht folgenden Denkprozeß nachvollzogen. Viele mit großem Erfolg alternativ Therapierende hatten gehofft, die »neuen Geißeln« Krebs und AIDS seien Anlaß zum Innehalten auf dem Irrweg. Weit gefehlt.

In diesem Zusammenhang wird mancher einsichtige, an Universitäten und Kliniken lediglich allopathisch ausgebildete Mediziner zweifelnd fragen, ob es überhaupt wirksame Alternativen gäbe? Als Antwort ist kein kurzes Ja oder Nein möglich, sondern nur ein simpler Vorschlag: Am Beginn muß Öffnung für das Umdenken stehen.

- Jeder heranwachsende Mensch muß beispielsweise möglichst früh darüber aufgeklärt werden, auf welche Weise er sich Syphilis oder Gonorrhoe zuziehen kann, und daß derlei Infektionen im Hinblick auf Spätfolgen keineswegs mit einer Grippe, Mandel- oder Lungenentzündung vergleichbar sind. Sie müssen wissen und begreifen, daß die vielgepriesenen Antibiotika das leichtfertig erworbene venerische Leiden nicht beseitigen, sondern lediglich verdrängen und ihr *Abwehrgefüge* schwer schädigen.

117

- Auch wenn diese Aufklärung umfassend und dauerhaft erfolgt, wird es weiterhin Menschen geben, die sich solch schwere venerische Erkrankungen zuziehen. Falls der Behandler keine auf *Naturgesetzen* basierende Therapie beherrscht und Antibiotika einsetzt, muß er unbedingt das *Abwehrgefüge* seiner Patientinnen und Patienten sorgfältig beobachten und stützen. Dabei können ihm in überlegenen Therapien geschulte Kollegen, besonders fachlich erfahrene homöopathische Ärztinnen und Ärzte, die erforderliche Hilfe leisten, bis die Patientin oder der Patient zur völligen Genesung geleitet worden ist.
- Der Geschlechtskranke muß erfahren, daß sein Immunsystem längere Zeit benötigt, um den Erkrankungs- und Behandlungsschock auszugleichen und wieder voll funktionsfähig zu werden. Unter keinen Umständen darf er sich der Gefahr einer neuen »Superinfektion« mit nachfolgender Antibiotika-Behandlung aussetzen. Infiziert er sich erneut vor Ablauf von drei Jahren nach Behandlungsbeginn, wird das völlige Ausheilen nämlich nahezu unmöglich.
- Bei solcher Zusammenarbeit könnten die Forschungsinstitute unvoreingenommen kritisch verfolgen, welche Möglichkeiten richtig angewandte Homöopathie, traditionelle Chinesische oder Ayurvedische Medizin usw. zum wirklichen Gesunden bieten. Bislang werden derlei Möglichkeiten kaum genutzt, obwohl die Aussagen erfahrener Homöotherapeuten, sie hätten bereits mehrfach an Syphilis Erkrankte geheilt, schon lange zu so gestaltetem, dem Gemeinwohl dienendem Wirken herausforderten.

Wäre die herrschende Universitätsmedizin darauf eingegangen, könnten viele Menschen mit venerischen und anderen schweren Infektionen ohne die zerstörerischen Nachwirkungen der Antibiotika, Sulfonamide usw. weiterleben; MS, Krebs, AIDS, Morbus Alzheimer und andere chronische Erkrankungen gäbe es allenfalls vereinzelt.

Anmerkungen

1 vgl. die Anmerkungen auf Seite 96, besonders Bohm 1980 und Krippner; Rubin 1975
2 Thornton 1976, NEW CONCEPTIONS IN NUCLEAR PHYSICS
3 Blumberg 1977, AUSTRALIA ANTIGEN UND THE BIOLOGY OF HEPATITIS B
4 Lappé 1986, WHEN ANTIBIOTICS FAIL
5 Einstein 1923, DAS PRINZIP DER RELATIVITÄT. - Heisenberg 1989, SCHRITTE ÜBER GRENZEN
6 Enderlein 1995, BAKTERIEN-CYCLOGENIE. - Cannon 1994, DER TEUFELSKREIS
7 Silverman; Lee 1974, PILLS, PROFITS, AND POLITICS
8 Braithwaite 1984, CORPORATE CRIME IN THE PHARMACEUTICAL INDUSTRY
9 Menninger 1975, THE VITAL BALANCE. THE LIFE PROCESS IN MENTAL HEALTH...
10 Menninger 1975, a.a.O.
11 Pelletier 1988, DIE NEUE MEDIZIN...
12 Walter 1963, THE LIVING BRAIN
13 Lappé, a.a.O.
14 Martin u.a. 1971, HAZARDS OF MEDICATION

EIN KONZEPT GEGEN ENTARTUNG UND FÜR FORTENTWICKLUNG ZU HÖHEREN STUFEN

35. Universale Energie durchströmt unsere geistigen, emotionalen und physischen Ebenen. Bei diesem Durchlauf wird sie individuell »qualifiziert«, also positiv aufbereitet oder abgewandelt und dabei von den in jeder Schicht gespeicherten Daten oder Informationen , das sind Prädispositionen, beeinflußt.

Wir müssen uns folgendes einprägen: Die *kosmische* oder *Universalenergie belebt* unser Sein in dreifacher Weise, indem sie unsere drei Existenzebenen durchströmt. Dabei färben die in jeder unserer Ebenen und feinstofflichen Schichten gespeicherten individuellen, also ganz einzigartigen *Prädispositionen* sie jeweils ein. Beim gesunden Menschen geschieht dieses Beleben in einem absolut *harmonischen Fluß*, das heißt, alle Ebenen und Schichten können kraftvoll und unbehindert durchströmt werden.

Erkrankungen erkennen wir dabei als Bereiche, in denen das belebende Strömen eingeschränkt ist. Schon die Mediziner im alten China fanden und kannten Energie-Knotenpunkte, Gebiete mit *eingefrorenem Odem-Fluß* oder *-Leere -* also eingeschränkter Energie-Zirkulation. Sie verstanden es, den Stau durch das Einstechen von Akupunktur-Nadeln an genau ermittelten Meridian-Punkten wieder zum harmonischen Fließen zu bringen. Das versuchen heutzutage auch westliche Therapeuten, manchmal freilich ohne ausreichende Kenntnis der Voraussetzungen.[1] Qualifizierten homöopathischen Ärzten gelingt die Beseitigung von Energie-Knoten üblicherweise durch Eingabe einer spezifischen Hochpotenz.

Unser Organismus kann auf jeder der drei Ebenen die ihn durchströmende Universalenergie positiv nutzen oder zur Entartung bewegen, das geschieht auf jeder unabhängig von den beiden anderen. Den Ausschlag gibt, wo die *Universalenergie* auf die meisten Knoten oder Sperren trifft: auf der physischen Ebene bewirken die Knoten Störungen in unseren »motorischen Lebensvorgängen«, auf der emotionalen entarten sie unsere Gefühlsäußerungen, auf der geistigen die unsrer schöpferischen Möglichkeiten.

Der Arzt muß stets bedenken, daß - wie im Makrokosmos so auch im menschlichen Organismus, den wir als Mikrokosmos begreifen - jederzeit zwei Kräfte wirken: die eine zieht uns zur Entartung, zur Auflösung und schließlich zum Tode hin. Sie wirkt als ehernes *Naturgesetz*. Physiker bezeichnen diesen Sachverhalt als *Entropie*. Die andere ist unsere *Dynamis* oder *Lebenskraft*, sie belebt und erhält unseren Organismus, ermöglicht so menschliche Kreativität, bewirkt das Bestreben zur Erlangung höherer Daseinsstufen und ist fähig, Lebendes und Lebloses auf unserer Erde zu gestalten, ihm nämlich Form und Gehalt zu geben.

119

Diese beiden im Makro- wie im Mikrokosmos gegensätzlich wirkenden Kräfte sind in steter Bewegung, um - so lange der Mensch lebt - sich gegenseitig in Balance zu halten. Am Ende gewinnt über unseren physischen Körper die *Entropie* Oberhand, er verfällt und löst sich nach dem letzten Atemzug auf in seine elementaren Bestandteile. Über die Weiterexistenz unserer geistig-energetischen Wesenheit ist viel gerätselt und Geheimnisvolles geschrieben worden. Aber keinem Autor gelang es, das von ihm »Gesehene« mit dem Wort- und Begriffeschatz der jeweiligen Epoche allgemeinverständlich zum Ausdruck zu bringen. Neuere Forschungen bestätigen indes die philosophischen Erkenntnisse großer Geister aus früheren Jahrhunderten. Deshalb dürfen wir davon ausgehen, daß der wesentliche Teil des beseelten Menschen nach dem Tode »in einer anderen Sphäre« weiter existiert.

Auch aus diesem Grunde ist es unsere Pflicht, auf allen unseren Ebenen einen möglichst hohen Grad an Vollkommenheit zu entfalten. Sie muß sich durch Weisheit im Handeln und Liebe zu unserer gesamten kreatürlichen Umwelt charakterisieren lassen. Nur auf solche Weise kann der menschliche Organismus eine festzusammenhängende Einheit mit einer Anzahl untereinander widerstreitender Energien bilden. Nur so wird er fähig sein, abseits vom »vergänglichen Körper« eine einheitliche, positiv ausstrahlende Wesenheit zu werden und zu bleiben. Wie schon erwähnt, erwächst die Fortentwicklung zu höheren Daseinsstufen primär aus dem *bewußten Streben* des Menschen.

Sind zum Zeitpunkt seines Todes noch zum Negativen tendierende Energien auf einer seiner Ebenen wirksam, verläuft der Gedankenstrom zerstreut, die Gefühle geraten in Verwirrung und der Sterbende ist unfähig, sein eigentliches Ziel zu erreichen: sich zu lösen von aller Bedrängnis des Leibes und Erdendaseins und ausgeglichen in eine andere Sphäre des Makrokosmos überzuwechseln.

36.   *Je höher sich der Mensch entwickelt, desto eindeutiger und klarer wird die Struktur seiner emotionalen und geistigen Ebenen.*

Die hier betrachtete Entwicklung erfordert keine unabdingbar intellektuellen oder wissenschaftlichen Kenntnisse, sondern eine Weisheit, die sich primär »aus der Bildung des Herzens«, also aus Demut vor den Abläufen der Natur speist. Der Mensch muß die wesentlichen Zusammenhänge erkennen und verstehen lernen.

Nicht einmal die Segnungen unseres normalen Bildungssystems sind Voraussetzung für eine positive Entfaltung. Vieles von dem in unseren »modernen« Schulen und von den Hochschulen vermittelten umfänglichen zeitgemäßen Wissensstandard kann sich eher als hinderlicher Ballast denn als Vorteil auswirken. Schon oft erwiesen sich nach den in der Industriegesellschaft geltenden Normen als »primitiv und ungebildet« eingestufte Frauen und Männer moralisch und ethisch sicherer und zuverlässiger, weil sie *unverbildet* reagierten. Von manchen universitär Gebildeten erhalten wir hingegen Antworten, deren Sinngehalt sie selbst nicht erklären können, weil sie ihr Wissen lediglich vordergründig auswendig gelernt, nicht auf intuitive Weise durchdacht, mithin nicht kritisch prüfend erworben oder gar nachvollziehend *erdient* haben.

37. *Wirklich positive Veränderungen im Bewußtsein kennzeichnen den Entwicklungsprozeß des Menschen. Solche Wandlungen entfalten sich nicht als ununterbrochen fortschreitender Vorgang, sondern sprung- oder stufenweise; sie ähneln einem Quantensprung.*

Nach längerer bewußter Anstrengung empfinden wir zuweilen plötzlich, daß sich unsere Geistes- und Gefühlsebene in besserer Gestaltung befinden. Dieses Wohlbefinden haben wir fast alle schon einmal erlebt und genossen.

Unter bestimmten Umständen erlangt unser Organismus ein »Höchstmaß an Kohärenz«; diese gesteigerte Zusammenschau kann bewußtes oder unbewußtes menschliches Bestreben einschließen.

In dem entscheidenden Augenblick erlangt der Mensch den Übergang von einem »Zustand geminderten Bewußtseins« zu einer Stufe »höheren Bewußtseins«. Das bedeutet auch eine neue, höhere, für feinste Reize empfindliche und empfängliche Verfassung unserer Gefühlsebene.

Weiter besagt dies: der Organismus des Menschen hat mehr Energie und Erkenntnisse gesammelt und damit die ihm gemäßen Strukturen verbessert; deswegen konnte er eine höhere Bewußtseinsstufe mit qualitativ hochwertigerer Energie erklimmen.

Um dies zu erreichen, reagiert er gleich einem Elektron, das einen bestimmten »Sättigungsgrad« benötigt, um in eine höher liegende Energiebahn zu gelangen. Deshalb geschieht der Bewußtseins-Übergang nicht kontinuierlich fortlaufend, sondern plötzlich, wie ein Quantensprung.

In den vielen Gemeinschaften, die gegenwärtig nach »esoterischen Erlebnissen und okkulten Kenntnissen« trachten, gehört diese Möglichkeit zu den Grundvoraussetzungen: Anhänger dieses oder jenes »Kultus« bemühen sich, durch gründliche Studien und sorgfältig befolgte geistige und körperliche Übungen »ganz plötzlich« den ersehnten »Bewußtseinszustand höherer Qualität« zu gewinnen.

Die Tatsache, daß ein normal arbeitender Mensch im Alltag lediglich einen kleinen Teil seiner Geisteskraft nutzt, zeigt schier endlose Möglichkeiten auf: »Quantensprünge« zu höherem Bewußtsein und zu erkennender Klarheit oder *Teleosis*.

Derlei »Sprünge« dürfen wir keinesfalls als physische Leistungen des menschlichen Gehirns werten, sondern als in bewußtem Streben oder unbewußt erreichte Meilensteine unseres selbstbestimmbaren Vollendungsprozesses.

38. In jedem menschlichen Organismus gibt es inhärente, das heißt innewohnende Tendenzen: entweder einen Zustand von Teleosis, also allmählich harmonische Vervollkommnung und Reife zu erlangen - oder dem Gesetz der Aposynthese, der Abwendung vom fortschreitenden Aufbau zu erliegen.

Wir verwenden den Begriff *Teleosis* hier freilich nicht im Sinne des deutschen Naturforschers Ernst Haeckel (1834-1919), der ihn in seinen wissenschaftlichen Arbeiten[2] allzu eng auf die allmähliche physische Vervollkommnung des menschlichen Organismus im Verlauf seiner stammesgeschichtlichen Entwicklung anwandte, sondern als *geistige* Notwendigkeit.

Der aus dem Griechischen stammende Begriff *Teleosis* charakterisiert vielmehr den Prozeß universellen Vollendens, den der Homo sapiens auf seinen physisch-körperlichen, emotionalen und geistigen Ebenen in bewußtem Streben erreichen soll. Auf diesem Wege durchlebt jeder Mensch eine Abfolge von Veränderungen, indem persönliche Schwächen erkannt, bearbeitet und überwunden werden können. Das heißt, wir müssen stetig kritisch prüfen, was wir zu uns nehmen, welchen Einflüssen wir uns öffnen: solchen, die Besserung und Wachstum, oder anderen, die Begierden, Verbitterung oder Selbstzerstörung bewirken. Es gilt, mit gesunden Körperkräften, hellwachem Geist und einem von animalischen Begierden freien Gefühlsleben beharrlich richtig zu wählen, der Entartung entgegenzuwirken, sein Teil zur Vervollkommnung der Menschheit zu höheren Daseinsstufen beizutragen.

Niemand, der sich »gesund« fühlt, möchte - egal welcher Tätigkeit er nachgeht - das schwächste Glied sein, sondern stets eher das beste. Dieser Drang liegt tief in uns verwurzelt. Keineswegs ist es nur der jeweilige Beruf, in dem sich die Frau oder der Mann mit herausragenden Leistungen profilieren möchte. Die Spannweite selbstgewählter Aufgaben ist groß: ehrenamtliche Arbeit in gemeinnützig wirkenden Gemeinschaften zum Schutz der vom Aussterben bedrohten Tier- und Pflanzenarten, zum Musizieren oder sportlichem Ausgleich, die Förderung eigener und fremder Kinder, die Betreuung kranker, alter oder sonstwie hilfloser Menschen, der schwere Dienst des Begleitens alleinstehender Sterbender bis zu deren Ende u.v.a.

Allein die Tatsache ist wichtig, daß auf solche Weise wirkende Menschen in ihren subtileren Schichten noch gesund genug sind, wenigstens in derlei Aktivitäten Freude oder Genugtuung zu empfinden. Ihr Sinnen und Trachten bezieht dann keineswegs allein Sichtbares mit ein, sondern es ist oft sogar Anstoß zu intensiverem Nachsinnen über »die letzten Geheimnisse unseres Daseins«. Diesen grundgesunden Drang nach Bewährung und Fortentwicklung nennen wir das *Gesetz der Teleosis.*

Die *Teleosis* oder Vervollkommnung ist für jeden von uns unabdingbar, damit wir die für fast alle Menschen von Ängsten begleiteten letzten Stunden vor dem Tode, den - wie Wolfgang Amadeus Mozart es bündig formulierte[3] -»wahren

Endzweck« unseres Erdenlebens, *bewußt* bewältigen und einen bevorstehenden Übergang in die andere Sphäre nicht mehr nur als Schreckendes empfinden müssen.

Viele Menschen ersannen in der Vergangenheit »markante Zeichen«, damit ihre kurze irdische Existenz recht lange im Bewußtsein der Nachlebenden erhalten bleibe. Aber was sie hinterließen, seien es Bauwerke, Denkmäler, großzügige Stiftungen für karitative oder kulturelle Aufgaben, Bildnisse, Biographien usw. blieb nicht das Entscheidende. Sondern kurz gesagt ist folgendes unser Sinngehalt des Begriffs *Teleosis*: Wenn eine Frau oder ein Mann sich zu Geistigkeit und Güte ausstrahlenden Persönlichkeiten entfalten und in ihrem Streben uneigennützig das Beste geben, also für ihre Taten weder materiellen Gewinn oder Vorteile, noch Macht, Anerkennung und Ehre erheischen.

Mithin ist ein Zustand so gearteter *Teleosis* eigentlich das Wichtigste im Leben jedes Menschen, denn zwischen der *Teleosis* und dem Grad unserer Gesundheit bestehen enge Zusammenhänge.

Traditionell arbeitende Mediziner alter Hochkulturen - China, Tibet, Indien - sind stets davon überzeugt, daß nach diesem Gesetz lebende Patientinnen und Patienten auch einen Großteil ihrer aus karmischer Belastung herrührenden *Prädispositionen* auf naturgewollte Weise abtragen und bei Erkrankungen die Therapie erheblich erleichtern.

Fassen wir noch einmal zusammen: *Teleosis* - Fortentwicklung - Vervollkommnung wird gefördert durch:

- Stetes bewußtes Streben des Menschen, seine Schwächen, animalischen Begierden, negativen Gefühle und Gedanken - aber auch geistige Hemmungen zu überwinden;
- Das nicht wahrnehmbare Bestreben des menschlichen Organismus, allen geringeren Reizen und Belastungen entgegenzuwirken, denen eine Tendenz zur Entartung innewohnt. Unser Organismus ist unablässig bemüht, alle dazu notwendigen Veränderungen für uns kaum merklich in Gang zu setzen und auf diese Weise kleinere Belastungen auf naturgegebener Basis zu überwinden.
- Bestrebungen unseres *Abwehrgefüges*, die von starken Belastungen ausgelöst werden, um größeres Unheil zu verhindern. Geschieht dies, sind wir Zeugen der Entwicklung von Anzeichen und Symptomen einer Erkrankung.

Die Anstrengungen und Möglichkeiten jedes einzelnen Menschen, im Hinblick auf seinen Gesundheitszustand umsichtig zu handeln, sind in ihrer Gänze und der Gesamtheit aller Merkmale einzigartig.

Im physischen Körper »korrespondiert« der spezifische Bakterientyp, das Virus, der Pilz oder die Mikrobe usw., die den Organismus reizen, mit den seiner physischen Ebene anhaftenden Schwächen. Daraufhin zeigt das *Abwehrgefüge* die »Art der Verteidigung« an, die es mobilisieren wird.

Wer als Therapeut mit Aussicht auf einen wirklichen Heilerfolg Abwehr hervorlocken oder unterstützen will, muß, wenn es gegen die *Aposynthese* geschieht, die Schwäche des Charakters der oder des Erkrankten korrigieren und dabei zunächst eher das gefühlsmäßige Wohlbefinden oder Unwohlsein berücksichtigen. Ferner muß er das geistige Trachten zu kultivieren versuchen, damit es die Denkvorgänge in allen ihren Dimensionen berichtigt: im Unterbewußten, im Bewußtsein und - im *Unendlichkeitsbewußtsein.*

Anmerkungen

1 Fisch 1994, DIE TRADITIONELLE CHINESISCHE MEDIZIN
2 Haeckel 1899, WELTRÄTSEL
3 Mozart schrieb am 4. April 1787 an seinen Vater Leopold: »...Da der Tod, genau genommen, der wahre Endzweck unseres Lebens ist, so habe ich mich seit ein paar Jahren mit diesem wahren, besten Freunde des Menschen so bekannt gemacht, daß sein Bild nicht alleine nichts Schreckendes mehr für mich hat, sondern recht viel Beruhigendes und Tröstendes. Und ich danke meinem Gott, daß er mir das Glück gegönnt hat, - sie verstehen mich - mir die Gelegenheit zu verschaffen, ihn als den Schlüssel zu unserer wahren Glückseligkeit kennen zu lernen. Ich lege mich nie zu Bette, ohne zu bedenken, daß ich vielleicht, so jung ich bin, den anderen Tag nicht mehr sein werde, und es wird doch kein Mensch von allen, die mich kennen, sagen können, daß ich im Umgang mürrisch oder traurig wäre. Und für diese Glückseligkeit danke ich alle Tage meinem Schöpfer und wünsche sie von Herzen jedem meiner Mitmenschen...«

124

DIE RICHTUNG DER STÖRUNG

39. Unserem Abwehrgefüge ist eine zentrifugale Strömung eigen, jede Störung an der physischen Oberfläche - Haut und Schleimhäute - zu halten. Negative Belastungen haben eine entgegengesetzte, zentripetale Tendenz und drängen deshalb die Störung zum Zentrum des Organismus hin.

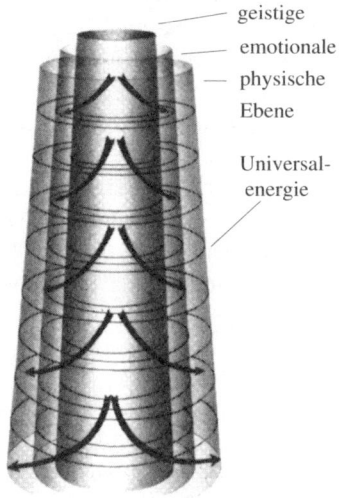

geistige
emotionale
physische
Ebene

Universal-
energie

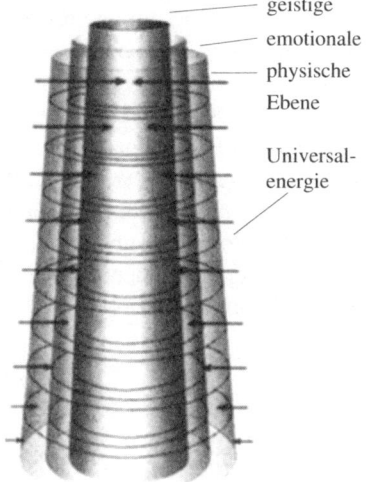

geistige
emotionale
physische
Ebene

Universal-
energie

Unser Abwehrgefüge ist stets bestrebt, jede den Organismus bedrängende Störung peripher zu halten

Negative Stimuli tendieren immer dahin, die wichtigeren Ebenen, Schichten und zentralen Organe zu belasten

Die Tendenz unseres *Abwehrgefüges* ist für den Organismus überaus wichtig, weil es damit den qualitativen Wert der Ebenen, Schichten und Organsysteme abtastet, einschätzt und gesetzmäßig danach strebt, uns bedrängende Reize oder Störungen in Ebenen, Schichten und Organsystemen zu halten, die mehr peripher liegen und folglich eine *geringerwertige* Funktion für unser Überleben haben.

Die Wertbestimmung der Struktur des Menschen durch sein *Abwehrgefüge* ist in seiner Funktion und Vollkommenheit eines der großen *Schöpfungswunder*. Aber mit den an unseren Schulen und Universitäten gelehrten kausal-analytischen Denkprozessen allein kann niemand seine wirkliche Dimension erfassen. Bei der ersten Wertbestimmung hat der Weltenschöpfer im Organismus des Menschen der *Geistesebene* nun einmal den Primat verliehen und nicht der *Gefühlsebene* oder der *Physischen Ebene*. Das *Abwehrgefüge* ordnet folglich alle seine Energiemuster stets zuerst auf den Schutz der am feinsten strukturierten Ebene aus. In gesetzmäßigem Ablauf verhindert es jede zu frühe Manifestation einer Störung in deren feinstofflichen Schichten auf wunderbare Weise.

Obwohl die Folgerichtigkeit und das stete Wirken dieses *Naturgesetzes* sogar den nach kausal-analytischen Denkmustern Verbildeten auffallen müßte, hat es die sich auf »Logik« berufende Universitätsmedizin bislang noch nicht »entdeckt«, geschweige denn verstanden. Dabei bemerkt jeder Mensch diese subtilen, tiefer gelegenen Schichten, wenn sich auf ihnen schmerzliche Empfindungen und Leid zeigen. In solchem Zustand nehmen wir ihre Existenz wahr und begreifen sehr wohl, daß sie ein unentbehrlicher Bestandteil unseres Daseins sind. Viele Menschen bestätigen sogar, wie unerträglich schlimmer »seelische« im Vergleich zu Kopf-, Zahn-, Magen-, Gelenk- oder anderen physischen Schmerzzuständen quälen. Denken wir nur an die vielen aufgrund *emotionaler* oder *geistiger Leiden* geschehenen Selbstmorde.

Weil das naturgesetzmäßige, Wunder vollbringende Wirken unseres *Abwehrgefüges* nur in einem *intuitiv-synthetischen Denkvorgang* - also unabhängig von den Wahrnehmungen unserer Sinnesorgane - voll erfaßt werden kann, wird es bis jetzt von der herrschenden naturwissenschaftlich-mechanistischen Forschung und Lehre noch ignoriert.[1]

40. *Stimulieren wir einen erkrankten Organismus heilsam nach den Naturgesetzen, entfaltet sein Abwehrgefüge stets das Bestreben, ihn auf allen Ebenen zu reorganisieren. Der Prozeß beginnt in den wesentlichen, zentral liegenden Schichten und setzt sich dann in den weniger wichtigen peripheren Strukturen fort.*

In Übereinstimmung mit den Gesetzen der Kybernetik heilt in unserem menschlichen Organismus beispielsweise nie etwa ein entzündetes Gelenk - also ein peripherer Teil - , wenn dies zum Nachteil der Störungen zentral liegender Teile oder Funktionen geschähe. Verordnet der an Universitäten und Kliniken ausgebildete Arzt der Lehrvorschrift folgend »gegen« die Schwellung und den Schmerz stark entzündungshemmende Medikamente - etwa Corticosteroide -, verdrängt er damit - wie schon dargelegt - das Leiden in tiefer liegende, wesentlich wichtigere Schichten. Als Folge erscheinen dort die hier früher schon beschriebenen viel ernsteren Symptome.

Bei einem Kollegen, der nach Naturgesetze nutzenden Heilverfahren vorgeht und richtig *stimuliert,* regt das *Abwehrgefüge* den Gesamtorganismus dazu an, die Störung noch weiter nach außen zu drängen; die Patientin oder der Patient spüren folglich Linderung zuerst im Zentrum. Das Gegenteil müssen wir stets feststellen, wenn die *Stimulation* falsch erfolgt oder gar mit Chemotherapeutika unterdrückt wird. Wir können es nicht oft genug wiederholen: diese für die Gesundung so wichtige Tatsache ignoriert die herrschende Medizin leider zum Nachteil der Erkrankten noch total.

Ist also eine periphere Erkrankung wie Hautausschlag, Dickdarmentzündung oder Gicht in solcher Weise »behandelt«, das heißt genau genommen *verdrängt* worden, weicht sie auf ein wesentlich notwendigeres, empfindlicheres Organ und danach im üblichen Behandlungsverlauf in tiefer liegende Schichten der Gefühls- oder der Geistesebene zurück. Auf Fragen über die Herkunft der Folge- und iatrogenen Beschwerden hören Patientinnen und Patienten meist die übliche Ausrede: »Sie haben die wirksamsten Medikamente bekommen. Ihre Klagen sind offenbar seelisch bedingt, mit den Cortisonpräparaten gegen Ihren Hautausschlag oder die Gelenkentzündung stehen sie in keinem Zusammenhang. Ich kann bei dieser Depression leider nichts mehr für Sie tun. Falls Sie es wünschen, empfehle ich Ihnen gern einen guten Psychiater...«

Gewiß, gute Psychiater wollen und sollen auch leben: Aber - *müssen,* wenn der nur universitätsmedizinisch geschulte Arzt mit seinem Wissen am Endpunkt angelangt ist, jede Patientin und jeder Patient Psychiater aufsuchen?

Freilich sind unsere in den Industrieländern Erkrankten nicht ganz unschuldig an den Verhältnissen, weil sie sich allzuweit von der uns zuträglichen natürlichen Lebensweise entfernt haben und vom genervten Arzt selbst bei Lappalien, die unsere Großmütter noch mit »Hausmitteln«, das heißt Garten-, Wiesen- und Waldkräutern an den Speisen oder mit Tees kurierten, »schnell und kräftig« wirkende Arzneien verlangen.

Woher soll der gutwillige Allgemeinmediziner heutzutage notwendige Freizeit für seine Weiterbildung in alternativen Therapien nehmen, wenn er einer jungen Mutter nicht nur erklären, sondern - weil sie absolut ahnungslos dreinschaut - auch noch vorführen muß, wie man ihrem fiebernden Kind *Wadenwickel* macht.

Wenden wir uns zurück zum oben beschriebenen Ablauf:

Genau genommen ist die »neu aufgekommene Depression - die Störung auf der Gefühls- oder Geistesebene - nichts anderes als die verdrängte Gelenkentzündung oder der unterdrückte Hautausschlag, die nun in tieferen Schichten liegen und dadurch, ganz simpel gesagt, lediglich ihr Erscheinungsbild gewechselt haben.

Behandelt ein qualifizierter homöopathischer Arzt sie fortan *naturgesetzlich,* verschwindet die Depression, und der Hautausschlag oder die Gelenkentzündung wird wieder sichtbar und müßte dann nach energetischen Gesichtspunkten weiter behandelt werden, bis die Gesundheit hergestellt ist. Dieses Wissen um naturgesetzliche Regeln könnte vielerlei Leiden verhindern, würde es in Vorlesungen an den medizinischen Fakultäten unserer Universitäten wenigstens vorurteilsfrei als »bedenkenswert« erwähnt.

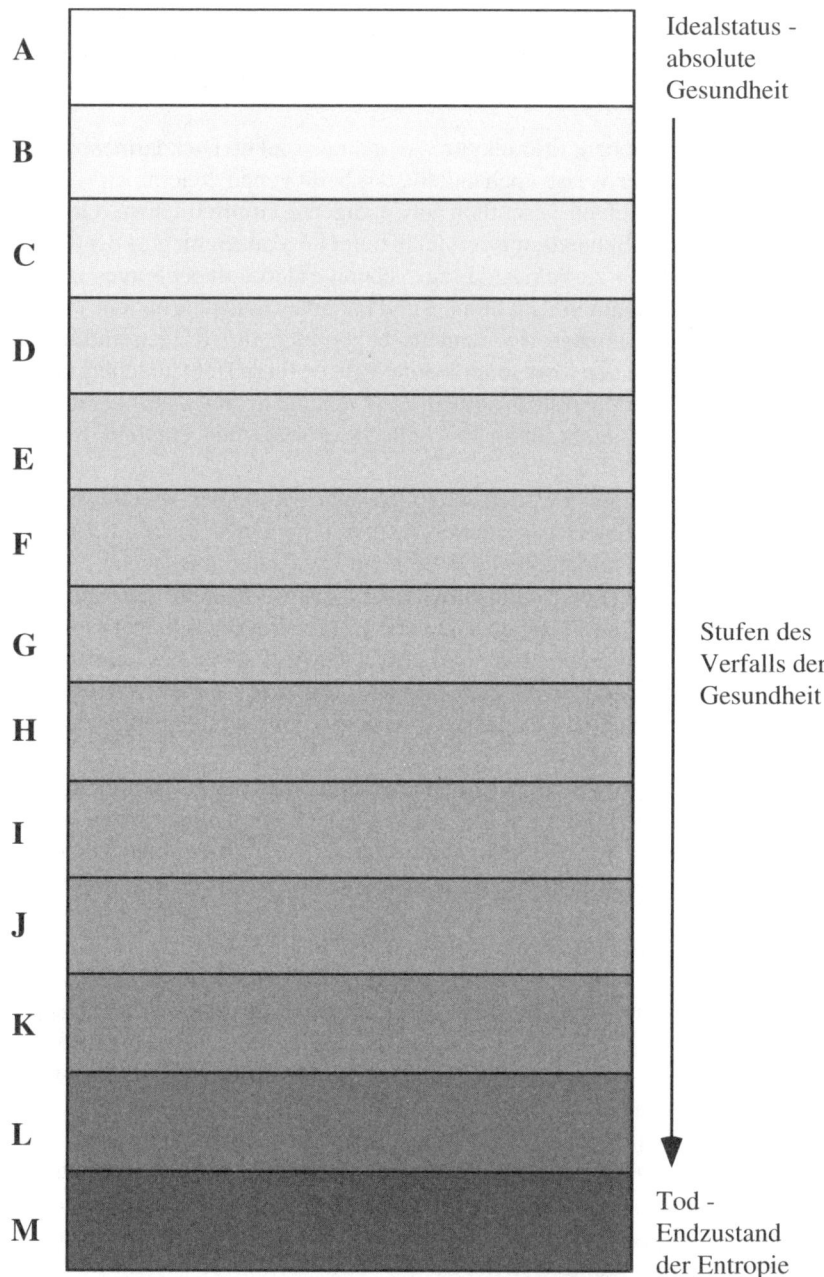

Die verschiedenen Gesundheitsstadien unseres Organismus

41. Zwischen dem Zustand idealer Gesundheit und deren totalem Verfall gibt es
vielfältige Stufen. Die genaue Zahl muß noch erforscht werden. Zum Ver-
ständnis unserer Grundsätze betrachten wir zwölf wichtige Abstufungen.

Jederzeit ist der Organismus des Menschen mit den ihn belebenden und beschützenden Elementen in einem Zustand vibrierender Fluktuation. Dessen ungeachtet verbleiben die Abläufe aber stets in den Grenzen jeder seiner Ebenen. Das vibrierende Fluktuieren, mit dem wir es hier zu tun haben, können wir als zögernden, unschlüssigen Zustand bezeichnen, weil vielerlei Möglichkeiten in ihm enthalten sind. Sie verleihen unserem Organismus die Fähigkeit, auf Stufen in niederen oder höheren Regionen zu verharren, aber auch auf eine andere höhere oder niedere zu wechseln. Wir veranschaulichen das symbolhaft mit der auf Seite 128 wiedergegebenen grafischen Darstellung.

Was geschieht, hängt stets von der positiven Information oder negativen Belastung ab, die wir empfangen. Das gesunde, naturgegebene Richtungsstreben des unbelasteten Organismus neigt mit seinen individuellen Abwehrkräften stets dazu, auf einer möglichst hohen Stufe zu verbleiben. Bei kurzfristigen, nicht allzu heftigen Belastungen gleicht es aus, und wir ziehen unsere Verteidigungsbarriere allenfalls nur für kurze Zeit in die nächsttiefere Schicht zurück. Wird ein Organismus jedoch länger und stärker bedrängt, ordnet das *Abwehrgefüge* die Informationsmuster dergestalt um, daß - wie schon erwähnt - die Verteidigungsbarriere gleich einem Damm bei Sturmflut bricht und daraufhin in der nächsten tiefer liegenden Schicht eine neue entsteht.

Erfolgen die feindseligen Attacken jedoch unaufhörlich, ist die Abwehrschranke der tiefsten Schicht bald erreicht und durchbrochen: Der belastende Stimulus kann hier im zentralen, subtilsten Bereich Verwirrung auslösen und letzten Endes nicht mehr regulierbaren Schaden anrichten.

Betrachten wir das Ganze an einem Beispiel: Vater und Sohn haben sich beim Tapezieren ihrer Wohnung überanstrengt und leiden als Folge an einer Erkältung. Der Kopf schmerzt, die Temperatur ist leicht erhöht, die Nase läuft, die Bronchien sind gereizt, man hustet. Beide fühlen sich miserabel und glauben, ihre gesamte Gesundheit sei dahin. Aber sie müssen ihren beruflichen Pflichten nachgehen.

Deshalb ißt der Vater leichte, mineralstoffreiche Kost, schlürft vitaminhaltige Getränke und legt sich abends früh schlafen. Das alles hat sein Hausarzt empfohlen und auf die Verordnung schnell wirkender chemischer Medikamente verzichtet. So schlecht der Senior sich auch einige Tage fühlt, sein »grippaler Infekt« heilt mit Hilfe körpereigener Abwehrkräfte aus. Nach drei Wochen ist er wieder so wohlgelaunt und kräftig wie vor der Erkrankung.

Die Behandlung der Erkältung hinterließ keine Prädisposition für ein chronisches Leiden.

Der Sohn sucht lieber einen anderen Arzt auf, der seinen Wunsch, abends in die Disco zu gehen, besser versteht und der großzügiger ist im Verschreiben

»schnell wirkender« Chemotherapeutika. Er schluckt »ein leichtes Antibiotikum«. Kopfschmerzen und Husten hören im Nu auf, die Nasenschleimhaut ist trocken. Zur Disco geht er trotzdem nicht, weil sich nach der Einnahme des Medikaments seine Bedürfnisse änderten. Auf alkoholische Getränke verspürt der Junior glücklicherweise keinen Appetit, aber ebensowenig auf Fruchtsäfte; er verlangt starken Kaffee, weil der seine Lebensgeister anregt. Den muß er fortan immer häufiger trinken, denn er fühlt sich - derweil der Vater wieder völlig wohlauf ist - nach vier Wochen noch keineswegs annähernd so leistungsfähig wie vor dem Tapezieren.

Monate später muß er sich bei seinem Arbeitgeber entschuldigen lassen: ein »neuer grippaler Infekt« mit leichtem Fieber quält ihn. Der Kopf schmerzt, die Nase läuft, die besten Speisen verursachen Übelkeit, der Sohn fühlt sich so schlecht wie nie zuvor. Der Arzt seines Vertrauens ist im Urlaub, der »altmodisch denkende« Hausarzt der Eltern verordnet ihm Bettruhe, leichte mineralstoffreiche Kost, vitaminhaltige Getränke und warnt vor starkem Kaffee. Der Sohn entwickelt ein großes Schlafbedürfnis. Fieber, Kopfschmerzen und Husten verschwinden allmählich. Die Mattigkeit und leichte Ermüdbarkeit dauern noch weitere Wochen an.

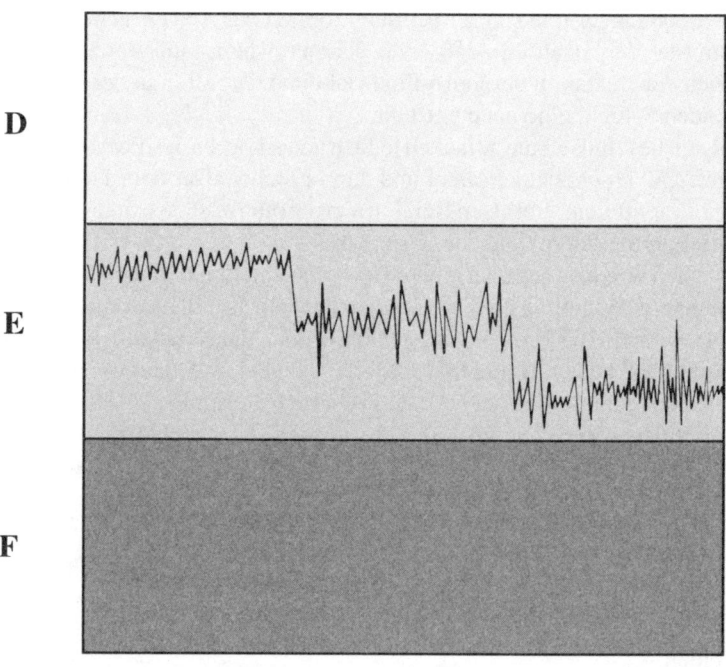

Im Sektor E ist ein Erkrankung auslösender Belaster dargestellt; er bewegt sich nur innerhalb dieser Schicht abwärts, weil er lediglich schwach ist

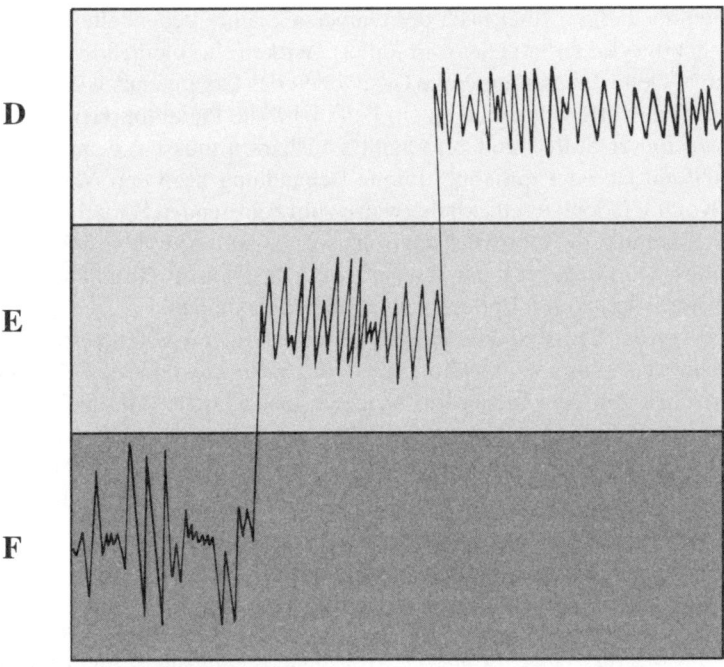

Ist der krankmachende Belaster sehr stark, dringt er vom Sektor E in die tiefer gelegene
Schicht F. Stützt energetische Behandlung den Organismus, bessert sich das Geschehen
naturgesetzmäßig, und die Erkrankung klingt in der darüber liegenden Schicht D ab

Bei ihm ist nämlich aufgrund des beim ersten »grippalen Infekt« geschluckten
Medikaments eine ernstere Situation entstanden: Sein *Abwehrgefüge* mußte nicht
allein den die Erkältung auslösenden Stimulus verkraften, sondern auch das
»leichte Antibiotikum«. Dieses naturgesetzfeindliche Medikament durchbrach
die erste Barriere und erzwang das Errichten einer neuen Verteidigungsschranke
in einer tiefer liegenden Schicht. Weil der Junior zufällig nicht in die Disco ging
und dauerhafte Belastungen vermied, gewährte ihm das naturgegebene *Richtungsstreben* seines Organismus noch einmal die Chance, bei einem zweiten Anlauf den
verdrängten, nun wieder aus tieferen Schichten hervorgekommenen »grippalen
Infekt«, also die Folgen der ursprünglichen Belastung - Überanstrengung bei
ungewohnter Arbeit - auszuheilen.

Ähnlich verläuft das Geschehen in einem kleineren oder größeren Grad auch
bei vorübergehenden Belastungen auf der Gefühls- oder der Geistesebene.

Ist ein Mensch - egal durch welche Umstände - nach einer akuten Erkrankung
bereits in eine sehr sensitive Kondition geraten und wird dann noch durch Chemotherapeutika massiv belastet, schwächt das seinen Organismus derart, daß seine
Abwehrmöglichkeiten auf eine tiefere Stufe sinken. Dies ist vielleicht beim

Betrachten der Folgen einer nach der Universitätslehre behandelten Bronchitis noch einsichtiger erklärbar: Die Antibiotika bewirken eine bleibende Anfälligkeit für Asthma. Denn die naturgewollte Gesundheit des Organismus wurde um eine Stufe zurückgeworfen. In solch einem Falle wird die Patientin oder der Patient ständig auf dieser Stufe minderer Qualität ausharren müssen, wenn nicht eine individuell auf sie oder ihn abgestimmte Behandlung nach den *Naturgesetzen* erfolgt. Kommt jedoch unglücklicherweise zum belastenden Stimulus ein neues Chemotherapeutikum, führt dies logischerweise zum Abfallen auf eine noch tiefere Stufe. Dort begegnen wir dann womöglich schon Anfälligkeiten für eine schwere Herzerkrankung, Epilepsie oder ein Gemütsleiden.

In dem von den Universitäten gelehrten und gestützten Medizinbetrieb hat sich betrüblicherweise noch keine »Koryphäe« die Stetigkeit oder den Zusammenhang zwischen den verschiedenen Zuständen menschlicher Gesundheit vergegenwärtigt, weil ihr Wahrnehmungsvermögen zur Zeit noch lediglich auf theoretische Vordergründigkeit, mit Namen versehene Merkmale, also »Krankheiten«, beschränkt ist, statt auf die in induktiv-synthetischem Denkprozeß ermittelte individuelle Ursache.

42. *Die Dauer eines negativen, in Richtung Entropie führenden Wechsels, das Manifestwerden einer chronischen Erkrankung, hängt ab von der Beschaffenheit der Prädisposition sowie der Stärke des belastenden Reizes und des gegenseitigen Anziehungsbestrebens beider Faktoren.*

Entwickelt unser Organismus überhaupt eine *chronische Erkrankung*, setzt das eine tiefgreifende Störung durch einen speziellen Belaster, einen extremen Streß - *Dysstreß* - voraus, der ein besonderes Verhältnis zur Befindlichkeit des Organismus aufweist. Das heißt, die Belastung entspricht der augenblicklichen Empfindlichkeit des Betroffenen. Dieser Mensch ist also individuell empfänglich oder anfällig. Deshalb durchbricht der Belaster die bestehende Widerstandsbarriere des *Abwehrgefüges* und eine neue entsteht erst auf einer nächsttieferen Stufe. Die Heilungskräfte des Organismus sind dabei nicht in der Lage, diese tiefer liegende Stufe aus eigener Kraft wieder zu verlassen: eine *chronische Erkrankung* kann sich etablieren. Solch ein neuer chronischer Zustand wird anfangs stets durch einen »Quantensprung« markiert, durch wesentliche Veränderungen in den Energiemustern unseres Organismus.

Im günstigsten Fall kehren die Widerstands- oder Selbstheilungskräfte nach ein paar Tagen oder Wochen zum Normalzustand zurück; im anderen Fall bleibt das Übel haften; es gibt keine Möglichkeiten mehr zur Genesung aus eigener Kraft.

Das bedeutet: der menschliche Organismus kann gar nicht von einer tieferen Stufe auf die nächste, übernächste und die folgenden bis zur letzten sinken, es sei denn, es haben sich eine extreme Empfänglichkeit für die spezielle Belastung etwa zusammen mit eigenen Fehlregulationen in Teilen des *Abwehrgefüges* entwickelt, wie es beispielsweise bei Patientinnen und Patienten geschah, bei denen Überempfindlichkeit gegen spezielle Arzneien besteht.

Dies beobachten wir heute ja fast täglich nach der Anwendung von vielen Medikamenten wie Aminopyrine, p-Amino-Salizylsäure, Chlorpromazine, Dipyrone, Penicilline, Chloramphenicol, Amethyldopa sowie verschiedenen Chemotherapeutika, die gegen Neoplasmen und Metastasen eingesetzt werden.[2]

Damit wird klar erkennbar: Vielfach wiederholtes Verabreichen bestimmter Drogen agiert als ein übermächtiger Streßfaktor. Er löst als verheerende Folgen solche überbordenden Immunreaktionen aus, indem er unter anderen die Bildung spezifischer Antikörper gegen die Medikamente veranlaßt. Beweis genug, daß unser *Abwehrgefüge* eine Gegenwehr mit dem Ziel aufbaut, die Wirkung von derlei ihm *gegen naturgesetzliche* Abläufe aufgezwungenen Medikamenten zu lindern und sie selbst soweit es nur möglich ist zu eliminieren und sein ökologisches Gleichgewicht wieder herzustellen.

43. In dem Maße, in dem ein menschlicher Organismus seinen Gesundheitszustand wechselt, verändert er auch seine Prädisposition gegen krankmachende Einwirkungen.

Muß das *Abwehrgefüge* des menschlichen Organismus seine Widerstandsbarriere auf einer niedrigeren Stufe etablieren, gehen damit wesentliche Wechsel in seiner chemischen und gesamten Energie-Struktur einher. Viren oder Bakterien, die vorübergehend im Körper gediehen und ihn leicht angreifen konnten, sind dazu nun nicht mehr im Stande. Dafür ist anderen Spezies von Viren, Bakterien oder Pilzen, welchen das erreichte physikochemische Milieu mehr zusagt, ihr krankmachendes Wirken ermöglicht. Sie drängen die mühsam errichteten *Abwehrbarrieren* noch tiefer zurück und verheeren die Widerstandskraft ungleich zerstörerischer.

Auf solche Weise gelangen chronische Erkrankungsprozesse immer näher zum Zentrum des Organismus hin und stören die wichtigsten Schichten der Gefühls- und Geistesebene stetig nachhaltiger. Dadurch wird die Möglichkeit, auf akute Erkrankungen zu reagieren, immer *unwahrscheinlicher*, ja die Eventualität akut zu erkranken, steht im entgegengesetzten Verhältnis zur Schwere der emotionalen oder geistigen Störung. Das heißt: Je größer die Deformierung der Gefühls- und Geistes-Schichten ausfällt, desto weniger verbleibt dem Organismus von der Chance, mit einer akuten Erkrankung zu reagieren - und umgekehrt.

Es ist allbekannt, daß in psychiatrischen Kliniken bei schwer geistesgestörten Patientinnen oder Patienten selten akute Erkrankungen entstehen. Bei autistischen Kindern und schizophrenen Erwachsenen diagnostizieren die Ärzte kaum

»Infektionskrankheiten«. Mütter autistischer Kinder beteuern in unseren Praxen, ihr Kind sei, vom Autismus abgesehen, »niemals krank, ja sogar recht widerstandsfähig«. Derartige Erklärungen von Müttern, die ihr Kind wegen geistiger Störungen vorstellen, bekümmern uns sehr, weil sie die Verdrängung des *Grundleidens* in die tiefsten, subtilsten Schichten offenbaren. Aufmerksame Ärzte beobachteten, daß an Bewußtseinsspaltung leidende Patientinnen und Patienten merkwürdig widerstandsfähig gegen Virusinfektionen sind. Eine großangelegte, in Rußland, Griechenland, Schottland und Wales statistisch erarbeitete Sterblichkeits-Studie bewies, daß psychisch Erkrankte im Vergleich zur allgemeinen Rate nur zu einem knappen Drittel von Krebs gepeinigt werden; Schizophrene sind gegen dieses gefürchtete Leiden geradezu resistent.

Des Rätsels Erklärung ist höchstwahrscheinlich, daß die Art des Blutmilieus einer oder eines geistig Erkrankten zu einer überaus feindlichen Umgebung für das erkannte Virus, die Bakterie oder den Pilz, ja sogar für das Krebswachstum wird.

Nach unseren *48 Grundsätzen* besagt die statistisch belegte zahlenmäßige Abnahme von Ansteckungsgefahren bei Infektions-Erkrankungen und Epidemien in den hoch entwickelten Industrieländern keineswegs, daß sie allein auf verbesserter Hygiene und sanitären Erfolgen beruht. Vielmehr ist der Hauptgrund dafür leider folgender: Die Menschen *können* sich *nicht mehr* infizieren, weil *sich ihr allgemeiner Gesundheitszustand zu weitgehend verschlechtert hat.*

Bei großen Teilen der Bevölkerung sind die *Abwehrbarrieren* bereits bis in die tiefen, subtilsten Schichten gedrängt; die Zahl der Erkrankten mit schweren, vor allem *chronischen Leiden* ist enorm gewachsen und dadurch sind viele Infekte an ihrer Manifestation gehindert. Fazit: es dürfte schier unmöglich sein, daß an Schizophrenie Erkrankte in einen AIDS-Zustand geraten; es geschähe selbst dann nicht, wenn ihnen große Mengen des HIV-»Subtyps E« injiziert würden. Könnten sie sich anstecken, entspannte sich zwangsläufig ihre schizophrene Symptomatologie.

44. *Es ist recht schwierig wahrzunehmen, ob Viren, Bakterien oder Pilze von außen in einen Organismus eingedrungen sind oder sich endogen, infolge zweifelsfrei spezifischer innerer Bedingungen, entwickelt haben.*

In diesem Zusammenhang ergeben sich die Fragen, ob Mikroorganismen sich rasch vermehren, wenn sie einen Organismus mit einem ihre Entwicklung fördernden Umfeld befallen haben. Oder ob sich die Abwehrverfassung einer oder eines Erkrankten derart verschlechtert hat, daß die Blutmikroben zwangsläufig einer Metamorphose unterliegen, einen Pleomorphismus durchlaufen oder aufgrund einer endogenen Mutation neue Arten pathologischer Viren, Bakterien oder Pilze entstehen.

Am ehesten leuchtet die Hypothese ein, alle diese Prozesse fänden statt mit dem kritischen Parameter der inneren Kondition oder dem Degenerationsgrad des Organismus.

Die Idee, daß ein Virus oder eine Bakterie zu einer für den Körper des Menschen schädlichen anderen Art mutieren kann, ist weder neu noch inakzeptabel.[3] Aufgrund seiner Entdeckungen als Chemiker war der französische Arzt Louis Pasteur (1822-1895) davon überzeugt, das Blut sei steril, und wenn wir Mikroben oder Bakterien abtöten, könne es keine »Infektionskrankheiten« mehr geben. In der zweiten Hälfte des 19. Jahrhunderts fanden diese These auch die meisten anderen Mediziner der westlichen Welt faszinierend. Aber die »Infektionskrankheiten« wurden - selbst bei rigoroser Befolgung des *Pasteurisierens* keineswegs ausgemerzt, im Gegenteil.

Über die Ergebnisse zog Marc Lappé bereits 1986 das Fazit: »Die Periode, einst beschönigend das Zeitalter der Wunderdrogen genannt, ist tot. Nur sehr optimistische Beobachter glauben, es gäbe noch einmal die Chance zur geistigen Umkehr und wir könnten unsere Zeituhr etwa um vierzig Jahre zurückdrehen. Und - nur ganz Kurzsichtige hoffen jetzt weiter auf eine Wiederherstellung dieser wundervollen Ära, als wir glaubten, mit chemischen Mitteln alle Infektionskrankheiten besiegen zu können. Wir versuchten es, aber die evolutionäre Tapferkeit der mikrobialen Welt bescherte uns das Aus.«[4]

Als Pasteur in Dijon, Lille, Straßburg und Paris arbeitete, viel Nützliches entdeckte, aber falsche Schlüsse zog und schließlich seine lediglich in kartesisch-monokausalem Denkprozeß zustandegekommenen und deshalb *falschen* medizinischen Thesen formulierte, erwarb sich in Straßburg, Montpellier und Lille ein anderer französischer Forscher hohes Ansehen und viele Widersacher: der Arzt und Chemiker Pierre Jacques Antoine Bechamp (1816-1908). Er kam fast zur selben Zeit zu einem Pasteur absolut entgegengesetzten Ergebnis: Bechamp behauptete nämlich, daß hauptsächlich der »Boden« oder die augenblickliche Kondition des betroffenen menschlichen Organismus bestimmt, ob er erkrankt oder nicht. Die Mediziner werteten Bechamps bedeutende Erkenntnisse als absonderlich, weil kaum überprüfbar, und gaben der »logischen« Theorie Pasteurs den Vorzug.[5]

Auf sie und andere lediglich vordergründig »logisch« anmutende »Beweise« gestützt, erkämpfte sich die allopathische Medizin - mit Exponenten wie etwa dem kämpferisch-hartnäckigen deutschen Bakteriologen Robert Koch (1843-1910) - innerhalb weniger Jahrzehnte die Herrschaft in Lehre und Forschung. Den ihr dabei behilflichen chemisch-pharmazeutischen Unternehmen trug so geartetes Zusammenspiel rasantes Wachstum und keineswegs gerechtfertigte finanzielle Gewinne ein. Bald kamen die Jahre, in denen man kritischen, bis dahin noch alternativ therapierenden Ärzten »dringlich empfahl«, *gegen* welche »Krankheiten« sie nur noch diese oder jene chemischen, mit phantasievollen Namen versehenen Einheitspräparate verordnen durften. Wichen die Gewissenhaften derlei

Zwängen aus, konstruierten die Wächter der herrschenden Lehre bei erster Gelegenheit den Vorwurf von »Kunstfehlern« und - ließen sie ahnden. So kam die übermächtige Vorherrschaft der biochemisch-mechanistisch ausgerichteten Medizin zustande. Sie hat der Menschheit kaum absehbaren Schaden zugefügt.[6]

Interessanterweise überprüfen jüngere Forscher inzwischen vorurteilsfreier die in der zweiten Hälfte des vergangenen Jahrhunderts mit schmalspurig-einseitigem Wissensschatz vehement bekämpften Erkenntnisse Antoine Bechamps. Sie bekunden immer öfter, wie korrekt Pasteurs Widersacher arbeitete und wie plausibel seine Folgerungen eigentlich sind.

In jenen Jahren, als die Medizin im Gefolge Pasteurs und seiner Mit- und Nachdenker sich so schadenbringend einseitig entwickelte, trug der in Philadelphia tätige Arzt James Tylor Kent (1849-1916) in seinen LECTURES ON HOMEOPATHIC PHILOSOPHY vor: »Bakterienwachstum ist nur die Folge einer Erkrankung... Im Verlauf der Zeit werden wir in der Lage sein zu beweisen, daß die mikroskopisch kleinen Gefährten keinesfalls die Erkrankungsursache sind, sondern später aufkommen und sozusagen als Aasgeier den ganzen Prozeß begleiten...«[7]

45. *Wer als Therapeut einen an chronischen oder akuten Erkrankungen leidenden Organismus stimulieren will, muß ihm entweder einen »Schub« subtiler Energie zuführen, die mit der von der oder dem Erkrankten unter Streß erzeugten übereinstimmt, oder er muß die bestehende Hemmung des universalen Energiestroms auflösen. In beiden Fällen erfolgt die Stimulation sowohl auf der physisch-chemischen als auch auf der Energie-Ebene.*

In unseren *48 Grundsätzen* betrachten wir intensiver das *energetische* als das materielle System. Vordergründig gedacht kann es durchaus den Anschein haben, daß die erforderliche therapeutische Stimulation eher chemisch als energetisch Erfolg bringen müßte. Aber dies würde lediglich der *Scheinlogik* kausal-analytischen Denkens entsprechen. Was wir bisher in diesem Buche erarbeiten konnten, ist der Versuch, den idealen Weg zur Behandlung des menschlichen Organismus darzustellen. Das heißt: *nicht* mit Chemotherapeutika auf lokale Fragmente des Immunsystems einwirken, sondern nur damit, daß eine den *Naturgesetzen folgende energetische Stimulation* des komplexen *Abwehrgefüges* und somit der betroffenen Ebene oder Schicht vorgenommen wird.

Dafür prägen wir uns nachhaltig ein, daß diese Stimulation *in derselben Richtung* geschehen muß, die der erkrankte Organismus selbst für seine *Abwehr* gewählt hat, um die Erkrankung zu überwinden, und zwar auf einer Energie-Ebene.

Könnten wir mit Hilfe technischer Apparate solche vibrierenden Energiewellen erzeugen und beischaffen, die den aus dem Kosmos bezogenen und in unserem *Abwehrgefüge* individuell »qualifizierten« exakt gleich wären, fielen

136

alle störenden Nebenerscheinungen aus. Der Körper erhielte die bestmögliche Unterstützung in seinem *natürlichen* Heilungsbemühen. Aber derlei *technische* Hilfen sind eine Illusion.

Dennoch verfügen wir zumindest über eine Therapie, die *energetische Stimulation* auf ideale Weise ermöglicht: die von Samuel Hahnemann begründete *Homöopathie.* Sie ist eine echte Alternative zum etablierten Medizinbetrieb mit seinen längst antiquierten Vorstellungen, vielfach überflüssigen Apparaten, Antibiotika und anderen schädlichen Erzeugnissen der chemisch-pharmazeutischen Industrie.

Wir erörtern die Möglichkeiten der Homöopathie und Chancen die sie uns bietet, in den nächsten Kapiteln ausführlicher.

46. *Heilung ereignet sich gleich einem »Quantensprung«, indem sich neue Energiemuster mit größerer Kohärenz bilden. Bei richtiger Stimulation erreicht der Organismus im Bruchteil einer Sekunde seinen informatorischen Optimalzustand. Nach diesem Vorgang laufen eine Zeitlang physiologische Prozesse ab.*

In derselben Weise, in der sich bei einer Erkrankung des Menschen ein schneller Energiewechsel vollzieht, kehrt sein Organismus bei *treffsicherer Stimulation von Energie* mittels eines »Quantensprungs« in den Normalzustand zurück. Obwohl die lokalen Anzeichen nur gering oder keineswegs überall verschwinden, empfinden unsere Patientinnen und Patienten den Wechsel oder »Quantensprung« als die Rückkehr ihrer Vitalität, des Wohlseins und als Befreiung. Stellen sich derartige Gefühle während der Behandlung ein, sind sie Zeichen dafür, daß die Heilung im erstrebten Sinne beginnt.

Es ist überaus wichtig: der Therapeut muß diesen Ablauf kennen und beherzigen. Denn nur auf solche Weise ist während der Behandlung auszumachen, ob das gerichtete Mittel auch in der angestrebten Richtung wirkt. Falls nämlich damit bei den Erkrankten Unbehagen, Unzufriedensein, Verwirrung und eine Minderung der energetischen Vitalität aufkämen, würde das verabreichte Medikament nicht homöopathisch, sondern mehr unterdrückend als heilend wirken.

47. *Jeder chronischen Störung oder Erkrankung liegt ein lückenlos fortwährender Zusammenhang zugrunde, der auf verschiedenen Schichten manifestiert sein kann. Die Symptome verändern sich drastisch, sobald die Störung von einer Stufe auf eine tiefer gelegene überwechselt, wobei der eigentliche Unterschied darin besteht, daß die Intensität der Störung wächst, sobald eine tiefere Gesundheitsstufe erreicht und die Erkrankung zum Zentrum des Organismus gedrängt wird.*

Betrachten wir zum Beispiel einen Patienten, der über Condylomata an seinem Genitale, auch Feigwarzen genannt, also eine Hauterkrankung, klagt. Der nur an Universität und Klinik ausgebildete Arzt hilft dem Mann mit einer allopathischen Behandlung. Damit verschafft er dem Erkrankten zwar Linderung, die Feigwarzen trocknen ein, neue wachsen nicht mehr. Die Bildung von Kondylomen ist aber lediglich unterdrückt, in eine tiefer liegende Schicht verdrängt, auf der sich die unausgeheilte Störung als chronische Blasenentzündung manifestieren kann. Bei weiterer Unterdrückung weicht die natürliche *Abwehrbarriere* Stufe um Stufe tiefer. Zunächst werden Patient und Therapeut meist mit Darmgeschwüren konfrontiert, danach mit anderen ernsten Leiden, bis der Gesundheitszustand zuletzt besorgniserregend ist.

An solchen Therapien halten wir es für das Schlimmste, wenn die Erkrankung in Schichten der Gefühls- und danach in die der Geistesebene gedrängt wird und beim Patienten Ängste aufkommen. Am geringsten fühlt er sich hingegen von seinem Leiden belastet, sobald er bei homöopathischer Behandlung wieder seinen originalen Kondylom-Zustand von ehedem erreicht hat. Wenn daraufhin die Kondylome abermals verschwinden und wirkliche *Heilung* eingeleitet ist, gibt es keine Folgeleiden, sondern der Patient hat die Chance, wieder voll zu gesunden.

Als eine der neuesten »Errungenschaften« propagierte die Universitätsmedizin vor kurzem ein Dreier-Antibiotika-Kompositum gegen die Erreger von Magenschleimhautentzündungen und Magengeschwüren. Es müsse aber unbedingt nach dem Abklingen akuter Beschwerden noch mindestens 14 Tage weitergeschluckt werden, wenn diese »Krankheiten nie wiederkommen« sollen... Wer mag sich die diesem »Verdrängungsfeldzug« folgenden chronischen Leiden ausmalen?

Es ist unfaßbar, daß »Koryphäen« in Lehre und Forschung der alles beherrschenden biochemisch-mechanistischen Medizin und verantwortliche Gesundheitspolitiker dieses *Naturgesetz* der Entwicklung *chronischer Erkrankungen* heutzutage noch immer negieren: Keines dieser chronischen Leiden entsteht zufällig oder ist unvermeidbar, alle sind *gnadenlose Ergebnisse der Mißachtung von längst enträtselten Naturvorgängen*, sind in unverantwortlicher Weise provozierte Folgen falscher Kurierversuche mit bedenkenlos eingesetzten Chemotherapeutika und vor allem der jahrzehntelang »sicherheitshalber« sogar gegen jede harmlose Entzündung angewandten Antibiotika.

48. *Umstände wie denaturierte Nahrung, verschmutzte Luft, Strahlenbelastung, massiver Gebrauch von Antibiotika und anderen allopathischen Medikamenten wandeln den Verlauf jeder Erkrankung ab. Dies bedeutet: Erscheinungsbilder und Heftigkeit der »Krankheiten« verändern sich stetig, einige ufern schließlich übergewichtig aus.*
   Wir müssen folgern: die Gesundheit der Menschen ist bei jeder Störung abhängig von Zusammenhängen der Umstände und Art einer Therapie.

138

Aus der Tatsache müssen wir Lehren ziehen, daß zu bestimmten Zeiten die Zahl spezifisch Erkrankter abnimmt, indes zur gleichen Zeit aber die derjenigen an anderen Gesundheitsstörungen Leidenden steigt. Die Intensität der Erkrankungen steht immer in Zusammenhang mit »äußeren, vom Menschen verschuldeten Einflüssen«. Nehmen Tuberkulose oder akutes rheumatisches Fieber in Jahren des Nahrungsüberflusses ab, breiten sich Allergien, Salmonellose, Chlamydiasis, unspezifische Harnröhrenentzündungen, Herpes, AIDS-Zustände, Nervenleiden und eine noch nicht zählbare Reihe neuer Erkrankungen schier unaufhaltsam aus. In früheren Jahrhunderten hafteten selbst wütende »Volkskrankheiten« generell nur in den äußersten Schichten der physischen, emotionellen und mentalen Ebenen der Menschen, also am Rand der Cardiovaskular-, Genital- und Nervensysteme.

Mit den »Segnungen der Zivilisation« und durch naturferne Unvernunft verschuldete die Menschheit Degenerierung und neue Erkrankungen, die in viel tiefere und damit subtilere, für unsere Fortentwicklung wichtigere Schichten der drei Ebenen unseres Organismus eindringen und - wir können es nicht oft genug wiederholen - verheerende Schäden anrichten. Ebenso wie neue Erkrankungen beim Einzelmenschen sich entwickeln, entfalten sie sich auch global.

Durch den naturgesetzwidrigen, massiven Einsatz von chemischen Medikamenten überbordeten sogar harmlose Reizzustände mehr und mehr zu komplexen, schweren Leiden. So gelangten wir zu Ruhr, Typhus und Malaria, zu Lungenentzündung und Tuberkulose, bedrohlichen Erkrankungen der Herzgefäße, Allergien, zu nervösen Beschwerden, Krebs, Schizophrenie, Multipler Sklerose, Morbus Alzheimer und schließlich zu fast 25 Leiden, die man der Einfachheit halber unter dem Begriff AIDS zusammenfaßte, weil die an den Universitäten gelehrte, auf chemisch-mechanistischen Irrwegen beharrende Medizin der Entwicklung in Wirklichkeit hilflos gegenübersteht.

Längst hätte allen für das Gesundheitswesen verantwortlichen Politikern, Hochschullehrern und Klinikchefs auffallen müssen, daß besonders gefürchtete »Krankheiten« nach mehreren Dekaden vermeintlich erfolgreicher »Beherrschung« mit Chemotherapeutika und stetig »raffinierter« kombinierten Breitbandantibiotika ganz unverhofft erheblich heftiger aufflammen und ihre vermeintlichen Erreger kaum mehr überwindbaren Widerstand leisten. Das Auskurieren von Salmonellose, Gonorrhoe, Malaria usw. wird stetig schwieriger, von den verschiedenen AIDS-Zuständen ganz zu schweigen.

Auf einen kurzen Nenner gebracht, müssen wir erkennen: Die »offizielle« Lehre und Forschung versuchten schon allzuoft, in naturgesetzwidriger, überaus törichter Verkennung ihrer Möglichkeiten, in die innere Ökologie des menschlichen Organismus einzugreifen, indem sie lebensnotwendige Mikroorganismen bekämpften. Dabei gewannen sie zwar einzelne »Schlachten«, verloren aber letztendlich ihren »Krieg«. Sobald sie jubelten, eine »Krankheit« sei ausgemerzt, hatten sie bereits neue kreiert, und zwar weitaus bösartigere, oft sogar - »aufgrund nicht beherrschbarer Resistenzen« - unabwendbar tödliche.

Anmerkungen

1 Fisch 1994, DIE TRADITIONELLE CHINESISCHE MEDIZIN, S. 13
2 von Thierfelder u. a. 1964, DIE PYRAMIDON-AGRANULOCYTOSE. - Parker 1965, DRUG REACTION IN IMMUNWOLOGICAL DISEASES. - McGibbon u.a. 1970, AUTOIMMUNE HEMOLYTIC ANEMIA WITH ACUTE RENAL FAILURE DUE TO PHENACETIN AND P-AMINOSALICYLIC ACID. - Martin u.a. 1971, HAZARDS OF MEDICATION
3 vgl. die Anmerkungen zum ersten Kapitel und Enderlein 1925, BAKTERIEN-CYCLOGENIE
4 Lappé 1986, WHEN ANTIBIOTICS FAIL
5 Hume 1932, BECHAMP OR PASTEUR?
6 v. Uexküll; Wesiak 1991, THEORIE DER HUMANMEDIZIN. - Enderlein 1925, a. a. O.
7 Eigene Übersetzung aus Kent 1900, LECTURES ON HOMOEOPATHIC PHILOSOPHY

DAS HEILEN NACH NATURGESETZEN

In den Erläuterungen zu unseren *48 Grundsätzen* erwähnten wir mehrfach, daß wirkliches Heilen von Erkrankungen *nur* mit einer Therapie möglich ist, die *Naturgesetze* berücksichtigt und nutzt. Ayurvedische und traditionelle Chinesische Medizin zählen zu den ältesten Heilverfahren, deren Basis *naturgesetzliche* Erkenntnisse sind. Über tibetische Medizin, die auch energetisch heilt, wissen wir leider viel zu wenig. In Mitteleuropa versuchten seit dem Mittelalter weise Frauen wie Hildegard von Bingen (1098-1179) mit ihrer Signaturenlehre[1] und Männer wie der Arzt und Okkultist Theophrastus Bombastus von Hohenheim genannt Paracelsus (1493-1541)[2] energetische Lebensvorgänge für die Medizin erklär- und nutzbar zu machen. Aber nur wenige zeitgenössische und nachlebende Ärzte verstanden ihre »abstrakt anmutenden Gedankengänge«, die Mehrzahl scheute den mühsamen Werkpfad zum Nachvollzug solch dauerhaft gültiger Erkenntnisse. Inzwischen bemühen sich einzelne Ärztinnen und Ärzte, die von den Scheinerfolgen und Zwängen der herrschenden chemisch-mechanistischen Medizin enttäuscht, mißmutig oder gar selbst betroffen sind, das wertvolle Wissen aus historischen Überlieferungen wieder aufzugreifen.

In den früheren Abschnitten ist bereits mehrfach ein Heilverfahren genannt worden, das in der Neuzeit in Europa entstand und den Vorzug hat, die *energetischen Möglichkeiten* beim *Heilen nach Naturgesetzen* auf leichter faßbare und sichere Weise anzuwenden: die klassische Homöopathie.

Was ist Homöopathie?

Diese über 200 Jahre von kundigen Ärzten überaus erfolgreich angewandte Therapie wird von vielen »Koryphäen der medizinischen Wissenschaft« auch heutzutage noch immer belächelt oder gar als total wirkungslos diffamiert, weil sie sich allenfalls vordergründig damit beschäftigt haben.

»Des Arztes höchster und *einziger* Beruf ist, kranke Menschen gesund zu machen, was man Heilen nennt.« Dieser Satz steht als Paragraph 1 in einem Lehrbuch, dessen Erstausgabe im Jahre 1810 unter dem Titel ORGANON DER RATIONELLEN HEILKUNDE in Dresden erschien.[3] Nach langen Wanderjahren wirkte der Autor damals als Arzt, Apotheker, Chemiker und Übersetzer in Torgau an der Elbe: Dr. Christian Friedrich Samuel Hahnemann.

In diesem ORGANON - dem *Werk,* in Anspielung auf Aristoteles grundlegende Schrift - bot er Gesetze und Prinzipien einer neuen Heilmethode dar, die er *Homöopathik* nannte. Hahnemann hatte den Begriff aus den griechischen Wörtern *homoion* und *pathos* - *ähnlich* und *leiden* - geprägt; er sollte nämlich die

Behandlung mit Arzneien bezeichnen, die ähnliche Wirkungen hervorzurufen vermochten, wie sie ein zu behandelnder Leidenszustand zeigte.[4]

Als Hahnemann mit diesem inhaltsschweren Werk die Homöopathie begründete, genoß er bereits hohe Achtung bei den meisten Koryphäen des Lehrsystems. Aber - er erschütterte die herrschenden Meinungen der Mediziner jener Zeit bis in die Grundfesten und schickte sich an, ihr ganzes Lehrgebäude zu zertrümmern.

Kurz zusammengefaßt, formulierte und bewies Hahnemann folgende Thesen:

- *Es gibt keine Krankheiten, sondern nur erkrankte Menschen, Tiere oder Pflanzen.*

- *Der Arzt kann Erkrankte nur in Übereinstimmung mit den in der Natur vorgegebenen Gesetzen heilen. Außerhalb dieser Naturgesetze oder gar gegen sie ist wirkliches Heilen unmöglich.*

- *Jeder Kranke ist in seinem Wesen dynamisch gestört; deshalb muß auch jedes Heilmittel dynamisch sein.*

- *Bei gesunden Menschen rufen Ur-Substanzen, die wir zum Bereiten von Arzneien verwenden, vielfältige Symptome hervor; sie sind den typischen Anzeichen und Leidenszuständen von Erkrankten sehr ähnlich.*

- *Die Patientin oder der Patient benötigen für ein bestimmtes Krankheitsstadium nur e i n spezifisches, aus einer einzigen Substanz bereitetes Mittel, das in Arzneimittelprüfungen bei Gesunden sehr ähnliche Symptome auslöst wie die oder der Erkrankte sie zeigen. Wird dieses Mittel nicht gefunden, kommt es zu keiner wirklichen Heilung.*

Was war das für ein Arzt, der so kühne, absolut logische Gedanken in einer Epoche formulierte, als seine Kollegen den Lehrmeinungen gemäß noch zum Verschreiben von Aderlaß, Abführ-, Brech- und Schwitzkuren sowie abenteuerlichen Gemischen aus pflanzlichen, mineralischen, tierischen und chemischen Extrakten Zuflucht nahmen?

Hahnemanns Biographen übermitteln uns Einzelheiten über seine Herkunft, Kindheit, Studien und die Forschungen.[5] Der als Porzellanmaler arbeitende Vater pflegte den 1755 im sächsischen Meißen Geborenen beispielsweise zu bestimmten Zeiten in einem verdunkelten Raum einzuschließen: Er sollte lernen, Probleme selbständig zu lösen. Seine Intelligenz befähigte Hahnemann, schon im Alter von 12 Jahren die Mitschüler in Griechisch zu unterrichten.[6]

Weil der Vater nicht in der Lage war, ein Studium zu finanzieren, mußte Samuel Hahnemann nach glänzender Absolvierung der Fürsten- und Landesschule *St. Afra* das Geld für sein Studium der Medizin an der Universität Leipzig wie den Lebensunterhalt selbst verdienen: er gab Fremdsprachenunterricht und übersetzte französische und englische Fachbücher ins Deutsche. Nach weiteren Studien in Wien und praktischen Erfahrungen in Siebenbürgen legte er 1779 in Erlangen sein medizinisches Doktorexamen ab. Nach der Heirat im Jahre 1782 praktizierte er kaum noch als Arzt. Einem Freund schrieb er rückblickend auf jene Zeit:

»Es war für mich eine Qual, im Dunkeln herumzutappen, als ich Kranke heilen sollte, indem nach dieser oder jener Krankheitshypothese Substanzen zu verordnen waren, die ihren Platz in der Materia medica einer willkürlichen Entscheidung verdankten...Bald nach meiner Heirat gab ich die Praxis der Medizin auf, damit ich nicht länger Gefahr lief, Unrecht zu tun; ich beschäftigte mich nun ausschließlich mit Chemie und literarischen Tätigkeiten. Dann wurde ich aber Vater, und ernste Krankheiten bedrohten meine geliebten Kinder...Und als ich merkte, daß ich ihnen keine Erleichterungen schaffen konnte, wurde ich von noch schlimmeren Skrupeln geplagt.«[7]

Während er die Arztpraxis ruhen ließ, widmete er sich umso intensiver den vielfältigen Forschungen. Für den Lebensunterhalt publizierte er von 1784 an eigene Bücher über neue medizinische und chemische Erkenntnisse, die ihm in der Fachwelt hohes Ansehen eintrugen. 1791 berief ihn die Akademie der Wissenschaften in Mainz zu ihrem Mitglied.

Die Chemie interessierte Hahnemann besonders: Deshalb wurde sein von 1793 an herausgegebenes *Apothekerlexikon*[8] zu einem bis in unser Jahrhundert genutzten Standardwerk. Unter vielen sich darum bewerbenden Ärzten wählte man ihn für die Aufgabe aus, die deutsche Arzneimittellehre zu standardisieren. Wachsende wissenschaftliche Bedeutung ließ ihn aber keineswegs in selbstzufriedener Behaglichkeit erstarren. Im Gegenteil, jedes Mehr an Erfahrung und Erkenntnis schärfte sein kritisches Denkvermögen.

Die Einnahmen aus Übersetzungsarbeiten reichten kaum aus, Frau und Kinder angemessen zu ernähren. Aber - Hahnemann hungerte lieber, als daß er auf therapeutische Methoden zurückgriff, deren Irrtümer und Unsicherheiten ihn belasteten. Diese Gewissenhaftigkeit und Selbstentäußerung - in die er zwangsläufig die Familie mit einbezog - helfen uns verstehen, aus welchem Geist Hahnemann den oben zitierten ersten Paragraphen des ORGANON DER HEILKUNST formulierte.

Die zündende, zur Kernidee seiner neuen Therapie werdende Erkenntnis war ihm gekommen, als er im Jahre 1790 William Cullens *Materia medica* aus dem Englischen übersetzte. Cullen, Professor für Medizin und Chemie an den Universitäten Glasgow und Edinburgh, widmete 20 Seiten seines Werkes den therapeutischen Indikationen von *Chinarinde*. Die damit erfolgreiche Behandlung von Wechselfieber schrieb er den in der *Chinarinde* enthaltenen Bitterstoffen zu. Der Chemiker Hahnemann gab sich mit dieser Erklärung nicht zufrieden und tat etwas für einen Übersetzer Außergewöhnliches: Er kaute die *Chinarinde* selbst und beschreibt das Ergebnis seines Arzneimittel-Versuchs:

»...auch die mir bei Wechselfieber gewöhnlichen besonders charakteristischen Symptome, die Stumpfheit der Sinne, die Art von Steifigkeit in allen Gelenken, besonders aber die taube widrige Empfindung, welche in dem Periostium über allen Knochen des ganzen Körpers ihren Sitz zu haben scheint - *alle erschienen*. Dieser Paroxysmus dauerte zwei bis drei Stunden jedesmal und erneuerte sich, wenn ich diese Gabe wiederholte, sonst nicht.«[9]

Wir müssen uns dessen bewußt werden, was diese neuartige Erkenntnis bedeutete. Bis dahin hatte als unumstößliche medizinische Wahrheit gegolten, daß ein Patient, der an bestimmten Erkrankungssymptomen leidet, eine *Gegen*-Arznei bekommen müsse, die seine Symptome eliminiere. Diese Regel galt als selbstverständlich, so daß sie mit geradezu schematischer Routine angewandt wurde. Aufgrund eines persönlichen Experiments dämmerte es Hahnemann, was die Substanzen tatsächlich bewirken: Ein Mittel verhilft zur Heilung und mithin zum Verschwinden der Beschwerden nur, weil es ähnliche Zeichen und Symptome in einem gesunden menschlichen Organismus hervorzurufen vermag.

Den meisten seiner ärztlichen Zeitgenossen wäre es kaum in den Sinn gekommen, tiefgründig über die Bedeutung dieser Beobachtung nachzudenken. Die Mehrzahl hätte sie als zufällige Ausnahmeerscheinung abgetan.

Anders reagierte Hahnemann, der als echter Empiriker Tatsachen höher bewertete als Theorien. Er anerkannte das dabei Erfahrene als Faktum der Natur, sann mit gebotener Gründlichkeit über dessen Bedeutung nach und konnte zu guter Letzt begreifen, daß er ein *Naturgesetz* wiederentdeckt hatte: *Eine Substanz, die beim gesunden Menschen bestimmte Zeichen und Symptome hervorruft, heilt genau diese Zeichen und Symptome beim Kranken.*

Weil Hahnemann zum Zeitpunkt seiner Entdeckung bereits als fähiger Wissenschaftler bekannt war, erfuhren davon Ärzte, die - wie er - nach Wegen aus dem Dilemma suchten. Gleich Hahnemann begannen sie alsbald, die Wirkung von Arzneistoffen in Selbstversuchen zu ermitteln.

Das Einnehmen der Substanz zum Sichtbarwerden der Symptome beim gesunden Menschen nannte Hahnemann *Arzneimittelprüfung.* Zwar kannte auch die orthodoxe Medizin der Zeit um das Jahr 1800 Prüfungen, aber die wurden nicht an Menschen, sondern an Tieren vorgenommen. Bis heute bezieht die Universitätsmedizin ihre Arzneimittelkenntnis ja noch überwiegend aus ebenso quälerischen wie therapeutisch sinnlosen Experimenten mit Tieren.

Vergeblich wandten sich in der Vergangenheit viele große Geister dagegen. Treffsicher formulierte der amerikanische Arzt Ramond del Mas die Abwegigkeit solchermaßen gewonnener »Kenntnisse«:

»Wenn die Tiere, groß oder klein, doch nicht unsere Sprache sprechen und keinen menschlichen Geist besitzen, wie soll da eine Katze, ein Hund, eine Maus, ein Meerschweinchen, ein Kaninchen oder ein Esel unter dem Einfluß einer Arznei die Vielzahl von Symptomen hervorbringen, die als Wirkung dieses Mittels beim Menschen aufkommen?

Wann lassen wir in der experimentellen Therapie endlich statt des Frosches den Menschen sprechen? Gibt es bei all den Ärzten in der medizinischen Welt nicht Verstand genug, um zu erkennen, daß wir physiologisch auf demselben Boden arbeiten müssen, auf dem wir therapeutisch handeln sollen?«[10]

Die von Hahnemann begonnenen ersten sinnvollen wissenschaftlichen *Arzneimittelprüfungen* - abgekürzt AMP - dauerten sechs Jahre. Jedes Zeichen, jedes

144

einzelne Symptom hielten die Beteiligten akribisch genau fest, bis jede Substanz, die sie eingenommen hatten, durch die Symptome, die sie hervorrief, unverkennbar charakterisiert werden konnte.

Zur gleichen Zeit stellte Hahnemann einen umfangreichen Katalog sämtlicher Vergiftungen zusammen, die in der medizinischen Literatur der letzten Jahrhunderte verzeichnet waren. Dabei kamen ihm seine gründlichen Kenntnisse fremder Sprachen, sogar des Arabischen, zustatten - kein wichtiges Werk dieses Gebiets blieb unberücksichtigt.

In den Symptomen, die eingenommene Substanzen bei den gesunden Ärzten hervorriefen, erkannten Hahnemann und seine Mitarbeiter die typischen Anzeichen vieler Erkrankungen, für die sie vorher vergeblich ein wirksames Heilmittel gesucht hatten. Und was noch wichtiger war, sie stellten fest, daß diese Mittel die entsprechenden Symptome bei Erkrankten nicht nur zum Verschwinden brachten, sondern das Leiden tatsächlich heilten.

Jetzt wußte Hahnemann endgültig, daß, gemäß dem von ihm wieder entdeckten Gesetz, jede arznelliche Substanz zwangsläufig denselben Leidenszustand heilt, den sie beim gesunden Menschen hervorruft. Auf der Grundlage dieser Experimente erschien seine erste, recht umfangreiche *Materia medica.*[11] Damit gab zum ersten Mal in der neueren Geschichte der Menschheit eine *Materia medica* Aufschluß über Zeichen und Symptome, die aus Pflanzen, Mineralien oder Tieren gewonnene Stoffe im gesunden menschlichen Organismus bewirken.

Nach diesen Selbstversuchen und weiteren, tiefergehenden Forschungen begann Hahnemann, der von 1785 bis 1789 in Dresden die umfangreiche Praxis des damaligen Stadtphysikus versehen hatte und dann nach Leipzig übergesiedelt war, bereits unter homöopathischen Aspekten zu behandeln. Er kurierte nun jede Patientin und jeden Patienten folgendermaßen: Zuerst schrieb er alle Zeichen und Symptome auf, seien sie geistiger, seelischer oder körperlicher Art. Dann suchte er das passende Mittel, das bei ihm oder seinen Mitarbeitern ähnliche Symptome hervorgerufen hatte, und verabreichte es. Danach ereignete sich *das Wunder.* Eine wie der andere seiner akut kranken Patientinnen oder Patienten wurde rasch geheilt. Er berichtet darüber:

»Indem nun Krankheiten nichts als Befindensveränderungen des Gesunden sind, die sich durch Krankheitszeichen ausdrücken, und die Heilung ebenfalls nur durch Befindensveränderungen des Kranken in den gesunden Zustand möglich ist, so sieht man leicht, daß die Arzneien auf keine Weise Krankheiten würden heilen können, wenn sie nicht die Kraft besäßen, das auf Gefühlen und Tätigkeiten beruhende Menschenbefinden umzustimmen, ja, daß einzig auf dieser ihrer Kraft, Menschenbefinden umzuändern, ihre Heilkraft beruhen müsse.«[12]

Wenngleich Samuel Hahnemann das *Naturgesetz* der Wirkung von Substanzen am und im menschlichen Organismus begriff und erstmals klar formulierte, wies er den Ruhm, es entdeckt zu haben, von sich; vielmehr nannte er eine Reihe von

Ärzten, die auf dieses Phänomen seiner Meinung nach lange vor ihm hingewiesen hatten: Hippokrates und Paracelsus erwähnten das Ähnlichkeitsprinzip mehrfach. Simon Boulduc überlieferte, daß die abführenden Eigenschaften des Rhabarbers zum Kurieren von Durchfall geeignet seien; Georg Detharding hatte ermittelt, daß Sennesblätteraufguß Kolik stillt, weil er beim Gesunden einen kolikähnlichen Zustand herbeiführen kann, und der dänische Arzt Georg Ernst Stahl schrieb 1738:

>»Ganz falsch und verkehrt sei die in der Arzneikunst angenommene Regel, man müsse durch gegenteilige Mittel (contraria contrariis) kurieren; er sei im Gegenteil überzeugt, daß durch ein ähnliches Leiden erzeugendes Mittel (similia similibus) die Krankheiten weichen und geheilt werden . . .«[13]

Schon in der Bibel, im Alten Testament, finden wir einen Hinweis auf das Ähnlichkeitsgesetz: Im vierten Buch Mose, Kapitel 21, wird vor den Israeliten, die am Biß giftiger Schlangen erkrankt sind, das Symbol einer ehernen Schlange aufgerichtet; wer die Schlange ansah, der *blieb leben*. Und nach einer apokryphen Schrift aus der jüdischen Tradition gibt es auch im Buch Hiob 9, 17 einen Beleg dafür, daß nur der irrende Mensch mit Gegenmitteln behandelt, Gott aber nur mit ähnlichen heilt.

>»Komm und erkenne: die Heilung durch den Heiligen, er sei gepriesen, ist nicht wie die Kur des Menschen. Der Mensch benutzt nicht das gleiche, mit dem er verwundet, denn er verwundet mit dem Messer und verbindet mit einem Pflaster. Der Heilige aber, er sei gepriesen, ist ganz anders, denn er heilt mit dem, mit welchem er [Wunden] schlägt.«[14]

Hier bleibt festzuhalten, daß Hahnemann als erster das allen diesen Hinweisen zugrunde liegende *Naturgesetz* erkannte, es genau ergründete, in eine Formel brachte, logische Folgerungen für die Behandlung Kranker daraus ableitete und diese dann auch praktizierte. Aus den dabei gesammelten Erfahrungen und Erkenntnissen entwickelte er eine vollständig neue Therapie: die *Homöopathie*.

Die Zubereitung homöopathischer Mittel

Was sind das für Arzneien oder *Mittel,* wie sie der Homöotherapeut meist nennt, die Hahnemann und seine Helfer so sorgfältig prüften? Wie und woraus werden sie hergestellt? Welche Nachteile, Nebenwirkungen oder gar Schäden müssen wir bei ihrer Anwendung befürchten? Vor allem aber: Wie *wirken* sie eigentlich?

Genau diese Fragen stellte sich Hahnemann vor 200 Jahren. In der ersten Zeit seiner homöopathischen Tätigkeit stand er vor einem Problem: Sobald er eine pflanzliche, mineralische, tierische oder chemische Substanz ausreichend geprüft hatte, konnte er sie in der damals üblichen Dosierung verordnen. Doch wenn seine Patientinnen und Patienten auch jeweils wieder geheilt wurden, verursachten die Arzneien mitunter zunächst eine derartige Verschlimmerung der Symptome, daß jede Wiederholung der Gabe ein Wagnis blieb.

Freilich, dies stand zu erwarten, weil ja ein hoher Ähnlichkeitsgrad zwischen Arzneiwirkung und Patientensymptomatik, also gesteigerte Empfindlichkeit bestand. Folglich mußte Hahnemann eine Möglichkeit finden, die Verschlimmerungen zu lindern oder zu verhindern. Versuchsweise reduzierte er die Dosis auf ein Zehntel der ursprünglichen Gabe. Zwar wurden die Patientin oder der Patient auch damit geheilt, aber die unangenehme Nebenwirkung stellte sich, wenn auch gemildert, immer noch ein. Das Ergebnis befriedigte ihn absolut nicht.

Also verdünnte er die Substanz weiter und verordnete dann jeweils nur einen Bruchteil der letzten Gabe; schließlich erreichte er einen Verdünnungsgrad, daß von der Ursprungsarznei kaum eine Spur übrigblieb. Nun bewirkte sie bei den Erkrankten überhaupt nichts mehr.

Der Weg einfacher Verdünnung erwies sich somit als fruchtlos. Offenbar blieb nur die Wahl zwischen zwei Übeln: Entweder enthielt das Mittel Substanz genug, dann verschlimmerten sich die Symptome viel zu stark, oder es war zu sehr verdünnt, um noch heilen zu können. Somit schien er am Ende seines Vermögens angelangt, die Wiederentdeckung des Naturgesetzes *similia similibus curentur* praktisch nutzen zu können.

In dieser kritischen Situation ersann Hahnemann bei seinen systematischen Experimenten in den Jahren 1797 bis 1799 einen Ausweg, durch den die toxischen Wirkungen des Mittels reduziert, dessen Heilkräfte aber in ungleich höherem Maße *verstärkt* werden konnten. Bis jetzt ist uns unbekannt, wie er diesem chemophysikalischen Phänomen auf die Spur kam, das erst heute allmählich enträtsel- und erklärbar wird. Gewiß war dabei sein subtiles Wissen um chemische, physikalische und metaphysische Zusammenhänge entscheidend.

Kurz gesagt: er schloß die jeweilige Substanz auf, indem er sie *schrittweise* verdünnte oder verrieb. In kleinen Flaschen unterzog er jeden Verdünnungsschritt zehn kräftigen *Schüttelstößen* mit der rechten Hand gegen ein Lederkissen. Dabei schützte er das Fläschchen mit dem muskulären äußeren Handrand vor dem Zertrümmern des Glases. Die auf solche Weise bereiteten Dilutionen - Verdünnungen - erwiesen sich nicht nur als weniger giftig, sondern sogar weit wirksamer als die rohe Substanz.[15]

Dank dieser neuen Erkenntnis war ein jahrhundertealtes Problem unvermeidbarer Nebenwirkungen gelöst. So unglaublich es schien, der einfache Prozeß von Verreiben, Verdünnen *und* vorschriftsmäßigem Verschütteln einer Substanz im Auf und Nieder gegen ein Lederkissen, *verstärkte*, das heißt *potenzierte* also die Heilkraft, während unerwünschte Verschlimmerungen kaum noch aufkamen.

Hahnemann forschte und arbeitete unablässig weiter an diesem Verfahren. Seine *Arzneien* bereitete er zunächst als *Centesimalpotenzen,* das heißt in Verdünnungsschritten 1 : 100, seit 1840 jedoch endgültig auf folgende Weise: er füllte ein Drittel von 100 Gran Milchzucker in einen Porzellanmörser und gab darauf ein Gran, das sind 0,062 g, der zu potenzierenden Ursubstanz. Das Ganze mischte und verrieb er bis zu 20 Minuten lang sorgfältig mit Spatel und Pistill.

Dann fügte er das zweite Drittel des Milchzuckers hinzu und wiederholte den 20minütigen Misch- und Verreibungsvorgang. Danach füllte er das letzte Drittel Milchzucker auf, mischte und verrieb die Masse wieder in der selben Weise.

Mit einem Gran des so bereiteten Pulvers und 100 Gran Milchzucker wiederholte Hahnemann das Mischen und Verreiben weitere zweimal. Nach dreistündiger Arbeit besaß er jene Masse, von der er ein Gran in 500 Tropfen eines Gemischs aus »gutem Weingeist« und destilliertem Wasser auflöste. Davon dienten ihm ein Tropfen + 100 Tropfen » guten Weingeists«, um in einem anderen verschlossenen Fläschchen mit 100 starken Schüttelstößen seinen *I. Potenz- oder Dynamisationsgrad* herzustellen, immerhin 1: 50.000.

Damit befeuchtete er Rohrzucker-Streukügelchen, breitete sie auf Fließpapier aus. Eines dieser Globuli genügte, in einem Tropfen destillierten Wassers aufgelöst, um mit 100 Tropfen »guten Weingeists« und 100 Schüttelstößen die nächsthöhere Potenz zu bereiten. Die Wirksamkeit des Mittels ließ sich mit diesem genialen Verfahren bis zu dem höchsten denkbaren Potenzgrad steigern. Aber diese *Quinquagiesmillesimal* oder abgekürzt *Q-Potenzen* sind erst Jahrzehnte nach Hahnemanns Tod, nämlich seit 1944 langsam bekannt geworden.[16]

Die Patientinnen oder Patienten bekamen dann ein paar mit der potenzierten Mittellösung getränkte Rohrzuckerkörnchen in 20% Alkohol verschüttelt und - erlebten eine rasche, ruhig verlaufende Befreiung von ihren Beschwerden.

Vergegenwärtigen wir uns, was dies bedeutete: Eine spezifische Substanz, während der verschiedenen Verdünnungsschritte im unspezifischen Lösungsmittel *hochpotenziert*, war nun die Arznei, eine Erkrankung rasch, ohne Nebenwirkungen und dauerhaft zu heilen.

Wie war das möglich? »Kritische Wissenschaftler« fanden keine rationale Erklärung dafür; sie äußerten zuerst Zweifel und danach feindselige Ablehnung. Daran hat sich bis in unsere Tage nichts geändert, obwohl Bio-Physiker inzwischen mit Hilfe empfindlicher Meßgeräte nachweisen können, daß nach Einnahme einer homöopathischen Hochpotenz kaum glaubliche energetische Veränderungen im Körper stattfinden. In Paragraph 269 des ORGANON erklärt Hahnemann:
»Die homöopathische Heilkunst entwickelt zu ihrem besonderen Behufe die inneren, geistartigen Arzneikräfte der rohen Substanzen, mittels einer ihr eigentümlichen, bis zu meiner Zeit unversuchten Behandlung, zu einem, früher unerhörten Grade, wodurch sie sämtlich erst recht sehr, ja unermeßlich-durchdringend wirksam und hilfreich werden, selbst diejenigen unter ihnen, welche im rohen Zustand nicht die geringste Arzneikraft im menschlichen Körper äußern. Diese merkwürdige Veränderung in den Eigenschaften der Naturkörper, durch mechanische Einwirkung auf ihre kleinsten Teile, durch Reiben und Schütteln (während sie mittels Zwischentritts einer indifferenten Substanz, trockener oder flüssiger Art, von einander getrennt sind) entwickelt die latenten, vorher unmerklich, wie schlafend in ihnen verborgen gewesenen, dynamischen Kräfte.«

Auf den ersten Blick steht der zu kausal-analytischem Denken Erzogene dem hier Zitierten aus verständlichem Grund skeptisch gegenüber. Solche Erklärungen klingen einerseits etwas *magisch,* andererseits vielleicht zu einfach, als daß sie imponieren könnten. Aber wir sind inzwischen im Verständnis des *Warum* der Wirkung homöopathischer Potenzen einen großen Schritt vorangekommen.

Seit Albert Einsteins naturwissenschaftlichen Erkenntnissen gilt es - wie bereits früher gesagt - als unumstritten, daß Materie letztlich nichts anderes ist als ein Energiezustand. Wenn wir eine Substanz auf ihren Molekularzustand zurückführen und ein Molekül isolieren, zeigt dieses Molekül eine dauernde »automatische« Bewegung, die *Brownsche Bewegung.* Die Energie dieser Molekularbewegung ist bisher noch unzureichend erforscht, doch weiß heute jeder Interessierte, welche enormen Energien bei Atomzertrümmerung oder -fusion freiwerden.

In den nur scheinbar festen Stoffen unserer Umwelt ruhen ungeheure Energien, die bislang ungenutzt blieben. Hahnemann hatte entdeckt, daß wir dieses Potential mobilisieren und spezifisch anwenden können, wenn wir einmal wissen, wie wir die Rohsubstanz zu bearbeiten haben. Durch wiederholtes Verschütteln im *Potenzierungsvorgang* wird nämlich die spezifische, der natürlichen Substanz innewohnende Energie freigesetzt und mittels Molekularresonanz auf den *Träger* übertragen - eine Energie, deren erstaunliche Wirkung wir bei jeder richtigen Verordnung beobachten können.[17]

Vereinfacht gesagt: Verdünnen und *richtiges* Verschütteln, also das *Hochpotenzieren* wie Hahnemann es vorschreibt, ist ein *chemo-physikalischer Umwandlungsprozeß ins Energetische.*

Beachtlich ist in diesem Zusammenhang, was schon Paracelsus schrieb: » Die Quintessenz ist das, was aus einer Substanz extrahiert wird . . . Nachdem sie von allen Unreinheiten und verderblichen Teilen gereinigt und in höchstem Maße verfeinert ist, erlangt sie einen außerordentlichen Grad an Verfeinerung und Perfektion. In ihr ist große Reinheit, die ihr das Vermögen gibt, den Körper zu heilen.«[18]

So kann denn die Auflockerung einer Kristall- oder Grobstruktur Heilkräfte - *spezifische Information* - von tiefgreifender Wirkung freisetzen. Möchte doch jeder Skeptiker einsehen: der endgültige Beweis hängt für den Praktiker, den Arzt und erst recht für Leidende nicht davon ab, ob dies im Rahmen überkommener Denk- und Glaubensschemata der Universitätsmediziner »möglich«, das heißt »wissenschaftlich erklärbar« ist, sondern ob das jeweilige homöopathische Mittel tatsächlich Heilung bewirkt. Hahnemann lehrt uns dies bereits im Paragraph 25 seines ORGANON: der einzige Beweis für die Verordnung des richtigen Mittels bestehe darin, daß damit geheilt wird.

Inzwischen bezeugen nicht nur die Erkenntnisse der Molekular- und Quantenphysik, sondern auch und vor allem die Heilerfolge der Homöopathie, daß mit ihr der heute noch herrschende medizinische Materialismus früherer Jahrhunderte veraltet ist und längst überwunden sein müßte.

Anmerkungen

1 LIBER SUBTILITATUM DIVERSARUM NATURARUM CREATURUM

2 PARACELSUS, SÄMTLICHE WERKE

3 Samuel Hahnemann: ORGANON DER RATIONELLEN HEILKUNDE. Dresden 1810.- Die zweite Auflage erschien 1819 mit dem Titel ORGANON DER HEILKUNST, die DRITTE VERBESSERTE AUFLAGE 1824, die VIERTE VERBESSERTE UND VERMEHRTE AUFLAGE 1829, die FÜNFTE VERBESSERTE UND VERMEHRTE AUFLAGE 1833 alle unter demselben Titel und alle bei Arnoldi in Dresden und Leipzig. - Richard Haehl gab endlich 1921 die »Nach der handschriftlichen Neubearbeitung Hahnemanns für die 6. Auflage« vorgesehene Fassung bei Willmar Schwabe, Leipzig, heraus. - Paragraph 1, S. 63

4 »Durch Beobachtung, Nachdenken und Erfahrung fand ich, daß im Gegenteil von der alten Allopathie die wahre, richtige, beste Heilung zu finden sei, in dem Satze: Wähle, um sanft, schnell, gewiß und dauerhaft zu heilen, in jedem Krankheitsfalle eine Arznei, welche ein ähnliches Leiden (homoion pathos) für sich erregen kann, als sie heilen soll!« - ORGANON, S. 50

5 Die besten Biographien Hahnemanns sind die von Franz Albrecht, Thomas Lindsley Bradford, Richard Haehl, Herbert Fritsche und Rudolf Tischner; Titel usw. siehe Seite 200-214

6 Haehl, a.a.O. Bd. II, S. 7

7 Bradford 1895, LIFE AND LETTERS OF DR. SAMUEL HAHNEMANN
Die Universitätsmedizin kennt noch immer keine Prinzipien, nach denen sie die Arzneimittel verordnet. Die heute gebräuchlichen medizinischen Handbücher enthalten eine Fülle therapeutischer Anweisungen für die verschiedenen Fachbereiche; ein Gesetz oder Prinzip therapeutischen Handelns enthalten sie nicht, wenn wir einmal von der Substitutionstherapie absehen, bei der wir den Ersatz körpereigener Substanzen in physiologischen Dosen als Prinzip bezeichnen können

8 Hahnemann hat eine stattliche Reihe von Büchern über Homöopathie verfaßt. Sein Hauptwerk blieb das ORGANON DER HEILKUNST; es besteht aus Vorrede, Einleitung und 291 Paragraphen

9 Hahnemanns Anmerkung zum Band 2 des Cullenschen Werkes. Abschnitt Chinarinde, zitiert nach H. Fritsche: SAMUEL HAHNEMANN, S. 52. - Siehe auch T. Rall: EIN FALL VON CHININ-ÜBEREMPFINDLICHKEIT. In: Julius Mezger, AUS LEHRE UND PRAXIS DER HOMÖOPATHIE. Stuttgart 1937, und Bayer 1989, HAHNEMANNS SELBSTVERSUCH MIT DER CHINARINDE IM JAHRE 1790

10 Del Mas 1934, HAHNEMANN AND MODERN SCIENCE IN HOMOEOPATHY

11 FRAGMENTA DE VIRIBUS MEDICAMENTORUM POSITIVIS SIVE IN SANO CORPORE HUMANO OBSERVATIS. Leipzig 1805

12 ORGANON, 6. Auflage § 19

13 ORGANON, 6. Auflage, Einleitung, vorletzter Absatz

14 MEKILTA DE-RABBI ISHMAEL 1933, A CRITICAL EDITION...

15 Heute bemühen sich einige homöopathische Großlaboratorien, diese Prozedur mit Hilfe elektronischer Geräte nachzuahmen. Vielfach ist versucht worden, das Potenzieren zu vereinfachen, indes erwiesen sich alle von Hahnemanns Vorschriften abweichende Praktiken als weniger tauglich. Zur Zeit stellt unseres Wissens nur ein Unternehmen echte Q-Potenzen her: *Gudjons homöopathisches Labor für handgearbeitete Potenzen original nach Hahnemann* in Stadtbergen-Deuringen

16 Hahnemann beschreibt sie ausführlich im § 270 der 6. Auflage des ORGANON

17 Gerhard Resch, Wien, erörterte die neuesten Modelle der Molekularphysik anhand der Wassermolekularstrukturen während der Internationalen Kongresse der *Liga Homoeopathica* in Athen 1976 und Hamburg 1979. - Vgl. auch Resch; Gutmann 1993, WISSENSCHAFTLICHE GRUNDLAGEN DER HOMÖOPATHIE

18 Paracelsus, a.a.O., Teil 1, Band 11, S. 186-187

150

BEISPIELE CHRONISCHEN KRANKSEINS

Wir begehen einen unverzeihlichen Fehler, wenn wir die Konsequenzen über 40jähriger Verletzung des Gleichgewichts, der Ökologie des menschlichen Körpers, etwa allein AIDS zuschreiben. Unseren *Grundsätzen* zufolge ist die Explosion schwerer degenerativer chronischer Erkrankungen in der »modernen Zeit« und industrialisierten Welt das Ergebnis einer *anormalen Rückbildung*, für die Max Gerson den Begriff »prämorbide Pathologie« prägte.[1] Diese ist das Resultat unnatürlicher Ernährung und Lebensweise sowie der übermäßigen Anwendung chemischer Medikamente und Impfungen.

Wie könnten wir sonst den enormen Anstieg chronischer degenerativer Erkrankungen in den westlichen Industrieländern begreifen, während es in »unterentwickelten« und sich entwickelnden Staaten diese Bedrohung in solchem Maße nicht gibt?

Faktoren, die eine Degeneration des menschlichen Körpers fördern

Allergien

Warum nehmen Allergien in den letzten Jahren so stark überhand? Warum werden die Arztpraxen von allergisch Erkrankten regelrecht überrannt? Warum läßt sich eine Neurodermitis kaum noch vermeiden, wenn ein Säugling geimpft wird?

Solche Fragen beschäftigen die Fachpresse ebenso wie Patientinnen und Patienten oder Eltern von betroffenen Kindern. Mit aufwendigen Testverfahren fahnden Fachärzte für Allergologie nach den auslösenden Faktoren: ob Pollen, Hausstaub, Milben, Tierhaar, Farben, Dünge-, Reinigungs- und Waschmittel, Chrom oder Nickel, fast alle Stoffe unserer Umwelt können eine allergische Reaktion bewirken und - universitätsmedizinisch gesehen - eine entsprechende »Desensibilisierung« erforderlich machen.

Selbst Nahrungsmittel werden heute mittels komplizierter Blutuntersuchungen genau in ihrem »Allergien auslösenden Potential« bestimmt. So mancher Patient und manche Patientin müssen auf fast alles verzichten, um ernste Erkrankungszustände von Asthma bis zur Dauer-Diarrhoe zu vermeiden.

Die eingangs gestellten Fragen sind damit jedoch noch nicht beantwortet. Über komplizierte Vorgänge bei allergischen Reaktionen liegen inzwischen genaue Kenntnisse vor. Wir wissen um die Wirkung von Antigenen auf die spezifische Bildung von Antikörpern, um überschießende Abwehrreaktionen des Immunsystems. Wenn gegen benötigte Nährstoffe, ja sogar gegen körpereigene Zellen oder Substanzen wie Hormone, Enzyme oder wichtige Stoffwechsel-Zwischen-produkte allergische, autoaggressive Reaktionen ablaufen - etwa bei den »Auto-immunkrankheiten« -, ist der Organismus soweit aus dem Gleichgewicht geraten, daß er nicht mehr selbst regulieren kann.

Die Universitätsmedizin unterdrückt derlei Reaktionen mit hochwirksamen Suppressiva, beispielsweise mit Cortison oder Methotrexat - eine Heilung bleibt ihr damit unmöglich, weil die »einfachen Zusammenhänge« sie nicht zu interessieren scheinen. Es gelten hier die gleichen Faktoren wie wir sie schon mehrfach angesprochen haben:

- Einseitige oder weitgehend »veredelte«, das heißt der Natur entfernte Ernäh-rung. Lebensmittel verkommen zu Nährmitteln und »fast-food«, Vitamine und Spurenelemente werden künstlich zugesetzt oder gleich gesondert als Tablet-ten, Kapseln oder Bonbons eingenommen.
Der Organismus verarmt in seinem intermediären Stoffwechsel, seine Puffer-fähigkeit wird überstrapaziert. Die Veränderungen der energetischen Realität gehen schleichend vor sich, aber die Anfälligkeit gegen Infektionen und Ver-giftungen steigt.
- De-Sensibilisierung des *Abwehrgefüges* durch nebenwirkungsbelastete che-mische Substanzen und Medikamente. Auch hier sind - nach den Impfkaska-den im Säuglingsalter - an erster Stelle wieder die allzuoft unnötig verabreich-ten Antibiotika zu nennen. Aber auch viele Chemotherapeutika, darüber hin-aus Herbizide, Pestizide, Überdüngung mit Chemikalien, nicht artgemäße Tierfütterung und Masthaltung tragen ein gerüttelt Maß dazu bei.
- Der auf diese Weise anfällig gemachte Organismus entwickelt bei verhältnis-mäßig geringen Anlässen von *Dysstreß* körperlicher oder seelischer Art über-schießende Abwehrreaktionen, die wir allergisch nennen.

So behandelten wir einen 16jährigen Gymnasiasten, einen Bauernsohn, der, nachdem er seine zweite Impfung bekommen hatte, eine Neurodermitis entwik-kelte. Die Unterdrückung mit Cortisonsalben und die antibiotische Behandlung zweier eitriger Mandelentzündungen ließen ihn zudem an einem schweren al-lergischen Asthma bronchiale erkranken. Das Wohnhaus mußte er von da an durch die Hintertür verlassen, weil er in der Nähe des Hofes und der Pferdeställe Asthma-Anfälle bekam.

Dank der homöopathischen Behandlung mit seinem Einzelmittel verschwand das Asthma. Vier Monate nach Beginn der Behandlung konnte er sich wieder beschwerdefrei im Pferdestall aufhalten. Nach einem Jahr schließlich war auch die Neurodermitis ausgeheilt, die Eigenordnung seines *Abwehrgefüges* neu her-gestellt.

Nicht allein Fremdkörperreizungen lösen - wie in diesem Fall - allergische Reaktionen aus, sondern auch seelische Schocks, anhaltender Kummer, Demüti-gungen oder Ärger und rufen, sobald die Überreizung des *Abwehrgefüges* weit vorangeschritten ist, quälende Allergien hervor.

152

Krebs

Neoplasmen - Karzinome - sind am Ende des 20. Jahrhunderts auf unserer Erde Todesursache für etwa ein Zehntel der Menschen. In den Industrieländern sterben 15% bis 30% an Krebsleiden, in den Entwicklungsländern hingegen etwa 3% bis 10%.

Das heißt in Ländern, in denen die Menschen immer technikbezogener, von der Natur entwöhnter leben, sterben dreimal so viele Frauen, Männer und Kinder an dieser Erkrankung.

Aus den Statistiken der Weltgesundheitsorganisation geht hervor, daß Industrieländer wie die Bundesrepublik Deutschland, die USA, Kanada, England, Belgien usw. eine Rate an Krebstoten von über 16% haben, während sie in unterentwickelten Ländern - wie El Salvador, Honduras, Peru - durchschnittlich zwischen 3% und 5 % und in China noch niedriger liegt. Wenn sich Länder »entwickeln« und eine »bessere Gesundheitsversorgung« bereitstellen, erhöht sich der Prozentsatz der Degenerierung keineswegs aufgrund der angeblich besseren Untersuchungsmöglichkeiten. Man könnte versucht sein, derlei degenerative Erkrankungen der von der Technologie erzeugten Nervosität und dem *Dysstreß* zuzuschreiben; dies ist jedoch, wie wir sogar den Sterblichkeitsstatistiken der »sozialistischen Länder« entnehmen konnten, unzutreffend. Dort gab es bekanntlich viel weniger nervenaufreibende Hast und Konkurrenz durch Wettbewerb, weil jedermanns Erwerbsquelle vom Staat garantiert war.

Todesursache Krebs

Verstorbene pro 100.000 der Bevölkerung

Land	1988	1989	1990	1991	1992	1993
Australien	127,7	129,2	126,0	125,7	123,5	126,1
Japan	108,5	108,8	–	107,3	107,6	–
USA	131,6	131,9	134,1	133,5	–	–
Kanada	137,6	135,3	135,2	133,6	130,5	–
Griechenland	107,8	109,1	106,6	107,2	107,9	108,7
Frankreich	138,1	137,8	135,4	134,8	134,8	–
Italien	140,6	137,6	136,9	137,1	–	–
BRD - alt -	139,7	137,8	133,5			
Gesamtdeutschland				135,7	135,4	134,6
England und Wales	149,0	148,0	146,0	144,8	143,6	–
Schweden	112,2	109,3	110,2	110,1	109,3	–
Norwegen	124,2	119,7	119,3	117,8	117,1	–

Land	1988	1989	1990	1991	1992	1993
Ungarn	174,2	177,7	182,2	185,4	190,6	190,1
Tschechien	176,1	174,1	176,0	174,8	172,9	170,6
Bulgarien	–	110,6	110,0	110,0	112,1	111,8
Polen	147,5	147,1	148,2	148,9	146,9	148,5
DDR	126,9	126,4	120,4	–	–	–
Rußland	131,1	–	134,0	143,6	144,8	145,8
Mexico	–	–	79,8	78,9	78,2	–
Puerto Rico		98,5	100,9	101,9	92,0	–
Mauritius	–	–	–	68,4	75,8	69,1
Trinidad	111,2	105,5	101,7	104,6	–	–
Costa Rica	137,9	129,4	110,8	113,0	–	–

Diese Tabelle blieb unvollständig, weil einzelne Länder aus ökonomischen oder politischen Gründen ihre Meldungen an die WHO zurückhalten.

Tatsächlich litten die Menschen in den ehemaligen Ostblockländern nur selten unter Existenzangst und hektischen Arbeitsabläufen. Aber es gab auch hier überwiegend denaturierte Nahrungsmittel und wenig Frischkost. Unfreiheit und die Angst vor Bespitzelung erzeugten *Dysstreß*. Die Herrschenden waren stolz auf ihre alle umfassende Gesundheitsversorgung. Der Staat verpflichtete die Ärzte, den erkrankten Werktätigen schnell wirkende chemische Medikamente, besonders Antibiotika zu verschreiben. Gerade deshalb weisen diese Länder die höchste Rate an degenerativen Erkrankungen auf; sie liegt sogar höher als die in den hochentwickelten westlichen Industriestaaten.[2]

»Alzheimersche Krankheit«

Eine andere degenerative Störung, mit der Menschen in den Industrieländern in den letzten Jahren stetig häufiger konfrontiert werden, ist der von dem Breslauer Hirnpathologen Alois Alzheimer (1864-1915) beschriebene und nach ihm »Alzheimersche Krankheit« genannte allgemeine Schwund der Hirnrinde mit dem Ausfall geistiger, emotionaler und motorischer Funktionen sowie im Endzustand gänzlicher Verblödung.

Über die USA wissen wir durch Robert D. Terry, »daß ungefähr 4,4% der über 65jährigen leichte bis schwere senile Demenz zeigen, und 65% von ihnen die Alzheimersche Krankheit haben; dies ist eine Rate von über drei Promille der Gesamtbevölkerung. Weil die Lebenserwartung dieser Patienten stark reduziert ist, dürfen wir auf über 100.000 Todesfälle pro Jahr bei älteren Personen mit der Alzheimerschen Krankheit schließen.«[3]

Der Herausgeber des Chicagoer ARCHIVES OF NEUROLOGY ergänzt: »Schätzwerte über die Häufigkeit der Alzheimerschen Krankheit bei Patienten über 65 mit organischer Demenz bewegen sich zwischen 40% und 58%. Angewandt auf die Vereinigten Staaten hieße das, daß die Zahl von Patienten mit Alzheimerscher Krankheit bei Menschen über 65 im Jahre 1970 zwischen 350.000 und 510.000 liegt.

Durchschnittlich 4,1% hatten ›schwere‹ Demenz oder Alters-Psychosen: Begriffe, mit denen Patienten beschrieben werden, die neben geistigem Abbau auch Persönlichkeitsverlust und Unfähigkeit zeigen, die normalen Aufgaben des täglichen Lebens auszuführen. Zwischen 60.000 und 90.000 Menschen mit seniler Demenz sterben jedes Jahr, und diese Schätzungen berücksichtigen nicht einmal Patienten unter 65 oder Menschen, bei denen die gemäßigten Formen der Demenz die Lebenserwartung verkürzen. Diese Schätzung der Häufigkeit der ›Alzheimerschen Krankheit‹ beruht auf vorsichtigen Annahmen.«[4]

Enzephalitis disseminata - Multiple Sklerose

Als weitere Erkrankung, die fast ausschließlich ein Stigma der Industrieländer ist, kennen wir die Enzephalitis disseminata, die »Multiple Sklerose« oder auch kurz MS genannt.

In der Literatur ist kein sorgfältig nachgeprüfter Fall von MS als Erkrankung schwarzer Afrikaner erwähnt.[5] Die Zahl der an MS Leidenden dagegen betrug unter Immigranten, die aus Großbritannien und anderen Teilen Nord- und Zentraleuropas in die Republik Südafrika einwanderten, ungefähr 49 pro 100.000 Einwohner. In einer die lokale Epidemiologie der Erkrankung belegenden Studie, sind die Gegenden, in der sie am stärksten aufkam, als Zonen mit hohem Risiko bezeichnet; sie schließen Nordeuropa, den Nordteil der USA und Südkanada mit ein. Es gibt kein überzeugenderes Beispiel als dieses: es belegt, daß die »hochentwickelten« Länder, in denen der menschliche Organismus durch Myriaden von Medikamenten und Impfungen manipuliert worden ist, jetzt echte und ernste Gesundheitsprobleme haben.

Wir äußern hier mehr als nur den Verdacht, daß MS das Resultat einer Impfung ist. In Ländern, die Impfungen vor langem einführten, sind viele an MS Erkrankte feststellbar, während es in arabischen und afrikanischen Regionen, in denen die Impfung nicht so früh verbreitet war, noch nahezu keine MS gibt.[6]

Milton Alter und seine Mitarbeiter, die in Israel jüdische Immigranten und dort Geborene untersuchten, fanden heraus, daß MS bei den in Israel Geborenen und Immigranten aus anderen Ländern des Nahen Ostens und Nordafrikas selten vorkommt, hingegen wesentlich häufiger bei Einwanderern aus Zentral-, am häufigsten jedoch bei solchen aus Nordeuropa. Die weitere Untersuchung der Daten erwies, wie wichtig das jeweilige Alter zum Zeitpunkt der Einwanderung zu sein scheint. Ein Europäer, der sein Ursprungsland verläßt, ehe er 15 Jahre alt wird[7], hat ein ähnlich geringes Risiko, sich MS zuzuziehen, wie ein in Israel oder Südafrika Geborener; Menschen, die nach Überschreiten dieser Altersgrenze immigrieren, tragen den Risikofaktor ihres Geburtslandes.

Eine weitere Studie zeigte gravierende Unterschiede in der Häufigkeit von MS bei afro-asiatischen Einwanderern und ihren in Israel geborenen Nachkommen. Bei Letzteren gab es einen Anstieg auf das Doppelte innerhalb nur einer Generation. So weisen in Israel geborene Nachkommen von Eltern mit europäischer oder afro-asiatischer Abstammung jetzt die selben Häufigkeitsraten an MS auf wie die europäischen Immigranten.[8]

Statistiken der Weltgesundheitsorganisation weisen aus, daß in den entwickelten Ländern Amerikas die Zahl der von MS verursachten Todesfälle stetig zunimmt: in den USA stieg die Zahl der MS-Toten von 1 auf 1,3, in Kanada auf zwei pro 100.000 Einwohner. In der Bundesrepublik Deutschland beträgt die Zahl bereits 2,5, in der Schweiz wie in England und Wales sterben mehr als drei von 100.000 Einwohnern an MS. Die MS-Todesrate von Bulgarien, Griechenland und Spanien dagegen verzeichnet seit Jahren höchstens einen Todesfall pro 100.000 Einwohner, die der Entwicklungsländern Mittelamerikas liegt noch erheblich darunter, und auf Mauritius ist die Krankheit bis heute unbekannt geblieben.

Degenerative Erkrankungen des Kreislaufsystems

Die höchste Todesursache sind in Europa allerdings Kreislauferkrankungen, die - zusammen mit den degenerativen Leiden - schätzungsweise 50% betragen. In Australien, Japan, Neuseeland und Singapore sehen wir fast gleiche Verhältnisse.

Betrachten wir in diesem Zusammenhang als Beispiel »den besonderen Saft«, das Blut. Die Hämatologie hat als eine Spezialwissenschaft innerhalb der Inneren Medizin alle Parameter beforscht, definiert und beschrieben. Ungezählte Abweichungen von der Norm werden als eigenständige Krankheitsdiagnose oder als Blutbild eines definierten Krankheitsstadiums bzw. Krankheitsbildes beschrieben. Blutgruppen und Untergruppen kann man sicher bestimmen. Die einzelnen Bestandteile des Blutes, ihre Entwicklungen und Veränderungen natürlicher und pathologischer Art sind genau bekannt. Der Gerinnungsmechanismus von Blut- und Gewebefaktoren ist geklärt. Die verschiedenen Eiweißfraktionen des Blutserums können fein getrennt, qualitativ und quantitativ bestimmt und detailliert untersucht werden. Im Serum selbst sind alle Stoffwechsel-Ausgangssubstanzen und -produkte der Organe, besonders von Leber und Lunge, quantitativ nachweisbar. Das geschieht meist schon routinemäßig mit hochspezialisierten Methoden in den mit technischen Wunderwerken ausgestatteten Analyselaboratorien. Sogar die spezifischen Reaktionen des Immunsystems, Antigene, Antikörper auf ihre Verursacher, Bakterien, Viren und Prionen können inzwischen bestimmt werden. Mit Hilfe der Dunkelfeldmikroskopie können wir im »lebenden Blut« Einblicke in die Polymorphie der Symbionten, das sind Mikroben, und ihre Entwicklungs-

156

stadien zum Parasitismus, zur Pathogenität verfolgen. Kurz gesagt: Eine Fülle an Wissen steht heute zur Verfügung; sie ist kaum noch überblickbar.

Viele der jetzt mechanisch operativ behandelten Erkrankungen - wie Apoplex, Herzinfarkt und seine Vorstadien - können allein durch rechtzeitige Behandlung nach *Naturgesetzen* in ihrer Entstehung verhindert werden, anstatt sie mit Gefäßtransplantationen, -nähten, -dilationen oder gar Organtransplantaten zu bekämpfen. Aber dies beachtet kaum eine »wissenschaftliche Koryphäe« der Universitätsmedizin. Nur wer den *ganzen Menschen* betrachtet und die Veränderungen seines Wohlbefindens erkennt, kann zeitgerecht regulierend eingreifen und dadurch die richtige Viskosität und Fließgeschwindigkeit des Blutes wiederherstellen und Schädigungen des Gefäßsystems vermeiden.

Die offizielle Medizin läßt in der Bundesrepublik Deutschland lieber jährlich fast 450.000 Frauen und Männer am Herzinfarkt sterben, als durch Aufklärung und umfassende Beratung darauf hinzuwirken, daß jeder verantwortungsbereite Mensch selbst dafür sorgt, die Viskosität, die Fließfähigkeit, den pH-Wert (7,4) seines Blutes optimal zu erhalten. Von dieser Fließfähigkeit hängen die Pumpleistung des Herzens sowie die Beschaffenheit der Gefäßwände und damit auch der Blutdruck ab. Bereits eine geringe Abnahme des pH-Wertes hat Gerinnung zur Folge. Es gilt also, die Verunreinigung des Blutes, dessen Befrachtung mit Stoffwechselschlacken, Blutparasiten und Übersäuerung zu vermeiden oder rasch zu beseitigen, damit es gar nicht erst zu Arteriosklerose und Gefäßverengungen kommt.

Während bei jedem Menschen eine individuelle genetische Veranlagung gegeben ist, braucht sich diese Prädisposition niemals zu manifestieren, es sei denn, das Immunsystem wird stark angegriffen. Wirklich angsterregend ist indes die Möglichkeit, daß chemische Medikamente und Impfungen, indem sie das Immunsystem gravierend schwächen, genetische Mutationen verursachen, die Eltern dann zwangsläufig auf die nächste Generation übertragen.

Wir möchten keineswegs die Bedeutung anderer Faktoren für die Degeneration des Menschengeschlechts - beispielsweise besonders die Art der täglichen Ernährung - außeracht lassen; die Erfahrung hat uns aber gezeigt, daß alle anderen Faktoren zusammen keinen so direkten und tiefen Schaden in der Ökologie unseres Körpers anrichten wie chemische Medikamente und Antibiotika. Was Ivan Illich vor dreißig Jahren in seinem Buch DIE NEMESIS DER MEDIZIN schrieb, ist inzwischen leider längst erwiesen: »...die größte Gefahr für unsere Gesundheit ist heute das medizinische System«.

Viele aufgeschlossene Forscher und Wissenschaftler, wie René Dubos, Robert S. Mendelsohn, Martin Weitz, Milton Morris Silverman, Philip R. Lee, Karl Menninger, Marilyn Ferguson, Marc Lappé, Thomas McKeown oder Kenneth H. Pelletier, haben die Gesundheitspolitiker, Ärzte und betroffene Laien eindringlich gewarnt, der Sturm nähere sich mit großer Geschwindigkeit; aber niemand mit Autorität und Einfluß nahm ihre Ermahnungen ernst. Die zustimmende Besorgnis der Wenigen, die die Warnungen begriffen, ging in der von »berufenen wissenschaftlichen Autoritäten« entfachten oberflächlichen Euphorie und ihrem lauthals propagierten Glauben an zukünftige Lösungen, in ihren untauglichen optimistischen Versprechungen unter.

Immer noch möchte kaum jemand von den verantwortlichen »wissenschaftlichen Koryphäen« und Gesundheitspolitikern die Tatsachen ernstnehmen, selbst heute nicht, wo die Menschen unmittelbar nicht nur von AIDS bedroht sind, sondern auch von allen anderen degenerativen Erkrankungen. Dabei kann niemand übersehen wie unbarmherzig stetig sich deren Zahl erhöht. Die Menschen bewegen sich noch immer so, als ob sie nicht begreifen wollten, daß diese degenerativen Erkrankungen bis hin zum Krebs aus Sicht der Universitätsmedizin unheilbar bleiben. Viele leben bedenkenlos in den Tag hinein, als seien Krebs, MS, AIDS, Morbus Alzheimer usw. für sie gar nicht existent, bis sie selbst oder jemand, der ihnen nahesteht, betroffen sind.

Der Autor dieses Buches ist von Natur aus beileibe kein Schwarzseher, und seine »alternative« medizinische Arbeit hat stets dazu beigetragen, Leben zu retten, vielen »unheilbar« Kranken Linderung zu verschaffen und neue Hoffnung zu geben. Die Entwicklung unseres Medizinbetriebs ist aber inzwischen derart aus den Fugen geraten, daß es höchste Zeit wird, noch einmal ganz eindringlich zu warnen: Was im auslaufenden zwanzigsten Jahrhundert auf unserem *Blauen Planeten* geschieht, ist erschreckend und erfüllt einsichtige Menschen mit Lebensängsten. Die Mehrheit erlaubt sich jedoch weiterhin den Irrglauben an das »regulierende Können« der etablierten Medizin.

Niemand leugnet, daß sich herausragende Fachleute um Lösungen für die Besserung unserer Gesundheit mühen. Ihre Absichten sind nobel, manche Wissenschaftler arbeiten ehrlich engagiert; aber das Resultat der rein therapeutischen Seite universitätsmedizinischer Forschung bleibt bedrückend, ja aussichtslos. Wir können es nicht oft genug wiederholen: Offizielle medizinische Forschung, gleichgültig wieviel Anstrengung, Geld und Engagement in sie investiert wird, gibt uns allzuoft täuschende Antworten. Im Anfang hören wir begeisternde Versprechen, danach folgt Ernüchterung, und schließlich in der Mehrzahl der Fälle ein katastrophales Ende. Wir haben das Unheil erkannt: Medikamente, die - genau genommen - nur dazu benutzt werden, um unsere Körper zu manipulieren. Dies geschieht derart tief und hinterhältig, daß es vielfach zu spät ist, wenn wir endlich ihre langfristigen Nebenwirkungen erkennen.

Heute glauben noch immer viele, lediglich Thalidomid - das Wirkprinzip des *Contergans®* - und eine Handvoll anderer chemischer Arzneien seien schädlich, während die meisten Medikamente als sicher angesehen werden dürften. Thalidomid offenbarte seine unheilvolle Seite für Patientinnen und Patienten in relativ kurzer Zeit, weil es eine grobe Chemikalie ist. Deshalb wurde es relativ rasch erkannt und isoliert, allerdings nicht ohne überaus tragische Mißbildungen bei Neugeborenen, deren Müttern es verabreicht worden war. Wer mag sich ausmalen, wie es um uns stünde, wenn seine verheerenden Nebenwirkungen erst noch später hätten erkannt werden können?

Begreifen wir deshalb endlich, daß die meisten chemischen Medikamente, egal wie harmlos sie anfänglich erscheinen, irgendeine nachteilige Wirung im menschlichen Organismus hinterlassen. Vor allem Impfstoffe und Antibiotika haben einen solch subtilen und tiefgreifend-heimtückischen Einfluß im Gefolge, daß ihre Nebenwirkungen erst fünf, zehn Jahre nach der Behandlung oder noch viel später zum Vorschein kommen.

In dem Buch DIE WISSENSCHAFT DER HOMÖOPATHIE hat der Autor im Jahre 1978 die Hypothese untermauert, daß Impfstoffe jeden Organismus tiefgreifend stören, ehe sie ihn womöglich vor einer bestimmten Erkrankung schützen können. Aber niemand fragt nach langfristigen Nebenwirkungen von Impfungen. Wer kann wirklich deren endgültigen Nutzen oder Schaden kalkulieren? Wir wissen, Impfungen sind auf das Immunsystem gerichtet und ihr Ziel ist, es zu *zwingen*, Antikörper zu produzieren, die den Organismus vor künftigen Angriffen einer spezifischen infektiösen Erkrankung schützen sollen.

Diese im vorigen Jahrhundert entwickelte Praxis war gewiß »schlau« erdacht, aber die Frage bleibt für künftige Generationen, ob sie »schlau« genug war, die *Naturgesetze* dauerhaft zu überlisten.

Gerhard Buchwald, einer der erfahrensten Gutachter von Impfschäden in Deutschland, schließt sein gewissenhaft recherchiertes Buch IMPFEN, DAS GESCHÄFT MIT DER ANGST, denn auch eindeutig klar: »Auf die kürzeste Formel gebracht, lautet der Inhalt dieses Buches: Impfen schützt nicht! Impfen nützt nicht! Impfen schadet!«

Es gibt einige andere Fragen, deren gültige Beantwortung langzeitige Prozesse *naturgesetzlichen* Denkens und Forschens erfordert:

- Kann der Organismus unter dem Zwang eines Impfstoffs eine unvorhersehbare Reaktion hervorbringen, die seine sublimeren Abwehrstrukturen neu fixiert, etwa die Retikulo-endothelialen, immun- und sympathisch-parasympathischen Systeme, so daß er sich nicht mehr gegen zukünftige Erkrankungen einer anderen Art verteidigen kann?
- Ist es möglich, daß durch den Gebrauch solch spezifischer Wirkstoffe unser Organismus dahingehend stimuliert wird, die latente Prädisposition für chronische Erkrankungen beschleunigt zu manifestieren?
- Ist mit ausreichender Sicherheit vorhersagbar, welche langfristigen Konsequenzen solch subtile Eingriffe in die innersten Funktionen, etwa die Genstruktur, des menschlichen Organismus hinterlassen?

Man kann es nicht oft genug wiederholen: wir sind mit dem Immunsystem in einer unklugen, ja schwerwiegend schädlichen Weise umgegangen. Deshalb ist zu befürchten, daß die augenblickliche »Explosion« einiger erschreckender chronischer Erkrankungen - wie MS, Krebs, Rheumatoide Arthritis, Allergien etc. - zum großen Teil durch spezielle Impfungen beschleunigt worden ist. Sie zeitigen

Folgen, die zehn bis zwanzig Jahre nach der ersten Impfung erscheinen, wie zum Beispiel unserer Überzeugung nach die Multiple Sklerose.

Dabei ist besonders zu berücksichtigen, der eigentliche Impfstoff wird, um haltbar oder überhaupt wirksam sein zu können, oft in mit Schwermetallen präparierten Lösungen verabreicht. Um detaillierte Untersuchungen über deren ganz gewiß schädliche Langzeitwirkungen ist man erst seit kurzem bemüht. Forschungen auf diesem Gebiet müssen vorrangig gefördert werden: schließlich betreffen sie Schädigungen unserer enzymatischen und neurologischen Funktionen bis hin zum Verlust der Fortpflanzungsfähigkeit.

Ist es ein Zufall, daß es in unterentwickelten Ländern, in denen es vor zwanzig Jahren keine verbindlichen Impfprogramme gab, heute keine Anzeichen für MS gibt? Wir unterstellen folgendes: Einwanderer aus Afrika, die in Amerika und Europa leben und der Impfpflicht unterzogen wurden, weisen dieselben MS-Raten auf wie die einheimische Bevölkerung. Dafür geben keine genetischen, sondern primär Umwelt-Faktoren den Ausschlag. In arabischen Staaten gibt es kaum MS, während Israel, dessen Bevölkerung zum größten Teil aus westlichen Ländern stammt und wo Impfungen vorgeschrieben sind, in der Statistik eine der höchsten MS-Zahlen aufweist. Niemand wird behaupten, diese Erkrankung sei *nur* die Folge von Impfungen, aber wir sind davon überzeugt, daß die hohe Steigerung der MS durch Impfungen provoziert wurde. Jede Impfung stört das Immunsystem, und es wird bald erwiesen sein, daß MS auf einem dem menschlichen *Abwehrgefüge* solchermaßen zugefügten Schaden basiert.

Inwieweit war die BCG-Impfung gegen Tuberkulose Grundlage für die »Explosion« von Rheumatoider Arthritis? Immerhin bewiesen Laborversuche, daß BCG-Impfung einen Zustand ähnlich der Rheumatoiden Arthritis erzeugt.

Die Hauptfrage, der sich die etablierte Medizin stellen muß, ist: wie tief und wie häufig wir in die überaus komplexen und voneinander abhängigen »Mechanismen« des menschlichen *Abwehrgefüges* eingreifen dürfen, ohne seine Ökologie nachhaltig zu schädigen.

Anmerkungen

1 Gerson 1996, KREBSTHERAPIE

2 WORLD HAELTH STATISTICS ANNUAL 1976-1994

3 ARCHIVES OF NEUROLOGY 1976, 33. S. 2ff

4 ARCHIVES OF NEUROLOGY 1976, 33, S. 217

5 DISEASES OF THE MYELIN SHEAT. In: CLINICAL NEUROLOGY 19

6 vgl. TROPICAL NEUROLOGY, Nr.169, S. 212ff, 246

7 Alter u.a. 1966, RISK OF MULTIPLE SCLEROSIS RELATED TO AGE OF IMMIGRATION TO ISRAEL. - Beebe u.a. 1967, STUDIES ON THE NATURAL HISTORY OF MULTIPLE SCLEROSIS. - Dean 1967, ANNUAL INCIDENCE, PREVALENCE AND MORTALITY OF MULTIPLE SCLEROSIS IN WHITE SOUTH AFRICA-BORN AND IN WHITE IMMIGRANTS TO SOUTH AFRICA. - Ders. 1970, THE MULTIPLE SCLEROSIS PROBLEM. - Dean; Kurtzke 1971, ON THE RISK OF MULTIPLE SCLEROSIS ACCORDING TO AGE AT IMMIGRATION TO SOUTH AFRICA

AIDS-HYPOTHESEN

Wir kommen nun zur Anwendung des in den letzten Abschnitten erarbeiteten Wissens auf die »neue Geißel der Menschheit«, auf die venerische Erkrankung mit der Bezeichnung AIDS.

Seit dem anfänglich sporadischen Bekanntwerden ist AIDS inzwischen jedem ein Begriff, obwohl die epidemiologischen Zusammenhänge unter den Fachleuten kaum überzeugend geklärt und deshalb heiß umstritten sind.

Das ist auch der Grund, warum wir hier ausführlicher auf den geschichtlichen Werdegang dieses Krankheitsbegriffes und den gegenwärtigen Stand der universitätswissenschaftlichen Auseinandersetzungen eingehen müssen.

Erste Erkrankungen mit Symptomen, die seinerzeit noch nicht als AIDS bezeichnet wurden, sind aus dem Jahrzehnt zwischen 1959 und 1970 bekannt. Rückschauend werden in der medizinischen Fachliteratur je ein »mutmaßlicher AIDS-Fall« aus den Jahren 1952 in den USA und 1958 in Kanada beschrieben. 1959 ist in Kinshasa, Zaire, ein sogenanntes HIV-positives Serum durch einen »Western Blot-Test« gemeldet worden. Die ersten im nachhinein bestätigten HIV-Infektionen registrierte man - nach vorausgegangenen Kontakten mit Menschen aus Afrika - 1966 in Norwegen und 1968 in den USA. Insgesamt sollen zwar »rund 20 solcher verstreuten frühen Fälle« beschrieben, die meisten davon aber nicht eindeutig belegbar sein.[1]

Nach universitätsmedizinischer Lesart stammt die auf HIV - Human Immundeficiency Virus - basierende Infektion aus Zentralafrika.

»Der Nachweis von HIV-ähnlichen Viren (SIV) in bislang sieben afrikanischen Affenarten sowie mehrfach aus afrikanischen Patienten isolierte Virusvarianten, die genetisch zwischen den humanen (sowohl HIV-1 als auch HIV-2) und den Affenviren stehen, sprechen für eine Entwicklung von HIV aus Vorgängerviren (tierischen Lentiviren) afrikanischer Primaten.«[2]

Wann der Wirtswechsel stattfand, ist unbekannt. Vermutlich geschah dies schon vor Generationen, denn die Viren haben bei Tier und Mensch im Einklang existiert, ohne je Erkrankungen auszulösen. Erst nach massiven Eingriffen im »Sterilitätsgürtel« Zentralafrikas konnte das HI-Virus überborden.

Im Jahre 1963 gelang bereits der Nachweis, Gonorrhoe sei die wichtigste Ursache für die Unfruchtbarkeit in Uganda. »Es wurde sogar ein eigener Krankheitsname (Kiganda Krankheit) entwickelt für die häufige Abfolge von Gonorrhoe, Salpingitis (Tubenentzündung), Sterilität und Neurose.«[3] Von weißen Kolonialisten eingeschleppt, durch Geschlechtsverkehr mit wechselnden Partnern von Eingeborenen verbreitet, kannte man Gonorrhoe in Zentralafrika schon über 100 Jahre. Aber erst »durch die intensive antibiotische Therapie...- zuerst 1969 in

Kampala gezielt, Anfang der 70er Jahre bei Hundertausenden ...in Zentralafrika gestreut angewandt, d.h. wie in vielen Entwicklungsländern wurde alles von der Ischialgie bis Zahnschmerzen mit Überdosen von zumeist Penicillin G behandelt - nahm die Katastrophe ihren Anfang.«[4]

Es wäre allerdings auch möglich, daß ein mit SV-40-Virus verunreinigter Poliomyelitis-Impfstoff - S =Simian =affenähnlich - die Entstehung von HIV verursachte. Dieser Impfstoff wurde nach dem Zweiten Weltkrieg durch Züchtung auf Affennieren gewonnen und war später bei der Massenherstellung zur Realisierung von Impfkampagnen in Afrika noch mit dem SV-40-Virus behaftet.[5]

In jedem Fall sind es Manipulationen unseres zeitgenössischen Medizinbetriebs, die - wie auch bei BSE, der Bovine-Spongiformen Encephalopathie -, neue, menschengemachte Erkrankungen hervorgebracht und katastrophale Entwicklungen eingeleitet haben.

1981 erkannte die Seuchenbehörde der USA das Kaposi-Sarkom, die Pneumocystis-carinii-Pneumonie und einige andere ihr geeignet erscheinende Infektionen als ein neues Syndrom an. Im Dezember desselben Jahres sprachen die amtlich gestützten Wissenschaftler zum ersten Male von »schwerer Immunschwäche«. Sie hegten den Verdacht, es handele sich dabei um eine »neue Infektionskrankheit«, und prägten bald darauf den Begriff A.I.D.S. Im Jahre 1982 erkannte man das Verbreitungsmuster deutlicher: Zu den erkrankten Homosexuellen, Drogenabhängigen sowie den Bewohnern einiger endemischer Regionen Zentralafrikas und der Karibik kamen nach der Jahresmitte »mit Faktor VIII behandelte Bluter und Empfänger von Transfusionen« als neue »befallene« Patienten hinzu.

Im folgenden Jahr 1983 fanden Luc Montagnier, Jean-Claude Chermann und Françoise Barré-Sinoussi am Pariser Pasteur-Institut ein »Virus mit Lentivirus-Morphologie« und nannten es LAV. In Cambridge bestätigte A. Karpas dieses Ergebnis.[6] Auf Bitten des Chemikers und Molekularvirologen Robert Gallo schickten die europäischen Forscher ihren Virus-Fund ins kalifornische Krebs-Institut des National Institutes of Health in Bethesda; dort »entdeckte« ihn Gallo und erklärte ihn zum »AIDS-Erreger«.[7]

Jedenfalls wird die zur Zeit »offiziell anerkannte« HIV-Hypothese seit der spektakulären Pressekonferenz, die am 23. April 1984 im Beisein der Gesundheitsministerin der USA, Margaret Heckler, in Washington D.C. stattfand, Robert Gallo zugeschrieben. Als Angestellter des National Institutes of Health sicherte er sich zusammen mit dieser Behörde damals auch das finanziell einträgliche Patent für einen »AIDS-Test«.

In seinem Buch DIE JAGD NACH DEM VIRUS deutet »der Entdecker« Gallo die ungewöhnlich lange Latenzzeit zwischen »Infektion« und dem Aufkommen erster Erkrankungszeichen folgendermaßen: »In den Anfangsjahren vermag das Immunsystem noch mit der Herausforderung fertig zu werden. Später ist dies nicht mehr der Fall.«[8]

162

Das scheint nicht verwunderlich, weil er bereits nach sechs weiteren Text-
seiten feststellt, daß die HI-Viren die T_4-Lymphozyten nicht direkt vernichten,
sondern nur »schwächen« und sogar nur wenige T_4-Zellen überhaupt befallen:
»...nach unserer Erfahrung sind es normalerweise weniger als eine von 10.000
Zellen, die das Virus meist aufweisen.«[9]

Eine Erkrankung durch sich solchermaßen verhaltende Retroviren wäre allerdings ohne besonderen Hilfsmechanismus ganz unmöglich.

Inzwischen scheint die Frage, warum in einem derart regenerationsfähigen
Gefüge wie unserem Immunsystem bei so geringem Virusbefall die T-Helfer-
zellen so weitgehend schwinden, und warum sich die Anzahl der Zellen dramatisch verringert, beantwortet zu sein: durch Apoptose. Dies ist ein Prozeß der
Selbsteliminierung von Zellen. Er läuft stets dann ab, wenn eine Zelle ihre Aufgabe erfüllt hat, sie zu alt ist oder sich in eine für unseren Organismus unzuträgliche Richtung entwickelt, wenn sie zum Beispiel degeneriert. Die komplizierten
Regeln für Signale, die eine Apoptose auslösen, sind noch nicht gänzlich erklärbar. Gesichert ist die Erkenntnis, daß es Zellrezeptoren gibt, die solche Signale
empfangen und die Selbstzerstörung bewirken.

Anscheinend ist das von HIV produzierte Tat-Protein ein Faktor, der T-Zellen
zur Selbsteliminierung veranlaßt, die gar nicht mit Viren infiziert sind. Das heißt:
in virusbefallenen Zellen stimuliert das Tat-Protein die Virusproduktion, in nicht
befallenen Zellen die Apoptose. Die Zahl der Untersuchungen zu diesen Vorgän-
gen ist relativ hoch, die Bedeutung der Phänomene noch heftig umstritten, weil
erst die Wirksamkeit daraus abgeleiteter therapeutischer Konsequenzen eine
Bestätigung erbringen kann.[10]

Allein die offenen Fragen zur angenommenen Latenzzeit einer HIV-Infektion
legen es nahe, die noch keineswegs bewiesene Bündigkeit der »offiziellen« HIV-
AIDS-These kritisch zu betrachten. Manche Details sind bis jetzt »wissenschaftlich« ebensowenig erklär- und beweisbar wie auch die Einsicht in die natürlichen
Abläufe unseres Organismus lediglich stückweise wächst.

Prägen wir uns hier die Ungereimtheiten im Zusammenhang mit der Latenzzeit von HIV-Infektionen als erstes Beispiel dafür ein, wie notwendig kritisch
warnende Fragestellungen zur offiziellen HIV-AIDS-These für die Beförderung
einer Lösung des Gesamtproblems sind. In dem Diskurs und den heftigen Auseinandersetzungen der universitären AIDS-Forscher spielen ganz zweifelsfrei
auch finanzielle und Machtinteressen keine geringe Rolle.

Immerhin griffen einige Forscher in den Streit ein, die sich universitätswis-
senschaftlicher Logik verpflichtet fühlen. Von ihnen ist an erster Stelle der aus
Deutschland stammende, an der kalifornischen Universität Berkeley tätige pro-
minente Virologe Peter H. Duesberg zu nennen. Er verficht eine andere Sicht,
nämlich die orthodoxe Auffassung, daß es ein krankheitsverursachendes Virus
nicht geben kann, solange es sich nicht mit den von Robert Koch formulierten
Kriterien beweisen läßt.[11]

Duesberg kommt zu dem Ergebnis, daß die Ursache für den Verlust von T-Zellen und den klinischen AIDS-Verlauf keineswegs allein eine HIV-Infektion sein könne.[12]

Seine fundamentale Kritik an der HIV-AIDS-Hypothese begründet er mit den Gesetzmäßigkeiten virologischer Erkenntnisse.

1. Einwand: Das HI-Virus erfülle nicht Kochs Postulate.

a)Entsprechend dem klinischen Verlauf der Erkrankung muß »der Parasit bei jedem Kranken nachzuweisen« sein.[13]

Bei den meisten AIDS-Patienten und symptomlosen Seropositiven sei jedoch kein freies Virus anzutreffen, und virale RNS finde sich nur in sehr wenigen Blutzellen bei 50% bis 80% der seropositiven Patienten.

Die Bildung von Antikörpern gegen HIV bestätigte sich lediglich in 40% aller amerikanischen AIDS-Fälle - das entspricht einem Drittel aller Betroffenen in den USA und nur bei 7% der AIDS-Kranken New Yorks und San Franziscos.

Mit dem Fehlen von freiem Virus in den meisten Fällen erkläre sich auch, warum HIV nicht leicht übertragbar ist: die Wahrscheinlichkeit einer Virusübertragung durch heterosexuellen Geschlechtsverkehr beträgt 1:500.

b)Der Erreger muß »von allen Krankheitsfällen isolierbar und propagierbar sein«.[14] Eine Virusisolierung ist bei bis zu 80% aller seropositiven AIDS-Fälle möglich, aufgrund der extrem niedrigen Virustiter bei AIDS-Patienten jedoch äußerst schwierig und häufig mit einer Mißerfolgsrate von über 20% verbunden. Auch dieses zweite Kochsche Postulat werde also nicht erfüllt.

c)Ein »gereinigter Erreger« erzeugt »nach experimenteller Infektion in einem geeigneten tierischen oder menschlichen Wirt Krankheit.«[15]

Der Versuch, bei Schimpansen durch eine Infektion mit HIV »AIDS« auszulösen, gelang auch nach bis zu fünf Jahren nicht.

Dem dritten Kochschen Kriterium wird HIV im Tierversuch somit auch nicht gerecht.

2. Einwand: Anstatt AIDS als neues Syndrom von über 20 längst bekannten Erkrankungen zu begreifen, werde es als »neue Krankheit« bezeichnet, für die ein »neuer Erreger« gefunden werden mußte.[16]

Es sei jedoch fraglich, ob ein einziger Erreger eine Häufung konventioneller Krankheiten auslösen könne und ob AIDS überhaupt ansteckend wäre. Tatsächlich sei die Gefahr, an AIDS zu erkranken, äußerst gering und betreffe gewöhnlich nur Personen, die im Durchschnitt acht Jahre lang den entsprechenden Risiken ausgesetzt waren.

3. Einwand: Die viele akute Erkrankungen erregenden zytozidalen Viren zerstören bei der Replikation - das heißt bei ihrer Vermehrung - die Wirtszelle, befallen auf diese Weise neue Zellen und vermehren sich weiter, indem sie diese wiederum zerstören. Retroviren - zu denen auch das HI-Virus zählt - seien aber gerade dadurch definiert, daß sie lebensfähige Zellen zur Replikation

164

benötigen. Im Infektionsverlauf wandelt sich nämlich provirale DNS zu einem zellulären Gen, das in die Zell-DNS integriert wird.

HIV töte seine Wirtszellen - T- und B-Lymphozyten, Monozyten und Makrophagen - ebensowenig wie jedes andere Retrovirus.

Nach Duesbergs Forschungsergebnissen ist es in allen seinen Varianten ein ganz konventionelles Retrovirus mit den etwa 9150 Nukleotiden, den genetischen Strukturen, dem Replikationsmechanismus und der Mutationsfrequenz aller anderen Retroviren.

Die Hypothese, HIV löse durch Zerstörung von Milliarden von T-Zellen »AIDS« aus, wäre demnach also nicht haltbar, denn HIV-infizierte T-Zellen blieben im Reagenzglasversuch »unsterblich« und teilten sich weiter, während HIV im lebendigen Organismus nicht einmal fähig sei, die wenigen bei AIDS-Kranken befallenen T-Zellen zu zerstören. Es bleibe chronisch latent.[17]

Die oben erwähnte Hilfshypothese der Selbsteliminierung von Zellen - der Apoptose - ist zwar noch reichlich umstritten, könnte bei ihrer Bestätigung aber diesen grundsätzlichen Einwand Duesbergs ausräumen.

4. Einwand: Die Virus-Genexpression bei AIDS-Patienten sei genau so niedrig wie bei symptomlosen HIV-Trägern. Hinzu komme, daß die extrem geringe genetische Information von HIV kaum dafür ausreichen kann, die langen Zeitintervalle zwischen Infektion und AIDS zu erklären.

5. Einwand: Es sei virologisch nicht erklärbar, warum HIV länder- und risikospezifische Pathologien und Wirtsbereiche haben soll. In den USA beispielsweise entwickeln etwa 90% aller AIDS-Patienten eine Pneumocystis-carinii-Pneumonie - PCP - oder ein Kaposi-Sarkom, das wiederum fast ausschließlich bei homosexuellen Männern vorkommt. In Zentralafrika dagegen leiden über 90% aller an AIDS Erkrankten an Magersucht, Fieber und Diarrhoe. Außerdem waren noch in den 80er Jahren etwa 90% aller HIV-Träger und AIDS-Patienten in den USA männlich. Von einem sexuell übertragbaren Virus wären nach acht bis zehn Jahren längst beide Geschlechter gleichermaßen betroffen.

Im Gegensatz zu dieser Entwicklung in den USA scheint die gleichmäßige Verteilung des Virus auf Männer und Frauen in Afrika mit der These seiner sexuellen Übertragbarkeit übereinzustimmen.

Nach Duesberg ließe sich der Widerspruch damit erklären, daß HIV in Afrika nicht neu, sondern endemisch ist und wie die meisten Retroviren perinatal anstatt sexuell übertragen wird. Diese Annahme ließe sich auch damit stützen, daß 10% der gesunden Einwohner Zaires seropositiv und nur 30% der afrikanischen Kaposi-Sarkom-Kranken HIV-infiziert sind.

6. Einwand: Es erscheine vollkommen unwahrscheinlich, daß sich Viren entwickeln könnten, die ihren einzigen natürlichen Wirt mit 50- bis 100prozentiger Effizienz töten, wie dies von den HI-Viren behauptet wird und für AIDS ja tatsächlich zutrifft.

7. Einwand: Immunität ist die einzige Waffe gegen virale Krankheiten. Der offiziellen Definition zufolge löst HIV paradoxerweise erst Jahre nach Entwicklung einer äußerst aktiven antiviralen Immunität AIDS aus. Es wäre damit »das erste Virus, das Krankheitssyndrome erst nach dem Entstehen antiviraler Immunität erzeugt«[18], während die meisten Viren durch Immunität eliminiert werden.

Einzelne latent bleibende Retroviren können nur wieder pathogen werden, wenn eine Schwächung der zellulären Immunität sie reaktiviert, »als Folge anderer Infektionen, Bestrahlung oder immunsuppressiver Behandlung.«[19]

8. Einwand: Ein Zeitraum von zwei bis 15 Jahren zwischen Virus-Infektion und Erkrankung lasse sich nicht mit den Gesetzmäßgkeiten einer HIV-Replikation vereinbaren. Normalerweise löse ein Retrovirus innerhalb von vier bis acht Wochen nach der Infektion die Krankheit aus, wenn es in dieser Zeit nicht vom Immunsystem eliminiert oder zur Latenz gebracht werde. Weil die langen Intervalle zwischen Infektion und »AIDS«-Erkrankung diesen Beobachtungen widersprechen - die durchschnittliche Latenzperiode bei Erwachsenen soll acht Jahre dauern - nannte man HIV ein »langsames« oder »Lenti-Virus«: ein Retrovirus, das erst nach langer Inkubationszeit pathogen werden soll. Tatsächlich existieren jedoch überhaupt keine »langsamen« Viren, zumal sie sich immer schneller vermehren müssen als die Wirtszellen, um überleben zu können.Dennoch würden auf Grund dieser Annahme selbst symptomfreie Seropositive chemotherapeutisch behandelt, obwohl HIV nicht die alleinige Ursache von »AIDS« sein könne, und durch diese Art der Behandlung, welche die HIV Load eine Zeitlang vermindern könne, werde das Immunsystem zusätzlich geschwächt und die AIDS-Erkrankung beschleunigt.

Duesbergs Schlußfolgerungen lauten: HIV sei keine ausreichende Ursache für AIDS, ja nicht einmal Voraussetzung dafür, weil es »weder Kochs Postulate noch etablierte epidemiologische, biochemische, serologische, kinetische, genetische und evolutionäre Kriterien eines viralen Pathogens« erfülle. HIV müsse für AIDS nicht einmal notwendig vorhanden sein, »weil es weder eine biochemische noch eine genetische Evidenz dafür gibt, daß es AIDS initiiert oder aufrechterhält.«[20]

HIV-Infiltration und -Aktivität seien bei symptomatischen wie symptomlosen HIV-Trägern »gleichermaßen gering«. Die wechselseitige Abhängigkeit zwischen AIDS und HIV-Antikörpern, die derzeit Bestandteil der offiziellen AIDS-Definition ist, beweise nicht, daß HIV AIDS erzeuge, weil »sonst nicht unterscheidbare Krankheiten jetzt allein auf der Basis von Antikörpern gegen HIV auseinandergehalten werden.« Nach Peter Duesbergs Ansicht »ist HIV ein gewöhnliches, harmloses Retrovirus, das möglicherweise bei seltenen Infektionen eine mononukleoseartige Krankheit auslöst, bevor es eine antivirale Immunität erzeugt.«[21]

Inzwischen verteidigen Robert Gallo und Luc Montagnier ihre gegenteilige Meinung mit der »Erkenntnis«, HIV hänge von Risikofaktoren ab, um AIDS erzeugen zu können. Dabei übersehen sie, daß Kaposi-Sarkom-Gewebe überhaupt kein HIV enthält.

Duesberg argumentiert, konventionelle Viren seien »entweder hochpathogen und leicht übertragbar oder nicht pathogen und latent und deshalb sehr schwer übertragbar«. Einige Viren und Mikroben könnten freilich sekundäre oder primäre Krankheiten lange nach der Infektion hervorrufen, allerdings nur dann, wenn sie nach der Latenz durch seltene, erworbene Schwächen des Immunsystems reaktiviert würden. »Solche opportunistischen Infektionen sind die Folge und nicht die Ursache der Immunschwäche.«[22]

Weil AIDS durch neue Kombinationen alter Krankheiten definiert sei, könne »es auch durch neue Kombinationen alter Pathogene hervorgerufen werden. Die übliche Zufuhr von Gerinnungsfaktor VIII, von Bluttransfusionen,.. Drogen oder männliche homosexuelle Promiskuität zusammen mit Drogenkonsum, zahlreiche akute, parasitäre Infektionen und chronische Unterernährung - jeweils für durchschnittlich acht Jahre - sind alles Faktoren, die biochemisch greifbarere und plausiblere Ursachen für AIDS darstellen als ein inaktives Retrovirus. Tatsächlich korrelieren diese Faktoren zu 95% mit AIDS.«[23]

Hier stehen zwei Wissenschaftler der etablierten Medizin mit unvereinbaren Positionen gegeneinander. Zweck unserer Übersicht kann nicht sein, das Pro und Kontra zu untersuchen.

Wir wollen jedoch eine dritte Betrachtungsweise erwähnen, die von den meisten Spezialisten immer noch gänzlich außeracht gelassen wird: Günther Enderleins »Cyclogenie«.[24] Dies ist das von ihm schon am Beginn unseres Jahrhunderts entdeckte und bereits 1925 publizierte Phänomen der Morphogenesis, des Gestaltwandels der Keime im Organismus als Anpassung an die bestehenden Lebensbedingungen.

Fassen wir die unterschiedlichen Positionen auf der Suche nach einer behandlungsfähigen Erklärung der AIDS-Zustände noch einmal zusammen:

Robert Gallo und seine Mitstreiter in der mit hohen Geldbeträgen subventionierten offiziellen AIDS-Forschung gehen von zwei Voraussetzungen aus:

1. AIDS - das sind bis zu 25 verschiedene Erkrankungsdiagnosen - werde verursacht durch eine Virusinfektion mit langer Latenzzeit und rascher Letalität, sobald sich »die Krankheit« eindeutig zeige.

Nicht zum Tode führende, sicher nachgewiesene Infektionen beachtet man als ungeklärte Sonderfälle nur wenig.

Diese Hypothese setzt folglich ein feststständiges Virus als Verursacher voraus, dessen phylogenetische Entwicklung sich nachvollziehen läßt.

Alle Therapieversuche geschehen in dem Bemühen, das Virus oder Folgeerscheinungen mit chemischen Arzneien oder Antibiotika zu »bekämpfen«, also wieder eine spezielle Art der Antibiose mit zum Teil verheerenden Folgen für den Gesamtorganismus. Ferner versucht man als Alternative die Entwicklung von Impfstoffen.

2. Das andere, primär von Peter H. Duesberg formulierte Konzept widerspricht den von Gallo und seinem Kreis behaupteten Zusammenhängen vehement: es bestreitet die »Infektionskrankheit AIDS« und erklärt die Zusammenhänge vor allem mit extremen Immunbelastungen und gruppenspezifischen Risikofaktoren. Dazu gehören die regelwidrige Lebensweise und häufige Behandlung venerischer Infektionen mit Antibiotika oder exzessive Fremdeiweiß-Transfusionen etwa bei Blutern. Beides erhöht die Anfälligkeit für gruppenspezifische Erkrankungen.

Diese Position fordert zwangsläufig eine ganz andere Therapie als die von Gallo und seinen Anhängern propagierte »offizielle«: nämlich, mit allen Möglichkeiten einer geregelten, gesunden Lebensweise und die Eigenabwehr fördernden Arzneien das Immunsystem zu stärken oder zu regenerieren, soweit das nur möglich ist.

3. Ein weiteres Konzept läßt sich mit der von Günther Enderlein im Jahre 1925 entdeckten »Cyclogenie« der Mikroben entwickeln. Auch dabei ist Umdenken erforderlich, denn die im Jahre 1870 in Breslau erfolgte vereinseitigende Behauptung Ferdinand Cohns (1828-1898),[25] allen Mikroben sei lediglich eine einzige Wuchs- und Vermehrungsform zuzuordnen - Monomorphismus - entspricht nicht den Ergebnissen der Dunkelfeld-Mikroskopie am frischen, das heißt *belebten* Blut. Dabei finden wir einen deutlichen Polymorphismus, also einen phasenhaften Entwicklungsverlauf der Mikroben, rhythmisch verschiedene Wuchs- und Vermehrungsformen, die von der Beschaffenheit des Nährmediums und der spezifischen Kerninformation abhängen. Die Kolloide oder Mikrobenkolloidphasen gedeihen in einem stark alkalischen, die Bakterien oder Mittelphasen in einem leicht alkalischen und schließlich die Pilzphasen - Endphasen oder Kulminanten - in einem sauren Milieu, das zum Teil von der Mikrobe selbst mitproduziert wird.

Das Milieu des Wirtsorganismus - des kranken Menschen - bestimmt die jeweilige Vermehrungsform der Mikroben, die dieses ihrerseits wieder ungünstig beeinflussen. Dabei erregt unser Interesse, daß Pathogenität meist nur mit jeweils einer Entwicklungsphase verbunden ist.

Betrachten wir nun Erkrankungsabläufe, die von der Universitätsmedizin unter dem Sammelnamen AIDS zusammengefaßt werden, sehen wir folgendes Bild: Damit völlig avirulente Kolloide - Protiden - in ein pathogenes, weiter entwickeltes Stadium gelangen können, muß sich das Milieu ändern. Das geschieht beispielsweise durch venerische Infektionen, die suppressiv mit Antibiotika »bekämpft« werden.

Solange die Streß- oder besser *Dysstreß*-Komponenten noch einigermaßen ausbalanciert werden können, befinden sich die Mikroben in der Erhaltungs- oder Freßphase. Erst wenn der *Dysstreß* und damit die Übersäuerung des

Stoffwechsels überhand nimmt, kann die Vermehrungsphase einsetzen - die sogenannte Latenzzeit ist beendet und es lassen sich spezifische mikrobielle Entwicklungsformen nachweisen. Folglich sehen wir entsprechende Erkrankungserscheinungen von opportunistischen »Infektionen« bis zur Pneumocystis-carinii-Pneumonie und dem Kaposi-Sarkom. Bei der Dunkelfeld-Mikroskopie sind im Vitalblut Symplaste nachweisbar, die Gefäße verengen, ja verschließen können. Erst jetzt nehmen die Erkrankungen ihren dramatischen Verlauf. Der therapeutische Ansatz dieser Betrachtungsweise: Es erfolgt direkte Einflußnahme auf das Milieu der Patientin oder des Patienten mit arzneilich präparierten Protiden und Chondriten in der sogenannten Latenzphase der Erkrankung. Dadurch kann das Überborden zur Pathogenität vermieden und das Immunsystem positiv stimuliert werden.

4. Von weiteren, weniger bekannt gewordenen AIDS-Hypothesen wollen wir hier nur eine erwähnen: Die »Seuche« sei das vierte Stadium der Syphilis, und die Infizierten müßten sich deshalb über lange Zeit einer Behandlung mit extrem hohen Dosen eines oder mehrerer Antibiotika unterziehen. Mit dieser Ende der achtziger Jahre in Italien praktizierten Auffassung setzen sich freilich infolge der schlechten therapeutischen Endresultate kaum noch »AIDS-Forscher« auseinander.[26]

Die aktuelle Situation

Wenden wir uns wieder der aktuellen Situation zu. In der Bevölkerung machen sich diesem Thema gegenüber seit einigen Jahren bereits Ermüdungserscheinungen bemerkbar; die Überhäufung mit Reklame für das »noch sicherere Kondom« und vorschnelle Entwarnungen von Möchtegern-Experten in Nachrichten-Magazinen und manchen Zeitungen haben das Bewußtsein für die Gefahren weitgehend abgestumpft.

Das geschah, obwohl seit 1984 behauptet wurde, AIDS sei eine Seuche mit ungebrochener Dynamik. Weltweit werde bis zur Jahrtausendwende mit sechs Millionen »AIDS-Kranken« gerechnet - und dies sei nur die Spitze des Eisbergs, denn dann gäbe es mindestens um die dreißig Millionen Infizierte.

Tatsächlich sind bis Mitte 1996 weltweit sechs Millionen Erwachsene und 1,6 Millionen Kinder an AIDS erkrankt und über 65% davon schon verstorben, nämlich 4,5 Millionen Erwachsene und 1,3 Millionen Kinder, zumeist in den Entwicklungsländern.[27]

In den Industriestaaten bleibt AIDS überwiegend eine Erkrankung von Menschen mit regelwidrigen Verhaltensweisen. 70% bis 90% der daran Leidenden sind Homosexuelle, Drogenabhängige und Prostituierte[28]; hinzu kommen Kinder und schließlich die »iatrogenen Opfer« wie Bluter und - das ist für unseren selbstherrlich manipulierenden Medizinbetrieb besonders fatal - Empfänger von Bluttransfusionen.

Deshalb ist es sinnvoller, nicht von Risikogruppen zu sprechen, sondern vom *Risikoverhalten* des Einzelnen. In den letzten Jahren erkrankten nämlich immer mehr Heterosexuelle an AIDS, die häufig ihre Partnerin oder den Partner wechseln und aus Angst Antibiotika einnehmen.

Bei Drogenabhängigen steigt die Häufigkeit der Erkrankungen infolge der Mehrfach-Risikobelastung - Drogenabusus, Injektionen und Sexualität - deutlich an. Bei der Rückkehr zu naturgegeben normaler Lebensweise sinkt sie nachweisbar wieder ab.

Betrachten wir die Entwicklung in Deutschland: Hier wurde in den Jahren 1982/1983 in Frankfurt am Main, Berlin, Hamburg , Köln und München AIDS diagnostiziert. In diesen fünf Großstädten und in Düsseldorf sind heute 80% der an AIDS Erkrankten zu finden.

Erinnern wir uns des oben bereits Gesagten: Erst durch die häufig vorausgegangene Behandlung vieler Patientinnen und Patienten mit Antibiotika gegen ihre stets wieder neuen venerischen Infektionen oder die Überschwemmung mit Fremdeiweiß wird der Boden bereitet, werden die Voraussetzungen für jene über 22 unterschiedlichen Erkrankungen geschaffen, welche die universitäre Medizin gern unter der Bezeichnung AIDS zusammenfaßt.

Heute gilt als sicher: AIDS breitet sich ähnlich wie andere bekannte Geschlechtskrankheiten aus. Dabei wird freilich deutlich, daß die meisten der mit dem inzwischen allbekannten Kürzel bezeichneten Erkrankungen - wie beispielsweise die opportunistischen Infektionen - nicht nur Folge eines HIV-Geschehens, sondern besonders durch die übliche chemotherapeutische und antibiotische Therapie oft Voraussetzung eines fortschreitenden Leidenszustands sind.

Harold W. Jaffe und seine Kollegen berichten, daß nach ihren Fallstudien 86% der an AIDS erkrankten Homosexuellen eine Vorgeschichte von Gonorrhoe und 68% eine solche von Syphilis hatten.[29]

Die Zahlen erweisen aber kein realistisches Bild, weil die Statistiken diejenigen Erkrankten nicht erfassen können, die an asymptomatischen oder an pharyngealen Gonokokken-Infektionen litten. Sie machen einen hohen Anteil unter allen mit Gonorrhoe Infizierten aus.

Dies wird deutlich durch eine in Los Angeles erarbeitete Studie über Homosexuelle von H. I. Merino und J. B. Richards.[30] Sie ermittelten, daß bis zu 70% der analen und 90% der pharyngealen Gonokokken-Infektionen asymptomatisch verliefen.

Daraus müssen wir folgern, daß viele Homo- oder Bisexuelle nach einem spontanen Intimkontakt mit hoher Wahrscheinlichkeit aus eigener Initiative prophylaktisch ein Antibiotikum einnahmen, für den Fall, daß sie sich mit einem venerischen Leiden angesteckt haben könnten. Falls tatsächlich eine Infektion stattgefunden hatte, unterdrückten sie die Symptome. Unabhängig davon aber, ob infiziert oder nicht, belasteten sie ihren Gesamtorganismus mit den Wirkungen und Nebenwirkungen des Antibiotikums. Natürlich ist es sehr unwahrscheinlich, daß die Betroffenen solche Anwendungen von Antibiotika auch noch melden würden, weil sie ihre vermeintliche Vorsorge infolge ihrer Lebensart als normal ansehen.

In einem Aufsatz, der das Vorkommen von sexuell übertragenen Erkrankungen in Kanada und die Häufigkeit von Gonokokken-Infektionen innerhalb der homosexuellen Bevölkerung dokumentiert, resümiert Stephan J. Landis, daß solche Erfahrungen ausreichender Grund für eine Änderung ihres sexuellen Verhaltens hätte sein müssen.[29] Weit gefehlt! Homosexuelle AIDS-Patienten, die vom Autor persönlich betreut werden und ihm die Geschichte ihrer ungeschützten sexuellen Praktiken berichteten, bestätigten immer wieder derlei Tatsachen. Die Zahlen waren manchmal extrem hoch, und einige von ihnen gaben gar an, innerhalb nur eines Jahres bis zu tausend Mal den Sexualpartner gewechselt zu haben. An so zahlreichen sexuellen Kontakten können wir leicht die Zahl venerischer Erkrankungen und deren andauernder Behandlung messen.

War die medizinische Vorgeschichte solcher Patienten sorgfältig aufgenommen, stießen der Autor und seine Mitarbeiter regelmäßig auf wiederholte venerische Infektionen und als Konsequenz auf häufige und ausgedehnte Behandlungen mit Antibiotika. Nach unserer Schätzung hatten über 90% der AIDS-Patienten bereits mehrere Geschlechtserkrankungen und deren Behandlung überstanden.

Viele Forscher erwähnen diese Tatsache, schenken ihr aber wenig Aufmerksamkeit; sie bringen sie jedenfalls nicht mit dem AIDS-Problem in Verbindung. Venerische Infektionen sind bei AIDS-Kranken so gewöhnlich, daß frühe Forschungsberichte sie regelmäßig erwähnten.[30] Wichtig ist überdies die Tatsache, daß weibliche Homosexuelle selbst bei hoher Aktivität ihres Trieblebens nicht zur Risikogruppe gehören, weil ihre sexuellen Praktiken eine Penetration und damit das Eindringen von Sekreten ausschließen. Sie infizierten sich deshalb wesentlich seltener mit Geschlechtserkrankungen und benötigten weniger oft antibiotische Behandlung.

Ist diese Erkenntnis korrekt, bleiben dennoch offene Fragen zu beantworten:
- Wenn venerische Erkrankungen zusammen mit antibiotischer Behandlung einen AIDS-Zustand hervorgebracht haben, warum konnten wir diese Art von Epidemie noch nicht früher beobachten, sind doch Penicillin und andere Antibiotika schon seit über vierzig Jahren die bevorzugt verschriebenen Medikamente gegen venerische Erkrankungen?

Die Antwort lautet: Ehe unser Immunsystem derart untergraben ist, daß sich krankmachende Viren in einem Organismus entwickeln können, muß mehrfache Ansteckung mit Geschlechtskrankheiten und deren wiederholte Behandlung mit Antibiotika erfolgt sein. Vor 20 bis 30 Jahren begegnete die Allgemeinheit der Homosexualität mit einer weit konservativeren Einstellung. Erst durch die Liberalisierung der Sexualität erhielten männliche Homosexuelle die Möglichkeit, ihren Trieb in einschlägigen Lokalen, Gemeinschaftsbädern usw. auszuleben. Damit wuchs jedoch auch die Gefahr häufiger Infektion.

Normalerweise hat der menschliche Organismus die Fähigkeit, sich zu erholen und sein Gleichgewicht wiederzufinden, wenn er nicht durch vielfache Attakken mit extrem hohen Dosen chemischer Medikamente und Antibiotika beschädigt worden ist. Einige Organismen brauchen freilich länger zum Regenerieren als andere. Lediglich ein kleiner Prozentsatz der Patientinnen und Patienten bleibt auch während längerer Perioden, in denen er strikt alle schädlichen Medikamente meidet, in der Wiederherstellung des Gleichgewichts behindert. Bei ihnen hatte das Immunsystem infolge rasch aufeinanderfolgender venerischer Infektionen mit suppressiver Therapie keine Chance zum Wiedererlangen der Balance. Ausführlich besprachen wir das bereits bei den Erläuterungen unserer *Grundsätze*.

- Wie können wir erklären, daß wir - abgesehen von Homosexuellen und promisken Heterosexuellen - die meistbetroffene Gruppe »AIDS-Erkrankter« in der Bevölkerung von Haiti finden? Diese Frage stiftete Verwirrung, weil einige Forscher sich bemühten, einen spezifischen Hinderungsgrund für den hohen Risikostatus im Immunsystem der Haitianer auszumachen.

Die Antwort ist indes viel einfacher, als man ursprünglich annahm: San Francisco, Los Angeles und New York sind in den USA die Städte mit den größten Konzentrationen männlicher Homosexueller. Alle sozialen Gruppen mit einer bestimmten religiösen, ethnischen oder in diesem Fall sexuellen Präferenz bevorzugen bestimmte Orte für Ferien. Haiti war das meistgewählte Urlaubsziel für amerikanische Homosexuelle, weil sie wußten, daß sie dort andere Männer mit denselben Neigungen finden würden. In der Nähe der USA gelegen, fanden sie den Inselstaat leicht zugänglich, politisch relativ sicher, klimatisch angenehm und preisgünstig. Dort gab es genügend Partner: es war der ideale Ort für flüchtige sexuelle Kontakte.

Dadurch infizierten amerikanische Homosexuelle viele Haitianer mit ihren venerischen Leiden und schufen den idealen Nährboden für die Entwicklung von AIDS-Erkrankungen. Über heimische Bisexuelle wurden die Prostituierten infiziert. Und sie übertrugen die venerischen Erkrankungen wiederum auf viele Männer Haitis. Allen diesen Menschen wurden »dagegen« Antibiotika gegeben, und so entstand wiederum eine Situation, in der der AIDS-Zustand leicht um sich greifen konnte. Eine Bestätigung unserer Hypothese!

Um diese Folgerung zu stützen, zitieren wir einen Auszug aus Jean W. Papes Aufsatz THE ACQUIRED IMMUNODEFIENCY SYNDROME IN HAITI: »Das Erkennen des Kaposi-Sarkoms und opportunistischer Infektionen auf Haiti stand in zeitlicher Beziehung zum Auftreten von AIDS in den USA. Der erste mögliche Fall von opportunistischer Infektion auf Haiti, der unserer Gruppe bekannt ist, trat im Juli 1978 auf, und der erste Fall von fulminant verlaufendem Kaposi-Sarkom wurde im Juni 1979 diagnostiziert. In den Vereinigten Staaten wurden Anfang 1978 die ersten Fälle von Kaposi-Sarkom und opportunistischen Infektionen bei homosexuellen Männern dokumentiert. Wir glauben nicht, daß AIDS vor 1978 auf Haiti existierte. Diese Annahme wird von der klinischen Erfahrung der praktizierenden

Pathologen und Dermatologen Haitis gestützt und durch die Tatsache untermauert, daß trotz sorgfältiger Durchsicht aller Autopsie- und Biopsieberichte frühere Fälle nicht nachzuweisen waren.«[33]

- Warum sind Prostituierte und promiske Männer die Gruppe mit dem nächsthöchsten Risiko?

Die Antwort: Sie setzen sich häufigen venerischen Infektionen aus und werden deshalb oft mit Antibiotika behandelt.

- Warum gibt es eine AIDS-Explosion in Zentralafrika?

Die Erklärung ist: Während der letzten hundert Jahre haben Epidemien von Syphilis und Gonorrhoe grassiert und in den letzten dreißig Jahren eine zuvor nie gesehene Zahl von Menschen in Zentralafrika heimgesucht. In afrikanischen Ländern ist es oft schwierig, genaue Daten zu sammeln, weil viele der Erkrankten entweder nicht gemeldet werden oder sich in den vergangenen zwei Jahrzehnten vielfach mit verschreibungsfreien Antibiotika »selbstbehandeln«. Obwohl unvollständig erfaßt, liegen in mehreren afrikanischen Ländern Syphilis und Gonokokken-Infektionen an erster oder zweiter Stelle der Häufigkeit aller infektiösen Erkrankungen. Das ist frappierend, wenn wir berücksichtigen, daß in dieser Weltgegend eine große Zahl von Menschen mit Infektionserkrankungen wie Malaria, Masern, parasitären Infektionen usw. lebt. Die Statistiken der Welt-Gesundheits-Organisation zeigen, daß dies in Ländern wie Botswana, den französischen Territorien der Affars und Issas, in Guinea-Bissau, Reunion, Ruanda, Uganda, Senegal, Gambia, Guinea, Lesotho, Mali, aber auch in Mauritius, Marokko und auf den Seychellen zutrifft.[34]

Die hohe Zahl von Fällen kongenitaler Syphilis in diesen Ländern deutet auf die seit Jahrzehnten herrschende enorme Epidemie venerischer Erkrankungen in Zentralafrika hin. Viele erkrankte Einheimische nehmen heute, weil Ärzte nicht verfügbar sind, verschreibungsfreie Antibiotika in Überdosen, um ihre Infektionen zu »bekämpfen«. Das ganze Ausmaß der Verseuchung großer Teile der Bevölkerung in weiten Teilen Afrikas mit Geschlechtserkrankungen wird seit 1975 von der WHO veröffentlicht. Die sexuellen Praktiken in Zentralafrika nach den von Weißen im letzten Jahrhundert eingeschleppten venerischen Infektionen und die sexuelle »Revolution« im Westen haben dasselbe Resultat hervorgebracht: häufige Geschlechtserkrankungen und als Folge wiederholte Behandlungen mit Antibiotika.

Heute, Mitte des Jahres 1996, sollen nach Schätzung von Experten über 20 Millionen, das sind 94% aller HIV-Träger, in Entwicklungsländern leben, davon 13 Millionen in Afrika. Für Ost- und Zentralafrika wird die Durchseuchung regional auf über 40% der Bevölkerung geschätzt.[35]

Wenn wir diese Kenntnis nutzen, wird uns verständlich, warum Länder, in denen religiöse, ideologische, soziale oder ethische Normen noch stark ausgeprägt sind, weit weniger von solchen Epidemien heimgesucht werden. Stellen wir aber die Frage, ob ein Mensch, der häufig gegen Syphilis oder Gonorrhoe antibiotisch behandelt wurde, zwangsläufig an AIDS erkranken muß oder ein HIV-Träger wird, sobald er diesem Virus ausgesetzt ist, können wir sie keineswegs einfach bejahen. Alles hängt vom Zustand unseres *Abwehrgefüges* ab. Wir wissen, daß ein ganz spezifisch geschwächtes und untergrabenes Immunsystem den Organismus soweit verändert, daß sonst apathogene, also unschädliche Prionen, Mikroben oder Viren sich zu pathogenen Viren entwickeln und vermehren können oder ihn für eine Infektion anfällig werden läßt. Der Weg, derlei Immunschwäche zu provozieren, besteht - wie bereits gesagt - unter anderem in häufigen Infektionen mit Geschlechtserkrankungen und »zwangsläufig« folgenden Antibiotikabehandlungen.

  - Warum sind die Konsumenten von Drogen eine besonders gefährdete Risikogruppe?

Zum einen müssen wir berücksichtigen, daß viele von ihnen auch den extrem gefährdeten Homosexuellen zuzurechnen sind; dies dürfen wir keinesfalls übersehen. Zum anderen schwächt die tägliche Einnahme von Drogen das Immunsystem jedes Organismus und mindert den Widerstand gegen das Wachstum des durch eine verunreinigte Nadel eingebrachten Virus.

Drogenabhängige waren eigentlich die »sekundären« Opfer der Epidemie. Menschen, die sich regelwidrig verhielten, haben das Virus durch eine mehrschichtige Vorbereitung, man könnte sagen, durch einen »spezifischen endogenen Prozeß« in sich entwickelt, während Drogenkonsumenten sich durch Mißbrauch »darauf vorbereiteten«, potentielle Opfer der Erkrankung auf exogenem Weg, das heißt über Blutinfektion, zu werden.

Faktoren, die eine Degeneration durch Untergraben des Immunsystems fördern

Wie wir wissen, ist ein Organismus stimuliert, die Entwicklung von Viren zur Pathogenität zu ermöglichen oder bereit, das pathogene Virus aufzunehmen und ihm eine Wachstums-Umgebung zu verschaffen, wenn ein »kritischer Punkt« seiner *Abwehrbalance* überschritten und er auf diese Weise ins *Ungleichgewicht* gelangt ist. Dieses *Ungleichgewicht* ist ein Resultat aus der Belastung des Organismus durch verschiedene Einflüsse. Besonders schädlich sind folgende:
  - Alle starken allopathischen, das heißt *nebenwirkungsbelasteten* Medikamente, insbesondere solche, die eine direkte Wirkung auf unser Immunsystem haben wie Antibiotika, Antimykotika, Antihistamine, Corticosteroide, chemotherapeutische Mischungen etc. Diese können, wenn sie oftmals in hohen Dosen verabreicht werden, den Organismus in einen Zustand versetzen, der die Entwicklung von AIDS ermöglicht. Vereinzelte begrenzte Dosen solcher Arzneien werden mitunter vom menschlichen Organismus toleriert. Das geschieht aufgrund seiner natürlichen Anpassungsfähigkeit, sein Gleichgewicht automatisch zu justieren. Betrüblicherweise gibt es aber heute nur noch wenige

Menschen mit Konstitutionen, die lange und wiederholte Behandlungen mit solch tief eingreifenden Medikamenten ohne schlimme Nachwirkungen überstehen. Dabei ist zu berücksichtigen, daß durch derartig provozierende Belastungen geschwächte und geschädigte Immunsysteme der Eltern eine Immunschwäche der Nachkommen verursachen können. Diese *Prädisposition* birgt für die Kinder ein hohes Risiko, sich bei entsprechendem Kontakt zu infizieren und auch ohne vorausgegangene immunosuppressive Behandlung rascher Zustände von »AIDS« zu entwickeln. Deshalb sehen wir in unseren Praxen bereits Säuglinge und junge Menschen, bei denen sich diese Erkrankungen verheerend auswirken.

- Folgenreich beim Untergraben des Immunsystems ist die Anwendung von Drogen: LSD, Kokain, Morphin, Heroin etc. Aufgrund ihrer eigenen Natur erzeugen diese Stoffe eine physische oder psychische Gewohnheit und Abhängigkeit - *Dysstreß* - und werden deshalb immer häufiger verlangt. Auch dadurch verbleibt dem Organismus nicht genug Zeit, sich zwischen den Angriffen zu erholen, sondern die additive Schädigung jeder neuen Dosis wird enorm verstärkt und führt schließlich den Zusammenbruch der Funktionen des Immunsystems herbei.
- Darüber hinaus ist unser Organismus durch vielerlei Umweltschäden wie Luftverschmutzung, industrielle und Autoabgase, Smog, Elektrosmog, Ozon usw. dauerhaft belastet.
- Konservierungsstoffe und Chemikalien, die seit langem bei der Erzeugung unserer Nahrung üblich sind, wie das Antibiotikum Chloramphenicol und Hormone bei der Aufzucht und Fütterung von Schlachtvieh, Kunstdünger, chemische Unkraut- und Schädlingsvernichtungsmittel, stören das natürliche Gleichgewicht nachhaltig.
- Der Mangel an frischen Lebensmitteln und reinem Wasser kompromittiert das Immunsystem.
- Erdstrahlen, Strahlung in der Atmosphäre, aus Chemiefasern in Wäsche und Kleidung, aus Kunststoffgegenständen wie Uhrgehäusen, Möbeln und Bauelementen, verstärkt von nuklearen Unfällen und Waffentests sowie »Diagnosehilfsmitteln« in der herrschenden Medizin, erhöhen die Belastung.[36]
- Das Klima des Konkurrenzkampfes in unserer heutigen Gesellschaft, unnatürliche Bewegungsabläufe, Lärm, langfokussiertes Sehen und geruchsbelastete Luft erzeugen Nervosität, Kummer und *Dysstreß*.
- Dem Umgang miteinander mangelt es an Zuwendung, Trost und gegenseitiger Ermutigung.

Menschen mit hohem Risiko

Voraussetzung für das Entstehen von AIDS bei jedem Menschen ist eine ihm unzuträgliche Überbelastung. Ein derartiger Zustand ist entweder genetisch bedingt - *Prädisposition* - oder kann sich während des individuellen Lebens durch bestimmte belastende Faktoren, etwa *Dysstreß*, entwickeln. Der Grad seiner Empfindlichkeit entscheidet darüber, ob ein Virusträger ohne jegliche Anzeichen einer Erkrankung lebt, oder wann und in welcher Stärke er unter »AIDS«-Symptomen zu leiden hat. Nach unseren Grundsätzen sind *die Gruppen mit der stärksten Gefährdung* in der Reihenfolge des Risikogrades:

- Menschen, die sich wiederholt venerischen Erkrankungen und häufigen Behandlungen mit Antibiotika ausgesetzt haben, und die zugleich eine genetische *Prädisposition* für diese Art Infektion aufweisen. Auch wenn es zur Zeit noch keine Belege für eine solche *Prädisposition* gibt, wird sie in naher Zukunft nachweisbar sein.
Diese Menschen sind am stärksten gefährdet, weil ihr Immunsystem den größten Schaden erlitten hat. Wenn wir die medizinische Vorgeschichte solcher Patientinnen und Patienten überprüfen, werden wir finden, daß sie Antibiotika nicht nur zur Behandlung ihrer Erkrankungen, sondern auch vorbeugend nach riskanten Kontakten des öfteren sich selbst verabreichten.
- Menschen, die viele rezeptpflichtige oder verschreibungsfreie chemische Medikamente und Antibiotika genommen haben.
- Menschen, die jahrzehntelang von denaturierten Nahrungsmitteln gelebt haben und deren Gesundheit durch häufiges Kranksein untergraben ist, beispielsweise solche mit dem Hepatitis-B-Virus oder anderen das *Immunsystem* stark belastenden »Infekten«.

Menschen mit niedrigem Risiko

Menschen, die über eine hervorragende gesundheitliche Konstitution verfügen und von chemischen Medikamenten, Umweltverschmutzung und Nahrungsmittel-Konservierungsstoffen unberührt geblieben sind, das heißt, sich von frischen, auf gesunden, biologisch aufbereiteten Böden gewachsenen Produkten ernähren, finden wir leider nur noch vereinzelt. In abgelegenen Gegenden der Welt, wie hohen Bergregionen, wo es wenig Kontakt mit der hochtechnisierten Zivilisation gibt, etwa in Südamerika, im Kaukasus, in Nordindien, in Pakistan, Tibet und einigen Regionen Westchinas, können wir ihnen aber durchaus noch begegnen. Bei ihnen ist das Risiko gering, an AIDS-Zuständen zu erkranken.

Darüberhinaus sind zu nennen:
- Chronisch Kranke, die an Folgen leiden, die unsere moderne Gesellschaft hervorgebracht hat, wie zum Beispiel die »Alzheimersche Krankheit« und andere schwere geistige Störungen, chronische Erkrankungen also, die das zentrale Nervensystem befallen haben.
Dazu zählen auch Schizophrene in Heilanstalten, schwere Fälle von Epilepsie, Diabetiker im fortgeschrittenen Stadium, Menschen mit systematischen Erkrankungen wie Lupus erythematodes visceralis und Krebs in seinen letz-

ten Stadien. Diese Menschen sind durch ihren chronischen - anergischen - Erkrankungszustand »geschützt«, der in seiner Gesamtheit eine größere Gefährdung darstellt als die etwa 25 verschiedenen AIDS-Zustände.

Wie schon in einem früheren Kapitel besprochen, legen unsere *Grundsätze* dar, daß beispielsweise Schizophrene, selbst wenn sie per Transfusion mit HIV infiziert würden, keine Erkrankungssymptome zeigen werden. Und falls ein an Schizophrenie leidender Mensch tatsächlich eine AIDS-Erkrankung bekäme, dann wäre er von seiner Geistesstörung geheilt.

Anmerkungen

1 L'age-Stehr u. a. 1995, AIDS UND DIE VORSTADIEN. EIN LEITFADEN..., CHRONIK, S. 1f.

2 L'age-Stehr u. a. 1995, a. a. O. I, EPIDEMIOLOGIE 10/91 S. 1

3 Arya; Taber 1975, CORRELATES OF VENERAL DISEASE AND FERTILITY IN RURAL UGANDA

4 Danninger u.a. 1995, ÜBERLEGUNGEN ZUR EPIDEMIOLOGIE DER HIV-INFEKTION - DER EINFLUSS BAKTERIELLER ANTIGENE UND KONSEQUENZEN FÜR DIE BEHANDLUNG

5 Snead 1986, WIN AGAINST HERPES AND AIDS . - Dieselbe 1992, SOME CALL IT AIDS...- Dieselbe 1993, SAY NO! TO HERPES, AIDS AND CHRONIC FATIGUE. - Steffen 1991, IST DIE IMPFUNG GEGEN KINDERLÄHMUNG GEFÄHRLICH? Zitiert nach Buchwald 1994, IMPFEN - DAS GESCHÄFT MIT DER ANGST

6 L'age-Stehr u. a. 1989, a. a. O.

7 Gallo 1991, DIE JAGD NACH DEM VIRUS, S. 242

8 Gallo 1991, a.a.O., S. 248

9 Albini u. a. 1995, ANGIOGENIC PROPERTIES OF HUMAN IMMUNODEFIENCY - Li u. a. 1995, INDUCTION OF APOPTOSIS IN UNINFECTED LYMPHOCYTES. - Westerndorp u. a. 1995, SENSITIZATION OF T CELLS TO CD95 - MEDIATED APOTOSIS BY HIV-1 TAT AND GP 120

10 Koch 1882, ÜBER DIE MILZBRANDIMPFUNG. EINE ENTGEGNUNG AUF DEN VON PASTEUR IN GENF GEHALTENEN VORTRAG. - EVANS 1976, CAUSATION AND DISEASE: THE HENLE-KOCH POSTULATES REVISITED

11 Duesberg 1995, HIV UND AIDS. KORRELATION, ABER NICHT URSACHE

12 Duesberg 1995, a. a. O.

13 Möllers 1950, ROBERT KOCH. PERSÖNLICHKEIT UND LEBENSWERK

14 Möllers 1950, a.a. O. S. 468 - Duesberg 1987, RETROVIRUSES AS CARCINOGENS AND PATHOGENS...

15 Duesberg 1995, a. a. O. S. 25

16 Duesberg 1995, a. a. O. S. 33f

17 Duesberg 1995, a. a. O. S. 32

18 Duesberg 1995, a. a. O. S. 32

19 Duesberg 1995, a. a. O. S. 34

20 Duesberg 1995, a. a. O. S. 34f

21 Duesberg 1995, a. a. O. S. 36

22 Duesberg 1995, a. a. O. S. 36f

23 Duesberg 1995, a. a. O

24 Enderlein 1925, BAKTERIEN-CYCLOGENIE. PROLEGOMENA...

25 Cohn 1870, BEITRÄGE ZUR BIOLOGIE DER PFLANZEN

26 Fracastoro 1989, AIDS EINE FEHLDIAGNOSTIZIERTE SYPHILIS?

27 L'age-Stehr u. a. 1996, AKTUELLES... S. 4

28 L'age-Stehr u. a. 1996, EPIDEMIOLOGIE 1991-1995. I.2, S. 6

29 Jaffe u. a. 1983, NATIONAL CASE-CONTROL STUDY OF KAPOSI'S SARCOMA AND PNEUMONOCYSTIS CARINII PNEUMONIA IN HOMOSEXUAL MEN...

30 Merino; Richards 1984, AN INNOVATION PROGRAM OF VENERAL DISEASE CASEFINDING

31 Landis 1984, SEXUALLY TRANSMITTED DISEASE AMONG HOMOSEXUALS

32 Jaffe 1983, a. a.O. - Guinan u. a. 1984, HETEROSEXUAL AND HOMOSEXUAL PATIENTS WITH THE ACQUIRES IMMUNODEFIENCY SYNDROME. - Judson 1983, FEAR OF AIDS AND GONORRHEA RATES IN HOMOSEXUAL MEN. - Gellan; Ison 1986, DECLINIG INCIDENCE OF GONORRHEA IN LONDON: A RESPONSE TO FEAR OF AIDS? - Rogers u. a. 1983, NATIONAL CASE-CONTROL STUDY OF KAPOSI'S SARCOMA AND PNEUMOCYSTIS CARINII PNEUMONIA IN HOMOSEXUAL MEN...

33 Pape u. a. 1985, THE ACQUIRED IMMUNODEFIENCY SYNDROME IN HAITI

34 WORLD HEALTH STATISTICS ANNUAL 1976-1993

35 L'age-Stehr u. a. 1996, a. a. O. AKTUELLES. S. 4-6

36 Rumland 1998, DAS WÜNSCHELRUTENPHÄNOMEN

EIN THERAPIE-VORSCHLAG FÜR AIDS-KRANKE

Was die an einem der rund 25 AIDS-Zustände Erkrankten für sich selbst vorrangig tun müssen, nämlich die strikte Vermeidung weiterer Belastungen ihres *Abwehrgefüges,* haben wir in den vorigen Kapiteln eingehend dargelegt. Hier fassen wir alles noch einmal kurz zusammen als Maßregeln
- für Frauen und Männer, die an einem AIDS-Zustand leiden;
- für gesunde HIV-Träger oder Menschen, die in engem Kontakt mit AIDS-Kranken leben;
- für Gesunde, die sich keiner venerischen Infektion ausgesetzt haben.
Wir betrachten jede dieser Gruppen separat, weil sich deren seelische Vorgänge und Zustände drastisch unterscheiden.

Frauen und Männer, die an einem AIDS-Zustand leiden

Möglichst frühe homöopathische Behandlung mit dem »passenden« Einzelmittel ist für alle chronisch Kranken hilfreich, folglich auch für diejenigen, die an einer der AIDS-Erkrankungen leiden.

Darüber hinaus muß der Homöotherapeut aber in diesen weit vorangeschrittenen Zuständen von Immunschwäche alles nur mögliche tun, um das *Abwehrgefüge* zu stützen, die Regenerierung des Immunsystems anzuregen und den Patientinnen und Patienten eine Perspektive zu eröffnen.

Denn Fatalismus und Hoffnungslosigkeit sind nur in der »offiziellen« Chemotherapie mit Azidothymidin - Retrovir®-AZT - oder den neueren »Geschützen« der Immunsuppression - weitere Nukleosid-Derivate wie ddI,ddC u.a. - angezeigt. Diese Medikamente werden nicht mehr als Monotherapie, sondern in Kombination verabreicht, um die sich bald einstellenden »Resistenzphänomene« zu begrenzen. Zahlreiche Non-Nukleosid-Inhibitoren der reversen Transkriptase, wie zum Beispiel Lovirid oder Nevirapin, zeigen ein rasantes Fortschreiten der Resistenz. Derlei Präparate können kurz- oder längerfristig die CD4-Zellzahlen erhöhen, die Virämie senken, aber den Tod der Patientin oder des Patienten nicht hinauszögern. Das wird erst bei einer Kombinationstherapie mit dem neuen Protease-Inhibitor Ritonavir seit den letzten AIDS-Kongressen in Vancouver und München 1996 behauptet. »Wie lange, das ist noch unklar.«[1]

Eine angemessene immunaktivierende Therapie ist deshalb neben der erwähnten Frischkost-Ernährung und Enderlein-Präparaten vonnöten: Behandlung mit potenziertem Eigenblut oder Eigenurin, Hilfen beim Aufbau der natürlichen Darmflora mit Autovakzine, Mutaflor®, ähnlichen Präparaten oder Milchzucker. Regelmäßige Spaziergänge und andere Bewegungsprogramme wie Eurhythmie,

Tai' Chi sowie Feldenkrais, Akupunktmassage, Lymphdrainage, Körper- und Atemgymnastik, die das Gewahrwerden der eigenen Körperlichkeit fördern.

In den Paragraphen 252, 255, 259, 260 und 261 der sechsten Ausgabe des ORGANON gibt Hahnemann umfassende Anweisungen:

- Die »unterhaltenden Ursachen« der Erkrankung abzuschaffen;
- »Unrechtes Verhalten« der oder des Kranken zu verändern;
- Alle »fremdartigen arzneilichen Reize« aus »Diät und Lebensordnung« zu entfernen;
- »Schädlichkeiten« - besonders Drogen wie Kaffee, Nikotin, Alkohol, starke Gewürze, Schweinefleisch, Zucker - zu meiden und eine für die Genesung zweckmäßige Lebensordnung zu beginnen.

Kranke sollten sich aus dichtbevölkerten Ballungszentren zurückziehen, damit sie einen gesunden Lebensrhythmus finden können. Es ist richtig, wenn Betroffene eigene Gemeinschaften bilden, in denen sie kreativ wirken, Gesundungsprogramme mit Gesprächsrunden, Vorträge, Konzerte oder Lesungen organisieren, solange ihnen die Teilnahme am allgemeinen Kulturleben unmöglich ist.

Die optimale Betreuung ist für jeden unerläßlich; die Wahl der Therapie muß unbedingt jedem freistehen; »alternative« Heilverfahren - wie etwa die Homöopathie - kosten wesentlich weniger als die mit riesigen Steuergeldsummen geförderten »offiziellen« Irrungen.

Einen ermutigenden Therapieansatz in unserem Sinne haben Theodor Danninger, Kurt Gallenberger und Jutta Kräling beschrieben; unserer Methodik entsprechend nennen wir ihn *Tautopathie*.[2]

Es gilt, die nach antibiotischer Behandlung entstandene Überschwemmung mit Bakterientoxinen - Antigenüberschuß - zu beseitigen: Der Organismus begegnet ihr durch Bildung von Immunkomplexen, der Bindung von Antigenen an verschiedene Typen von Antikörpern und fixiert auf diese Weise gebundene bakterielle Antigene im Gewebe. Dort abgelagert, sind sie ein permanent belastender Stimulus für das Immunsystem. Diese Immunkomplexe müssen aufgebrochen und ausgeschwemmt werden. Nur so lassen sich die CD4-Lymphozyten deaktivieren und damit für das HIV unangreifbar machen.

Tautopathie heißt, daß die gleichen Substanzen, die CD4-Lymphozyten aktivieren können, durch Potenzierung vom *Iso*, dem Gleichen, zum *Homoion*, dem Ähnlichen, in die Lage versetzt werden, als C 12, C 30 oder C 200 die Deblockierung *spezifisch* zu bewerkstelligen.

Der Begriff *Tautopathie* ist dem griechischen entnommen: *tauto* = dasselbe, also am selben leiden, und wird in der Homöopathie zur Unterscheidung von dem Begriff der *Isopathie* verwendet.[3] Indem wir »das Selbe« potenzieren, das heißt physikalisch verändern, wenden wir es *energetisch* an und unterscheiden es so von der *Isopathie*. Wir behandeln also tautopathisch mit der krankmachenden Materie in potenzierter, ins *Feinstoffliche* umgewandelter Form und bezeichnen die Mittel als *Nosoden*.

180

Wie oben dargelegt, ist HIV-Vermehrung nur möglich, wenn aktivierende Antigene, beispielsweise Bakterientoxine, die CD4-Lymphozyten aktivieren.

Durch das Eliminieren dieser Bakterienantigene können die CD4-Lymphozyten in ihrer Aktivierung gehemmt und schließlich wieder auf ihre eigentliche Funktion ausgerichtet werden. Die HIV-Vermehrung wird gestoppt und eine begonnene AIDS-Symptomatik gebessert.

Wir erreichen das durch die Herstellung und Anwendung einer Potenz grampositiver Bakterientoxine, einer flüssigen C 12 aus Staphylokokkentoxin. Bereits in der ersten Woche kommt es zu vermehrten Ausscheidungen: »verstärkte Bronchialsekretion, kurze Phasen von Diarrhoe, verstärkter Harndrang mit übelriechendem Urin, Hautreaktionen, kurze Fieberphasen mit leicht erhöhter Temperatur usw.

In der Regel kam es zwei bis vier Wochen nach der ersten Mittelgabe zu einem Anstieg der Helferzellen und einer Besserung der CD4/CD8-Ratio sowie zum Abklingen der akuten Symptome bei den bereits erkrankten AIDS-Patienten... Sie alle waren nach Jahresfrist noch am Leben und weitgehend beschwerdefrei.«[4]

Ist der AIDS-Zustand schon extrem weit vorangeschritten, kann homöopathische Behandlung - wie in der Agonie - freilich nur noch lindernd helfen.

Gesunde »HIV-Träger« oder Menschen, die in engem Kontakt mit AIDS-Kranken leben

Gesunde »HIV-Träger« haben eine ungleich höhere Überlebenschance als die bereits Erkrankten. Jede Frau und jeder Mann von ihnen muß sich sofort um eine »Verjüngung« seines Immunsystems bemühen.

Wer befürchtet, er sei erkrankt, soll sich seinem Hausarzt oder der Behandlerin seiner Wahl anvertrauen, damit unverzüglich die Einleitung der bestmöglichen Therapie beginnt. Freilich müssen wir immer wieder eindringlich warnen vor lediglich Symptome unterdrückender »universitätsmedizinischer Kurpfuscherei«, besonders im Frühstadium der Erkrankung. Selbstverständlich kann die Behandlung auch bei bloßem Verdacht nur anonym erfolgen; allein die Patientinnen und Patienten bestimmen, wen sie ins Vertrauen ziehen wollen.

An dieser Stelle darf das Ergebnis einer wichtigen Untersuchung aus Indien zuversichtlich stimmen:

Vom Mai 1989 bis März 1992 wurden in Bombay 154 durch ELISA getestete und durch Western Blot Test bestätigte HIV-Positiv-Fälle mit homöopathischer Behandlung registriert. Bei 135 Patientinnen und Patienten besserte sich die Konstitution, 19 starben. 51 wurden weiter betreut, individuell kontrolliert und jede Veränderung dokumentiert. Von ihnen waren bis Ende 1991 neun Personen HIV-negativ, das sind fast 18% nach zweieinhalbjähriger Behandlung. Inzwischen sieht das Ergebnis noch deutlich besser aus. Eine ähnliche »Studie« läuft seit Oktober 1991 in Madras.[5]

Obwohl die Ergebnisse weiterer Untersuchungen noch nicht dokumentiert sind, arbeiten vorausschauende Ärzte intensiv weiter an Lösungen und verbessern durch gute homöopathische Behandlung oder weitere Ansätze, wie die oben skizzierte *Tautopathie*, das Schicksal vieler Betroffener. Unumgänglich ist dabei freilich für jede Aussicht auf Erfolg, daß gerade gefährdete Patientinnen und Patienten ihr *Abwehrgefüge* nicht weiter durch Chemotherapeutika, Antibiotika, Drogen oder regelwidrige sexuelle Praktiken und in deren Gefolge gar mit einer neuen venerischen Infektion belasten.

Wir können hier vor der *Verwundbarkeit* des bereits geschädigten *Immunsystems* durch neue Attacken gar nicht eindringlich genug warnen.

Ganz entscheidend ist es, ob die Erkrankten oder Gefärdeten wirklich zum Umdenken und zur Änderung »lustvoller Gewohnheiten« willens sind, ob sie sich selbst mitsinnig um die Verbesserung ihrer Gesundheit und schließlich um Heilung bemühen.

Oder zählen sie bereits zu den Enttäuschten und Lebensmüden, die alle Hoffnung und ihren Mut zur Eigeninitiative verloren haben? Dann wäre es gerade für solche Menschen überaus wichtig, daß »offizielle« Förderprogramme auch homöopathische Behandlungsstudien unterstützen und die positiven, ermutigenden Ergebnisse der Öffentlichkeit zugänglich machen.

Was können an AIDS Erkrankte für andere tun?

Selbstverständlich hat jeder an AIDS Erkrankte nicht allein die gesetzliche, sondern auch eine moralische Pflicht, ungeschützte sexuelle Kontakte mit anderen zu unterlassen. Selbst bei »geringem Infektionsrisiko« muß jede Übertragungsmöglichkeit ausgeschlossen werden. Wer den Inhalt dieses Buches beherzigt, sollte aufklärend wirken und anderen einprägen, wie notwendig es ist, auch das kleinste Risiko einer venerischen Infektion zu vermeiden.

Wir alle haben unseren Teil zu der allgemeinen gesundheitlichen Misere des ausgehenden 20. Jahrhunderts beigetragen. Deshalb darf niemand den Stab über Menschen brechen, die an außergewöhnlichen Erkrankungen leiden. Die meisten Patientinnen und Patienten verfügen über genügend Feingefühl und Kompetenz für ihr individuelles soziales und moralisches Verhalten.

Gesunde, die sich keiner venerischen Ansteckung ausgesetzt haben

Glücklicherweise sind diese Gesunden noch immer der größere Bevölkerungsteil. Sie müssen besonders verantwortungsbewußt um die Erhaltung ihrer Gesundheit und die aller Mitmenschen bemüht sein. Das heißt, sie sollen eine ausgeglichene Lebensweise pflegen und, falls sie erkranken, sich den *Naturgesetzen* gemäß behandeln lassen. Falls sie ohne ihr Zutun kurze Zeit schädigende allopathische

Medikamente nehmen mußten, sollten sie sich alsbald umstellen, damit sich ihr Immunsystem erholen kann. Oberstes Gebot bleibt immer: venerische Erkrankungen und dadurch bedingte wiederholte Behandlungen mit Antibiotika vermeiden! Heutzutage muß jeder Mensch die Integrität seines *Immunsystems* bewahren, es so wenig wie möglich stören und es biologisch unterstützen. Grundvoraussetzungen sind ausgewogene Ernährung mit Frischprodukten, Honig statt Zucker, ohne Weißmehl und Schweinefleisch, maßvolle körperliche Betätigung in sauerstoffreicher Luft und regelmäßiger Schlaf. Ebensowichtig ist der Verzicht auf Tabak-, Kaffee- und Alkoholgenuß, Schmerz- oder Schlaftabletten, harte und sogenannte »Designer«-Drogen.

Obwohl die Mehrheit der universitätsmedizinisch ausgebildeten Ärzte alternative Heilmethoden wie Homöopathie und traditionelle Chinesische Medizin mit Akupunktur mangels ausreichender Kenntnisse meidet, beginnt ein allmähliches Umdenken und wir finden inzwischen etwas mehr Toleranz, sobald chronisch Leidende behandelt werden müssen.

Der Autor bekennt sich zur *klassischen Homöopathie,* weil er ihre grandiosen Möglichkeiten aus 35jähriger Erfahrung selbst bezeugen kann. Das *Heilen nach Naturgesetzen* mit dieser Therapie zeitigt bei kundigem, sorgsamem Praktizieren keine schädlichen Nebenwirkungen. Allein dies spricht schon für ihre Anwendung.

Hier muß noch einmal die Notwendigkeit betont werden, einen guten *klassischen Homöopathen* zu finden, der nur *ein* Mittel auf einmal verschreibt und die Wirkung beobachtet. In eine Sackgasse geraten zwangsläufig solche sogenannten Homöopathen, die Arzneien durch Polypragmasie mischen. Der Unterschied zwischen *klassischer Homöopathie* und »homöopathischer Polypragmasie« ist nämlich enorm und niemand darf beides miteinander verwechseln; von Therapieversuchen mit Komplexmitteln, die mancherorts immer noch absolut widersinnig »homöopathisch« genannt werden, ganz zu schweigen.

Maßnahmen in der Familie

Der Schutz des AIDS-kranken Familienmitglieds ist oberstes Gebot. Gewiß stehen die Familienangehörigen einer oder eines AIDS-Kranken vor vielen Problemen. Sie müssen Fragen beantworten, über die sie wahrscheinlich ehedem nie nachzudenken brauchten. Die größte Herausforderung wird das Zusammenleben innerhalb der Familie. Das AIDS-kranke Familienglied braucht in hohem Maße Liebe und Zuwendung, Aufmunterung und Verständnis. Es muß vor Spott und Anfeindung, vor der Mauer der Ausgrenzung bewahrt werden. Natürlich dürfen Eltern die Gesundheit ihrer anderen Kinder, Partner, die des anderen nicht aufs Spiel setzen. Alle müssen angemessene Umgangsformen finden, wie sie für die oder den Erkrankten am besten sorgen und wie weit sie sich Kontakt untereinander erlauben können.

Viele Antworten sind möglich, je nach Bindung und den jeweiligen Verhältnissen. Wird ein verständnis- und liebevoller Umgang gepflegt, ist die Lösung
individueller Probleme viel leichter.

Die Verantwortung der Familie der Gesellschaft gegenüber:

Trotzdem wird das Leben unter diesen Umständen eine andauernde Belastung.
Die betroffene Familie wird häufig Untersuchungen über sich ergehen lassen
müssen und einen über das übliche hinausgehenden Kontakt mit Ärzten und dem
Pflegepersonal brauchen: Jede Erkrankung eines anderen Familienglieds und deren genaue Umstände müssen der Ärztin oder dem Arzt des Vertrauens unverzüglich mitgeteilt werden, weil jede Information für andere in ähnlicher Situation
womöglich hilfreich ist.

Der Autor hält die Ängste warnender Wissenschaftler für übereilt, nach denen
die Menschheit innerhalb von zwanzig bis fünfzig Jahren vom Verschwinden
bedroht sei; wir sind uns aber der Tatsache bewußt, daß menschliche Organismen
durch zügelloses Leben und den unnötigen Einsatz schädlicher Medikamente
degenerative Erkrankungen entwickeln, die in naher Zukunft die ganze Gattung
Mensch in ärgste Gefahr bringen.

Vielleicht ist es, so gesehen, in Zeiten immer weiter ausgreifender Promiskuität, sogar ein Anstoß zum Besinnen, daß Menschen von der Furcht vor AIDS
aufgerüttelt worden sind. Medien und die herrschende Medizin haben so etwas
wie ein »AIDS-Angst-Syndrom« entwickelt; es ist so groß, daß es sexuelle
Kontakte und besonders die häufigen Partnerwechsel bei der jungen Generation
deutlich reduziert hat. Als Ergebnis dieser Tendenz wird es zu einer Abnahme
sexuell übertragbarer Krankheiten kommen, und als Sekundäreffekt dürfte auch
die Zahl von AIDS-Erkrankungen abnehmen. Andererseits ist es aber arg kontra-
produktiv, wenn Ärzte, die eigentlich Ermutigung, Hilfe und Heilung bewirken
sollen, sich als Hilfswillige einer hysterischen Angstkampagne vereinnahmen
lassen.

AIDS, Krebs, MS, Alzheimersche Krankheit und viele andere chronisch degenerative Erkrankungen haben die universitätsmedizinisch ausgebildete Ärzteschaft vor unlösbare Fragen gestellt. Viele Mediziner sind ratlos und selbst
Gefangene der Angst. Aber nach Art des Vogels Strauß so zu tun, als existiere
dieses Problem nicht, bringt uns nicht voran. Wer keine Lösung aufzeigen kann,
sollte sich wenigstens mit aller Kraft darauf konzentrieren, nach den Gründen, den
eigentlichen Ursachen zu fahnden, die in diese Sackgasse geführt haben. Geschieht dies, besteht die Chance, einen wirklichen Ausweg zu finden.

Maßnahmen in der Gesellschaft

Wenn wir von der bisher nicht geklärten Übertragung verschiedener AIDS-Zustände ausgehen, wenn diese Erkrankungen todbringend sind wie die Pest und
ansteckend wie die Syphilis, dann befindet sich die Menschheit in einem großen

Dilemma. Die erste Reaktion der Gesellschaft wäre, AIDS-Kranke auszuschließen, um sich selbst zu retten. Diese Einstellung ist falsch, weil AIDS nicht allein eine »Krankheit« einiger Risikogruppen wie Homosexueller und Drogenabhängiger, sondern, wie wir erfahren haben,

ein Erkrankungszustand unserer Gesellschaft ist, der sich aufgrund eines Risikoverhaltens als Folge komplexerer Bedingungen entwickelt hat.

Er entstand durch Gier, Zügel- und Verantwortungslosigkeit, Indifferenz, Konkurrenzkampf und mangelnde Anteilnahme am Wohlergehen des Nächsten. Und alles wurde von der Gesellschaft nicht nur toleriert, sondern sogar gefördert.

Zu dieser Gesellschaft und ihrem Klima tragen wir alle bei, ein jeder von uns bestimmt sie mit durch Lebensweise, Träume, Denken, Handeln und Verhalten.

Wie gehen wir mit uns selbst um, was muten wir uns zu? Können wir noch ohne Zigarette, ohne Zucker, ohne Fernseher leben? Wieviel Zeit nehmen wir uns für die natürliche Erhaltung unseres Körpers, den Schutz unserer Seele, für Gebet oder Meditation? Wie oft bemühen wir uns, den Einklang mit dem Universum zu finden - durch eine Wanderung in Wald und Feld, durch Versenkung oder Entspannung oder auch die Lektüre der Schriften erkenntnisreicher Denker, das Hören guter Musik?

Trainieren wir unseren Geist für eine Anteilnahme an der geschichtlichen Vergangenheit des Menschengeschlechts, eine Durchdringung unserer Traditionen, um unsere Ängste und Verstrickungen zu verstehen und schließlich zu bewältigen?

Und wie gehen wir mit unseren nächsten Mitmenschen um, unseren Familienangehörigen, Nachbarn und Arbeitskollegen? Zeigen wir ihnen gegenüber Verständnis, Zuwendung und Hilfsbereitschaft, oder setzen wir kompromißlos unseren eigenen Standpunkt durch, beharren auf unserem tatsächlichen oder vermeintlichen Recht? Worauf vertrauen wir und worauf verlassen wir uns in den täglichen Schwierigkeiten?

Wir sind es - jede und jeder einzelne von uns - die wir mit unseren Bequemlichkeiten und unseren Begierden zulassen, daß andere Macht über uns gewinnen, während wir mit unseren Wünschen, Sehnsüchten, Verstimmungen und Schmerzen in immer stärkere Abhängigkeit geraten.

Der Normalbürger kann kaum Reichtum und Macht der pharmazeutischen Firmen ermessen, die mit jedem neuen Profit zu einem weltumspannenden Netz wachsen. Sie wollen uns weismachen, daß ihre Milliardengewinne der Gesellschaft in Gestalt der Forschung wieder zugute kämen.

Indes, wann hat ein chemisch-pharmazeutisches Unternehmen je Geld für Forschung ausgegeben, die außerhalb seiner engen Interessen lag? Wann waren seine Forschungen erwiesenermaßen von bleibendem Wert? Die Förderung der Forschung, die ihre Gewinne rechtfertigen soll, ist nur Ausrede; tatsächlich benutzt die chemisch-pharmazeutische Industrie diese Profite primär für die Erweiterung von Macht und Kontrolle.

Die Geschichte der Medizin beweist über jeden Zweifel, daß eine hohe Zahl »neu entdeckter« Medikamente, die zunächst als »Wundermittel« gepriesen wurden, wie sich bald herausstellte, verheerende Nebenwirkungen im Gefolge hatten. Dieser Vorgang ist typisch geworden. Jedes Medikament wird zuerst als ein gelungener Durchbruch in der wissenschaftlichen Forschung vorgestellt; nach einem kurzen oder längeren Zeitraum stellen sich seine wahren Wirkungen heraus, und nicht viel später wird manches vielgepriesene »Wundermittel« womöglich als Bedrohung der Gesundheit, als krebserregend oder auf andere Weise äußerst gefährlich vom Markt genommen.

Haben chemisch-pharmazeutische Unternehmen je höhere Geldbeträge für die Förderung der Forschung im Rahmen und nach den Prinzipien *alternativer Heilsysteme* zur Verfügung gestellt? Nein!

Allgemeinverständlich formulierte Bücher wie DIE ENTEIGNUNG DER GESUNDHEIT und DIE NEMESIS DER MEDIZIN von Ivan Illich, TEUFELSKREIS - WENN ANTIBIOTIKA KRANK MACHEN von Geoffrey Cannon oder DIE PHARMA-STORY von Hans Ruesch sollten Pflichtlektüre für alle sein, die in Politik und Aufsichtsgremien Verantwortung tragen, diese Bücher müßten endlich auch von breiteren Schichten gelesen und verinnerlicht werden.

Habgier und Verantwortungslosigkeit müssen wir freilich keineswegs allein bei Unternehmen der chemisch-pharmazeutischen Industrie beklagen, sondern in unserer Gesellschaft insgesamt. Deshalb darf niemand allein »die Anderen« für das Unheil und Leid verantwortlich machen wollen, was wir alle mitverschuldet haben.

Hier steht die pharmazeutische Industrie mit ihren verschlungenen und deshalb schwer durchschaubaren Verbindungen und Einflußnahmen aufgrund unseres Hauptthemas als ein Beispiel.

Verantwortungslos ist es, wie pharmazeutische Firmen ihre Medikamente erproben und vermarkten. Aber wer kann behaupten, er habe nie geirrt? Die Allgemeinheit kann die Schuld an unserer Misere keineswegs allein pharmazeutischen Unternehmen, der medizinischen Forschung, den Homosexuellen oder der Promiskuität anlasten: sie ist primär die Auswirkung unserer mißverstandenen Freiheit, der beängstigend ausgearteten Libertinagen im »modern« gewordenen zügellosen Lebenswandel...

Wer kann dafür garantieren, daß die stetig wachsende Homosexualität keine Folge der vor Jahrzehnten üblich gewordenen Methode ist, dem Viehfutter, besonders dem der Milchkühe, Hormone und Antibiotika beizumischen? Diese naturwidrigen Zusätze sollen zu schnellerem Wachstum und damit zu früherer Schlachtreife verhelfen; aber wer denkt beim Trinken der Milch oder beim Verzehr des Rinderbratens, des Kalb- oder Schweineschnitzels von solchermaßen gemästeten Tieren darüber nach, auf welch hinterhältige Weise derlei Praktiken das Hormonsystem der Mütter und ihrer Kinder beeinflussen? Wohl nur ganz wenige Zeitgenossen.

Die bloße Möglichkeit sollte uns alle aufrütteln, unsere Mitverantwortung in dieser Gesellschaft kritischer wahrzunehmen. Viele, denen derartige Zusammenhänge bekannt sind, protestieren nicht dagegen, weil sie zu bequem oder gar von dem dabei erzielten finanziellen Gewinn abhängig sind. Zu wenige meldeten sich zu Wort und informierten über lauernde Gefahren, und deshalb finden wir uns jetzt mit AIDS oder BSE und anderen Erkrankungen konfrontiert.

Keine Frau, kein Mann darf glauben, dies alles seien Probleme nur für andere, von neu aufkommenden Epidemien blieben sie unberührt. Es ist Aufgabe und Pflicht aller, die beste Methode zur Bewältigung schwieriger Entscheidungen herauszufinden. Jeder Mitbürger und jede Mitbürgerin sollte deshalb in der Familie, in Schulen, Gemeinden, Parteien oder Patienten- und Laienvereinigungen am Zustandekommen der erforderlichen Maßregeln mitarbeiten und seinen oder ihren Einfluß richtungweisend geltend machen.

Als offizielle Organe der Gesellschaft sind Gesundheits- und Rechtsbehörden federführend an den Problemen mitbeteiligt. Der Umgang dieser Behörden mit drogenabhängigen Mitmenschen offenbart beispielhaft, wie unzureichend medizinische Möglichkeiten ausgeschöpft werden, wenn andere Interessen im Vordergrund stehen.

Suchtkranke, die sich jahrelang unbekannte Dosen ihres Suchtmittels intravenös beibringen, haben die lebensbedrohenden Aspekte ihres Handelns von ihrem Bewußtsein abgespalten; nur auf diese Weise können sie aufkommende Ängste um ihr selbstzerstörerisches Tun unterdrücken und die ihnen eigene Lebensweise bewältigen.

Wollen wir ihnen in solch prekärer Lebenssituation helfen, ist ein ganzheitliches, alle Aspekte dieses Menschen umfassendes Konzept notwendig, das von *einem* Arzt oder *einer* Ärztin jeweils individuell geplant und durchgestanden werden muß. Nur verantwortungsbewußt handelnde Medizinerinnen und Mediziner können entscheiden, wie der erkrankte Suchtpatient angemessen behandelt werden muß - ohne Vorgaben drogenpolitischer Art.

Maßnahmen der Regierung und Nation

In jedem gut organisierten Staatswesen müssen die fachlich zuständigen Politiker und Behörden es endlich als Ihre Pflicht erkennen, die *wirklichen Ursachen* des gesundheitlichen Niedergangs aufzuhellen, der die westliche Zivilisation in den letzten Jahrzehnten heimgesucht hat.

Wer die Ursache besonders der vielen chronischen Erkrankungen mit Erklärungen wie »der extreme Streß, unter dem wir leben« oder »Verschmutzung der Atmosphäre« verständlich machen möchte, greift viel zu kurz.

Derlei »Erkenntnisse« leiten nicht direkt zum Ziel der Bewältigung: es gilt, die rasch voranschreitende Verschlechterung der Gesundheit ganzer Völker zu stoppen. Das Gegenargument, die Parameter dieser Degenerierung seien zu zahlreich und komplex, deshalb könne man sie nicht vereinzelt angehen, dürfen wir keinesfalls gelten lassen.

Der Inhalt unseres Buches gibt hingegen die klare Antwort: *Hauptursache* für diese Degeneration des Menschengeschlechts ist die überzogene Anwendung schädlicher chemischer Medikamente und Antibiotika während der letzten vierzig bis fünfzig Jahre.

Wenn der Staat nicht schleunig durchgreift und den pervertierten Einsatz solch gefährlicher Chemikalien unterbindet, ist unser Überleben bedroht. Die Regierenden wissen zweifelsfrei, daß die sich ausbreitenden Epidemien und chronischen Erkrankungen jeden Menschen - also auch sie und ihre Familien - erreichen. Deshalb werden sie das brennende Thema mit Nachdruck diskutieren. Alle Bürger müssen sie dabei unterstützen und sie bedrängen, damit endlich auch die Forschung auf dem Gebiete des *Heilens nach Naturgesetzen* zum Wohle der Allgemeinheit finanziell gefördert wird. Sobald dies geschieht und positive Ergebnisse zeitigt, dürften nämlich andererseits die auf astronomische Höhe gestiegenen Kosten im Gesundheitswesen zurückgehen. Denken wir nur daran, wieviele teuere Transplantationen von Nieren, Herzen und anderen Organen dadurch entbehrlich würden.

Wir sahen lange Jahre, daß keiner die Initiative ergreifen wollte, obwohl es schon sehr spät war. Die Mehrheit der Bürgerinnen und Bürger erwartete, die Regierung solle handeln. Aber die Regierung kann aufgrund der demokratischen Struktur des Staates nur langsam und mühsam Mehrheiten für Entscheidungen finden, die anderen Richtungswerten zustimmen. Womöglich erhofft sie noch immer direkte Anstöße des souveränen Volkes.

Ihre wichtigste Aufgabe ist zumindest im Augenblick, nicht nur gegen die Zerstörung unseres Planeten zu steuern, sondern allen gutwilligen, verantwortungsbewußten Kundigen Zugang zu Informationen für die Umsetzung neuer kreativer Ideen auch im Gesundheitswesen zu verschaffen; sie können unsere destruktive Spirale umkehren.

Unsere westlichen, vom technischen Zeitalter geprägten Gesellschaften sind so extrem inflexibel, daß lediglich ein großer »Schock« sie freischütteln und durchgreifende Veränderung veranlassen kann. Dieser »Schock« ist bereits erfolgt, und seine unbeschönigten Dimensionen sind ausreichender Grund für Wandel.

Pflicht aller Gesundheitspolitiker ist die vorurteilsfreie Bewertung alternativer Therapien wie klassische Homöopathie, traditionelle Chinesische Medizin mit Akupunktur, Ayurvedische Medizin, Phytotherapie und anderer Naturheilweisen. Dies alles sind Methoden, die zur Bewältigung von Erkrankungen kaum toxische Mittel einsetzen.

Objektive Tests würden die relative Verwendbarkeit solcher Therapien erweisen, und danach sollten die verantwortlichen Politiker der Gegenwehr rückständiger Lobbyisten zum Trotz ihre allgemeine Verbreitung fördern und organisieren. Damit werden einzigartige therapeutische Möglichkeiten und ein großer Erfahrungsschatz der Gesundung des ganzen Volkes aufhelfen.

Internationale Maßnahmen

Hier ist die Bedeutung der Welt-Gesundheits-Organisation, zu stärken. Ihre Mitarbeiter müssen vorrangig über die echten Daten und Veränderungen im Gesundheitswesen der einzelnen Staaten informiert werden. Statistiker der einzelnen Länder sollten alle Fakten regelmäßig für die WHO aufbereiten. Ihre sachkundigen Mitarbeiter und Gremien können dann die jeweiligen Tendenzen in der weltweiten Gesundheitsversorgung untersuchen, das heißt, die Erfolge oder das Versagen unterschiedlicher Therapien beurteilen und schließlich alle Regierungen und Gesundheitspolitiker beraten.

Die konkrete Bewertung der Gesundheit nach unseren *48 Grundsätzen* wird zum Beispiel erweisen, daß die durchschnittliche Lebenserwartung der in westlichen Ländern wohnenden Menschen infolge ständiger Epidemien, neuer akuter und der Explosion chronischer unheilbarer Erkrankungen sinkt.

Endlich muß auch die *Lebensqualität* in den Statistiken berücksichtigt werden. Damit dies möglich wird, gilt es, Methoden zu ihrer Messung zu finden. Aus diesem Grunde ist es eine dringliche Aufgabe der Welt-Gesundheits-Organisation, die Begriffe Gesundheit und Erkrankung präziser zu bestimmen. Die derzeit von der WHO akzeptierte Definition ist unzureichend und übersieht eine Reihe wichtiger Faktoren. Die WHO sollte deshalb bald ein internationales Symposium über den *Sinngehalt des Begriffes Gesundheit* anregen oder selbst veranstalten.

Unsere NEUE DIMENSION DER MEDIZIN zeigt auch, daß unsere Lebens*qualität* bereits dramatisch gesunken ist. Wachsende Nervosität, Zukunftsängste und chronische Erkrankungen gefährden sie weiterhin. Nicht alle technologischen Neuerungen und Fortschritte der letzten Jahrzehnte erleichtern die Bedingungen an gesundheitsbelastenden Arbeitsplätzen.

Unsere *48 Grundsätze* und die erklärenden oder erläuternden Texte verdeutlichen, daß mechanistische Denkschemata in Therapien, die versucht haben Krankheiten zu »bekämpfen«, untauglich waren; alle Resultate führten zunächst in die Irre und erwiesen sich auf Dauer als verheerend.

Wir legen dar, daß vordergründig rasch wirkende Chemotherapeutika und Antibiotika, die zur Bekämpfung weniger ernster Anfangsbeschwerden empfohlen oder gar vorgeschrieben werden, die Erkrankung tiefer in den Organismus verdrängen und so ein schwereres Leiden erzeugen. So gesehen ist zumindest die westliche Zivilisation auf dem Weg in die völlige Selbstzerstörung.

Sind wir nicht dabei, die Gattung Mensch total zugrundezurichten, während wir vorgeben, sie zu retten? Man wundert sich, warum der Homo sapiens des ausgehenden 20. Jahrhunderts über ein so überlebenswichtiges Erfordernis wie Gesundheit derartigen Täuschungen erliegt. Es ist eine erschreckende Vorstellung, daß Entwicklungen, wie sie auf diesen Seiten geschildert wurden, die unausweichliche Konsequenz des Lebensstils unserer Gesellschaft sind.

Nur drastische Veränderungen in unser aller Denken, Empfinden und Handeln sowie im sozialen Gefüge können noch Umkehr bewirken.

Anmerkungen

1 ÄRZTLICHE PRAXIS. Gräfelfing 1996, Nr. 93, S. 5 und 20

2 Danninger; Gallenberger; Kräling 1995, ÜBERLEGUNGEN ZUR EPIDEMIOLOGIE DER HIV-INFEKTION - DER EINFLUSS BAKTERIELLER ANTIGENE UND KONSEQUENZEN FÜR DIE BEHANDLUNG

3 Hahnemann lehnte die Isopathie ab, vgl. ORGANON 6. Aufl. § 56, Anm. 111

4 Danninger; Gallenberger; Krähling 1995, a.a.O.

5 Studie der indischen *Zentralen Vereinigung für homöopathische Forschung, CCRH*, unter Aufsicht der WHO. Veröffentlicht in der 18. Ausgabe der CCRH NEWS, 1991 S. 1-11

SCHLUSSBETRACHTUNG

Warum ist die Menschheit innerhalb weniger Jahrzehnte in eine beinahe ausweglos scheinende gesundheitliche Situation geraten?

Gab es zwingende Ursachen dafür, daß die verantwortlichen Politiker und Forscher, daß die Mehrzahl der Patientinnen und Patienten derart lange Zeit einem therapeutischen System glaubten, das - von der Unfallchirurgie abgesehen - weitgehend versagt hat, das mit seinen selbstherrlichen naturgesetzwidrigen Manipulationen viele neue Leiden und Schmerzen provoziert?

Sind AIDS, Rheuma, Allergien, MS, Alzheimersche Krankheit, Krebs und die anderen chronischen Leiden eine unvermeidbare Projektion der im Alltag stetig bedrückender spürbaren Degeneration?

Warum ist es für betroffene Laien schier unmöglich zu erkennen, was richtig ist und was falsch, warum folgt die Mehrzahl meist dem Falschen?

Welche Gründe veranlassen die Gesundheitsbehörden, durchgeistigte Wegbereiter des lediglich *Naturgesetze* nutzenden und folglich echten Heilens der Scharlatanerie zu beschuldigen, während sie die Mehrheit der Erkrankten in die Fänge vermeintlicher »Allwissenschaft« geraten lassen, die unter demagogischem Mantel verantwortungslos, ja gewissenlos agiert?

Was zwingt die Menschen, blindlings dem Mittelmäßigen und Materialistischen zu vertrauen, was macht sie unwillig oder unfähig, die subtileren, echten Zusammenhänge wahrzunehmen?

Aber - wem sollte es möglich sein, inneren Frieden und ausgeglichene Heiterkeit zu erlangen, während er gnadenlosen Konkurrenzkampf und Aggression zur Bewältigung des eigenen Daseins zuläßt?

Können Glieder einer Gesellschaft, die Ungerechtigkeit fördert und Verbrechen in seinen schlimmsten Auswüchsen toleriert, diese Fragen beantworten?

Dürfen wir erwarten, frei von Schmerz und Leiden zu leben, wenn Gier und Selbstsucht seit langem »kultivierte« menschliche Wesensmerkmale sind?

Alles Grundsatzfragen, über deren Beantwortung wir in Augenblicken der Krise nachsinnen müssen, zumal das Verlangen nach Linderung aller Gebresten allenthalben wächst. Zweifelsfrei manifestieren sich Leiden in unserem Gemeinwesen wegen des Mißachtens von Tugenden und immer gültigen Wahrheiten. Das Gleichgewicht können wir erst dann wiederherstellen, wenn wir bewährte ethische Prinzipien aufs Neue schätzen lernen und verinnerlichen.

Selbst hochintelligente, geistig geprägte Persönlichkeiten sind keineswegs gegen Machthunger und Egoismen gefeit.

Ist es nicht logisch, daß jede moralisch brüchige Gesellschaft die Art von medizinischer Behandlung bekommt, die sie verdient? Kann sich, so gesehen, das medizinische Establishment mit gutem Grund nicht selbst frei von Fehlern wähnen? Sind doch seine Aggressivität und Konkurrenzkämpfe nur Spiegelbilder des seit Jahrzehnten allgemein üblichen Verhaltens.

Ersetzte möglicherweise die Annahme, ein Medizinstudium sei die beste Gewähr für finanzielle Wohlhabenheit, den idealistischen Gedanken, leidenden Menschen helfen zu wollen?

Für die Antwort muß jeder Arzt sein Gewissen erforschen. Unmöglich bleibt indes, daß »Gesundheitssysteme« ihr Gewissen befragen; sie besitzen nämlich keins. Jeder Einzelne ist als Glied des Ganzen mitverantwortlich. Bei straff organisierten Gesundheitssystemen verwirren uns Anonymität und Unangreifbarkeit, hinter denen Funktionsträger individuelle Verantwortung verbergen können. Das Gewissen des Einzelnen ist weitgehend geschützt, weil niemand persönlich für Fehlentwicklungen einstehen muß.

Den im Medizinwesen Herrschenden und ihren Körperschaften läßt sich unendlich viel Schuld an der Degeneration der Menschheit nachweisen - aber unterlassen wir das Moralisieren. Der Autor sieht sich in der *Pflicht*, nicht nur warnen, sondern auch *anregen und bewegen* zu müssen, um mehr Menschen des ausgehenden 20. Jahrhunderts zu endlicher Besinnung und *Fortentwicklung* aufzurütteln. Erfahrungsgemäß sind ausweglos erscheinende Situationen dafür der beste Anlaß.

Der Autor hegt keinerlei Hoffnung, daß die »Koryphäen des offiziellen Medizinbetriebs« seine in diesem Buche erläuterten und begründeten *48 Grundsätze zu neuem Bewerten von Gesundheit und zum Heilen der Erkrankungen nach Naturgesetzen* beifällig aufnehmen werden. Selbst wenn gutwillige Forscher und Ärzte sie akzeptieren, bleiben genug namhafte Universitätsmediziner übrig, die Schein- und Gegenthesen verbreiten, damit der gegenwärtige Zustand fortdauere.

Die eigentlichen Gründe

Die unerträgliche, irreparable Schäden verursachende Situation kam in solcher Ausprägung zustande, weil das medizinische Establishment *das Recht, darüber zu entscheiden, wer in welcher Weise medizinisch tätig sein darf, für sich als Monopol reklamierte.* Damit schuf es sich selbst ein unbewegliches, inzwischen hoffnungslos veraltetes aber gleichwohl selbstherrlich rigide waltendes System.

Der starre Alleinanspruch auf vermeintliches Allwissen trieb absurde Blüten: An Wunder grenzende Erfolge alternativ therapierender Heiler bei Menschen, die von prominenten universitätsmedizinischen Klinikern bereits als moribund aufgegeben worden waren, taten sie kurzerhand mit der Belehrung ab, das seien Zufälle, die Behandlungsmethode Quacksalberei. Mit vordergründigem Halbwissen und verantwortungslosem *Fliegenaugendenken* - Guido Fisch beschreibt es trefflich in seinem Buch DIE TRADITIONELLE CHINESISCHE MEDIZIN[1] - gilt nur, was sein darf - was nach dem offiziellen Denkschema nicht sein »kann«, darf man eben keinesfalls zugeben.

192

Diese etablierte Medizin mogelt sich schon viel zu lange ohne Rivalen durch. Aus intuitiven Denkprozessen entstehende konstruktive Kritik an ihrem fragmentierten Wissen weist sie mit borrnierter Überheblichkeit zurück.

Ablehnung erfuhr jeder Arzt, der es wagte, das verkrustet schematische Manipulieren im eigenen System zu kritisieren. Ließ er nicht locker, wurde er mit dem Verlust seiner Approbation bedroht oder gar ausgeschlossen; man streute Zweifel aus an seiner beruflichen Integrität. Die Leiter der ärztlichen Standesorganisationen üben beträchtliche Macht aus. Bei vielen sensiblen, offenherzigen Mitgliedern kam zeitweilig das Empfinden auf, ihre eigenen Organisationen und Kollegen wollten sie in die Verzweiflung treiben.

Erinnert werden muß hier an die wütenden Proteste orthodoxer Mediziner, als der angesehene deutsche Professor August Bier (1861-1949), einer der besten Chirurgen seiner Zeit, am 1. Mai 1925 seine Kollegen in der MÜNCHENER MEDIZINISCHEN WOCHENSCHRIFT dazu aufgerufen hatte, sie sollten sich ernsthaft mit der Homöopathie auseinandersetzen.[2]

Wer die Standesgeschichte durchforscht, kann das anfängliche Ziel gewahren: Pflege der Gesundheit des Menschen. Aber das Verlangen nach beruflichem Erfolg, nach materiellem Gewinn und Wohlhabenheit verdrängte das hehre Ziel. Milton Silverman und Philip Lee haben diesen Werdegang in dem Buch PILLS, PROFITS AND POLITICS schonungslos aufgedeckt.

Aber mit dem technologischen Fortschritt kamen in der westlichen Hemisphäre mehr und mehr Erkrankungen auf. In Schweden, Norwegen, Dänemark, England, Holland, der Schweiz und Deutschland tolerierten die Behörden daraufhin das freie Praktizieren alternativer Therapien durch Frauen und Männer, die keine Ärzte waren. In einigen dieser Länder versuchten die medizinischen Standesvertreter wiederholt, die Regierungen gegen solche Laienheiler zu mobilisieren - ohne Erfolg. Ihre Anstrengungen führten zum gegenteiligen Effekt. Immer mehr Patientinnen und Patienten bevorzugten alternative Therapien.[3]

So entstand in einigen Ländern ein »freier Markt«, auf dem lediglich das Können, die Ergebnisse und der Ruf des Heilenden, nicht aber seine akademischen Titel ausschlaggebend waren. Aufgrund dieser Freiheit und des großen Zuspruchs mißbrauchten unseriöse Frauen und Männer leider die noch regellose Aufbauphase alternativer Therapien und erzeugten Unsicherheit.

Gleichzeitig interessierten sich jedoch sensible Ärzte für das Heilen nach *Naturgesetzen*. Viele von ihnen schlossen sich der alternativen Bewegung an, weil sie die Irrungen der etablierten chemisch-mechanistischen Medizin erkannt hatten. Ärztinnen und Ärzte also, die ihr ursprüngliches Ziel weiterverfolgten, Leiden ihrer Mitmenschen zu lindern und wirklich zu heilen. Sie standen meist allein und von der offiziellen Medizin isoliert, weil sie im Gegensatz zu ihren Kollegen deren herrschende Denkschemata und Praktiken in Zweifel zogen. Folglich begaben sie sich in eine recht schwierige Situation, weil sie mit den an Universitäten gelehrten Doktrinen in Konflikt gerieten. Kritische Fragen, die sie stellten, blieben unbeantwortet oder zogen Maßregelungen der Standesorganisationen nach sich. Die universitätsmedizinische Forschung ignorierte jede Anregung und Warnung vor Fehlentwicklungen.

Bei vielen Patientinnen und Patienten wuchs indes ein geschärftes Bewußtsein dafür, welche Therapien wirklich auf Dauer halfen und heilten. Sie blieben bei ihren naturgemäß behandelnden Ärzten, obwohl die Pflichtversicherungskassen ihnen die Kosten meist nicht erstatteten.

Die Notwendigkeit der Förderung alternativen Heilens

Für Einsichtige heißt die dringliche Aufgabe, *neue Ausbildungszentren für alternative Therapien* zu schaffen, in denen die fortschrittlichen Ansprüche an das *Heilen nach Naturgesetzen* erfüllt werden. Wenn solche Ausbildungsstätten Forschung und Lehre ebenso zielstrebig wie umsichtig vorantreiben, dürfte das inzwischen »arteriosklerotische« System mit seinem Absolutheitsanspruch bald überflüssig werden, weil aufgeklärte Patientinnen und Patienten, Gesundheitspolitiker und Studierende die Folgeschäden der tonnenweise verordneten Chemotherapeutika und Antibiotika scheuen und die Ausreden der orthodoxen Medizinlehre nicht mehr glauben. Sie bevorzugen jetzt schon Methoden, die erwiesenermaßen unschädlich, wirkungsvoller und menschlicher sind, wenn kundige Therapeuten sie korrekt anwenden.

Ganz sicher wäre alternatives Heilen schon lange vergessen, wenn es keine echten Vorteile böte. Gäbe es - unter Schirmherrschaft der WHO - eine weltweite Erhebung darüber, wieviele Menschen nach Schäden, die sie »dank« universitätsmedizinischer Zwänge erlitten, durch Naturheilverfahren, traditionelle Chinesische Medizin mit Akupunktur und Moxibustion oder klassische Homöopathie wirkliche Heilung oder zumindest erhebliche Besserung erfuhren, fiele die Zahl überraschend hoch aus.

Nach Lage der Dinge ist eine Revolution gegen das herrschende Medizinwesen keineswegs undenkbar. Aber nach unserer Auffassung wird Verbesserung der Behandlung für alle Leidenden am nachhaltigsten durch Überzeugungsarbeit und sanfte Übergänge erreicht. Abrupter oder gar aggressiver Wandel zeigt allzuviele Nachteile für die Betroffenen.

Damit ein kontinuierlicher Übergang möglich ist, müssen viele Alternative freilich zu höherem Niveau gelangen, von dem aus sie *allen* kritischen Ansprüchen gerecht werden. Zwangsläufig steht an erster Stelle die Vertiefung des heutzutage noch unzureichenden Wissens um die *subtilen energetischen Zusammenhänge* und der verantwortungsbewußte Umgang damit. Sobald wir dieses Problem zur Diskussion stellen, taucht die Frage nach der Kontrolle auf. Der Versuchung, ein anderes Monopol in Wissen und Fähigkeit aufzubauen, das womöglich noch schwerer durchschaubar würde als das hier kritisierte der orthodoxen Universitätsmedizin, dürfen wir unter keinen Umständen nachgeben.

194

Künftige Forschungs- und Ausbildungszentren sollten sich aus thematischen Erfordernissen und inhaltlichen Werten frei entwickeln und in ihrer organisatorischen Struktur flexibel bleiben, damit sie Monopol-Verhältnisse wie die der heutigen Fachbereiche für orthodoxe Medizin an Universitäten vermeiden.

Wir können in diesem Buch nicht alle Ideen über diesen Komplex skizzieren. Die Lösung der Aufgabe wird vieler Symposien und der Schirmherrschaft der WHO bedürfen. Erfahrene Ärzte sollten die Modalitäten des zu vermittelnden Wissensstoffes diskutieren und durch welche Forschungen er erweiterbar ist.

Wir alle müssen Anregungen zu diesem Thema anbieten. Voraussichtlich bildet in naher Zukunft medizinische Behandlung ein Feld, auf dem fast alle Wissenschaften eifrig ernten wollen, weil die Dringlichkeit besserer gesundheitlicher Betreuung stetig wächst. Sie wird eine Vielzahl kompetenter Forscher - vermutlich besonders Physiker - anziehen und zum Ideen-Wettbewerb herausfordern.

Deshalb rufen wir Gesundheitspolitiker, Fachbehörden und Krankenkassen auf: Statt Unsummen nur für schädliche chemotherapeutische und antibiotische Behandlungen zu bewilligen, *sollten sie Studierenden den Erwerb des nötigen Grundwissens, Ärztinnen und Ärzten die Weiterbildung in alternativen Behandlungsmethoden ermöglichen. Ferner ist es höchste Zeit, Kosten, die bei Inanspruchnahme alternativer Therapien entstehen, als Versicherungsleistung zu übernehmen.*

Alternativ praktizierende Ärztinnen und Ärzte verfügen in der Regel über profunde Kenntnisse *aller* therapeutischen Möglichkeiten und betreiben intensive Forschungen. Sie erkennen meist treffsicher, was den Leidenden wirklich hilft. Derart qualifiziert, nehmen sie jede Chance zur Fortbildung wahr. Von erweitertem Wissen und aufgebesserten Fähigkeiten profitieren zunächst die Patienten, aber auch die Allgemeinheit, weil konsequente Behandlung nach *Naturgesetzen* die Gesundheit dauerhafter stabilisiert und somit vermeidbare Kosten spart.

Jetzt sind die Parlamente, Regierungen und Versicherungen durch den enormen Geldaufwand und unvorhersehbare Risiken für die Gesundheit der Menschen in einem Teufelskreis gefangen. Weltweit verunsichern Skandale aus dem offiziellen Medizingeschehen, so daß betroffene Erkrankte haarsträubende Einzelheiten über die ihnen verordneten Arzneien und die verantwortungslosen Methoden der Pharma-Unternehmen erfahren. Die oft unglaublichen Machenschaften schrecken bereits viele vom naiven Glauben an die vollmundig gepriesenen »Wunderdrogen« ab und zwingen sie zu logischem Denken und eigenständigem Urteil.

Ein weiteres Hemmnis ist die eisern verfochtene Regel der orthodoxen Universitätsmedizin, daß nur Hochschulen das »exklusive Recht« zum Praktizieren der Medizin erteilen können, und zwar ohne den Studenten die nötige humanitäre, religiöse und ethische Bildung mitzugeben: Respekt und Achtung vor der Würde eines *jeden* Menschen, so daß sich liebevolle Zuwendung und Einfühlungsvermögen entwickeln können. Wir erwähnen dies, weil Tugenden wie Demut, Mitleid, Barmherzigkeit und Opferbereitschaft, ohne die ein guter Arzt nicht wirken kann, vielfach ignoriert werden. Als Hauptsache gilt heute eine Prüfung des

Intellekts, ob nämlich die Studentin oder der Student vorgegebene technische Examensfragen korrekt beantwortet. Wer es kann, erhält die Approbation als eine »Lizenz«, Medizin zu praktizieren: mit anderen Worten, das exklusive Recht, mit der menschlichen Gesundheit umgehen zu dürfen, solange nicht gegen hergebrachte Regeln der etablierten Medizin und im stillen Einvernehmen mit den medizinischen Standesorganisationen gehandelt wird.

Für Außenstehende ist es schwer, die verfängliche und feinmaschige Kontrolle zu durchschauen, die diese Vereinigungen zusammenhält. Schließlich wurde aufgrund der so unfair untergeordneten Stellung der Patientinnen und Patienten in den USA der Begriff des ärztlichen Kunstfehlers in das Rechtswesen eingeführt und damit ein anderes einträgliches Geschäft.

Seitdem gehen nordamerikanische Patienten aus dem geringsten Grund vor Gericht, weshalb die Versicherungsprämien für Ärzte und Patienten unangemessen gestiegen sind. Im Endergebnis zahlt der amerikanische Patient viel Geld für medizinische Dienste, die er in Europa und anderen Weltgegenden preisgünstiger in Anspruch nehmen könnte. Ein Grund für diese Kostenentwicklung ist die berechtigte Furcht der Ärzte vor Kunstfehlerprozessen. Ärzte sind nicht nur um das Wohlergehen ihrer Patientinnen und Patienten besorgt, sondern um ihren eigenen Schutz vor dem nächsten Prozeß. So kommt es beispielsweise vor, daß der Arzt, selbst wenn er weiß, daß sein Patient unheilbar an Krebs erkrankt ist, eine Chemotherapie verschreibt, oder in einem anderen Fall, in dem Antibiotika nicht notwendig sind, sie trotzdem verordnet. Wegen solch belastender Umstände suchen immer mehr Ärzte alternative Lösungen. Sie wollen ein System verlassen, das in seiner Starrheit wenig Raum für Veränderungen läßt. Einige Gewissenhafte entschlossen sich aus Verzweiflung über die als ausweglos eingeschätzte Lage oder mangels Kenntnis alternativer Therapien zur Aufgabe ihres Arzt-Berufs. Sie negieren lieber das Ergebnis ihrer langwierigen, teuren Ausbildung und wenden sich Tätigkeiten zu, mit denen sie ihr Gewissen weniger belasten.

Es gibt noch zahlreiche andere Gründe, warum jene Exklusivität, die sich die den Medizinbetrieb Beherrschenden gesichert haben, zu einem Hemmschuh zukunftsweisender Entwicklung geworden ist. Gesundheitspolitiker und -behörden könnten jetzt korrigierend eingreifen: nämlich alternative Therapien unvoreingenommen kritisch prüfen und sie fördern, um der mechanistischen Medizin überzeugendere Heilmethoden entgegenzusetzen.

Neue Zentren für die Ausbildung von Medizinern

Der heute bestehende universitäre Ausbildungsbetrieb müßte von Hochschulen abgelöst werden, die als Zentren umfassenden Wissens über den Organismus *und* das Wesen des Menschen mit seinen sublimen *energetischen Zusammenhängen* fungieren. Sie sollten Lehre und Forschung in überschaubaren Gruppen bieten, die weit über eine strikte Ausrichtung auf technisch-medizinischem Gebiet hin-

196

ausreicht. Nur umfassende Kenntnis vom Wesen des ganzen Menschen und seiner Welt, seinen kosmischen Bindungen befähigt zum wirklichen Heilen!

Dem gemäß muß neben der Vermittlung chemischer, physiologischer und physikalischer Kenntnisse auch das Wissen aus den verschiedenen geisteswissenschaftlichen Fachbereichen in die neue medizinische Ausbildung einfließen. Lehrende aller in Betracht kommenden Fakultäten sollen ihre Forschungsergebnisse mitteilen, damit Gesundheit und Erkrankung *in allen Dimensionen* beleuchtet, Erfahrungen und Erkenntnisse über ungelöste Fragen ausgetauscht und gültige Antworten erforschbar werden. Jede und jeder Studierende braucht das Gespräch mit Philosophen über die Bedeutung von Leben und Tod in einer intellektuell stimulierenden Umgebung. Nur so können sie lernen, die tiefere Bedeutung aller *Naturgesetze* nach *intuitivem Denkprozeß* fruchtbar in ihr Lernen und Handeln einzubeziehen. Sozialforscher ergänzen den Lehrstoff mit der Vermittlung von Einsichten in gesellschaftliche Strukturen und konkreten Anregungen für fortschrittlichen Wandel verbesserungsbedürftiger Verhältnisse. Ökologen referieren über die Einbindung des Menschen in seine Umwelt und die Notwendigkeit naturgemäßen Handelns. Künstler und Kunstwissenschaftler sollen den künftigen Ärzten das Gespür für die weiterreichende Wahrnehmung der subtileren Wirklichkeit vermitteln.

Viel Zeit muß dafür aufgewendet werden, mit erfahrenen Ärztinnen und Ärzten die Praxis des Behandelns und den Umgang mit Leidenden am Krankenbett zu erlernen. Am wichtigsten für medizinische Ausbildungsstätten der Zukunft sind jedoch spirituelle Mentoren, die Kenntnisse über die *energetischen Lebenszusammenhänge* vermitteln, weil sie der wahren Bedeutung unseres Daseins innegeworden sind. Sie können bei den Studierenden das Bewußtsein stärken, daß nur opferbereite Liebe und echtes Mitleid dem Menschen gemäß und für seine Fortentwicklung zu höheren Stufen unabdingbar sind. Kurz gesagt, bereiten künftige Zentren die angehenden Ärztinnen und Ärzte für ihre Arbeit als wirkliche »Heiler« und Stützen der Gesellschaft vor.

Absolventen solcher Hochschulen der neuen Medizin benötigen für ihre Ausbildung mindestens acht Jahre. Erst dann dürfen sie praktizieren. Erstrebenswert wäre, daß Medizinerinnen und Mediziner, die ihr Studium an solchen Zentren erfolgreich beenden, zwar einen Titel, aber keine »Lizenz« zum Praktizieren erhalten. Vorrechte erdienen sie sich erst durch den Einsatz ihrer Kenntnisse und Fähigkeiten in der alltäglichen Praxis, wo ihr Können sich ständig bewähren muß.

Ein weiterer Gesichtspunkt betrifft die sorgsame Auswahl geeigneter Studienbewerberinnen und -bewerber. Alle für die Organisation solcher Schulen Verantwortlichen haben die Aufgabe, sich um ein differenziertes Auswahlverfahren zu bemühen. Der Begriff »Auslese« bleibt bis zum letzten Ausbildungstag gültig. Nur Kompetente und Engagierte dürfen zum abschließenden Staatsexamen zugelassen werden. Die Ausbildung in einer solchen Hochschule ist an sich schon eine Auszeichnung.

Wir dürfen erwarten, daß nach solch umfassenden Studien mit gutem End-examen diese Ärztinnen und Ärzte neuen Typs jede und jeden Leidenden nach Naturgesetzen heilen und dabei die familiären und sozialen Gegebenheiten mit-berücksichtigen können, die möglicherweise zum Erkranken beigetragen haben.

Die Menschheit benötigt dringend neuartige medizinische Ausbildungsstät-ten, in denen die bereits alternativ erarbeiteten, aber zur Zeit in allen Weltteilen verstreuten Forschungsergebnisse über die Möglichkeiten des *Heilens nach Na-turgesetzen* gesammelt, ausgetauscht, überprüft, bewertet und weitervermittelt werden.

Vorurteile oder Diskriminierungen dürften an einer solchen »Institution für höheres Lernen« keinen Nährboden mehr haben. Schaffen wir solche interna-tionalen Hochschulen für Medizin, ebenso sensibel wie intensiv arbeitende Stät-ten des Lernens. Berufen wir die fähigsten Ärztinnen und Ärzte als ihre Leiter und Lehrer!

Anmerkungen

1 Fisch 1994, DIE TRADITIONELLE CHINESISCHE MEDIZIN, S. 61ff.
2 Bier 1925, WIE SOLLEN WIR UNS ZU DER HOMÖOPATHIE STELLEN
3 British Medical Association 1986, Bericht über alternative Medizin

Zu guter Letzt noch etwas Wichtiges

Eine Ärztin, ein Arzt, die zur Richtungsänderung gewillt sind und künftig nach *Naturgesetzen* heilen wollen, sollten während der schwierigen Aufgabe des Um-denkens nicht den Mut verlieren. Der Weg zum Ziel der Erkenntnis *energetischer* Zusammenhänge ist steinig. Niemand kann das erforderliche umfangreiche Wissen und die Fähigkeiten zu erfolgreichem Behandeln binnen kurzem aus der Literatur oder einer »Weiterbildungsmaßnahme« schöpfen: Alle Kenntnisse und Fähigkeiten müssen mit Geduld und Demut *erdient* werden.

EMPFEHLUNGEN FÜR DIE FORSCHUNG

Die sorgsame Prüfung der in diesem Buch veröffentlichten *48 Grundsätze zum konkreten Bewerten von Gesundheit und zum Heilen von Erkrankungen nach Naturgesetzen* erfordert Jahre systematischer Forschung und Praxis. Diese Verifikation muß in einer Richtung erfolgen, die auf den erläuternden Ideen basiert, und nicht - wie das bei »offiziellen« Forschungsvorhaben häufig geschieht - von Zufällen abhängen. Die Gründe dafür sind in den betreffenden Kapiteln dargelegt. Das kritisch prüfende Erforschen sollte *sofort beginnen.*

Dafür stehen hier einige Vorschläge:

- Das Immunsystem aller Patientinnen und Patienten, die in eine Klinik oder ein Krankenhaus aufgenommen werden, ist vor und nach dem Verabreichen eines Antibiotikums zu beurteilen. Die medizinische Vorgeschichte muß mit allen Details über den Zustand des Immunsystems in einem Computer oder auf einer Chip-Karte gespeichert und bei jeder antibiotischen Behandlung aktualisiert werden. So läßt sich ein Profil jeder Verschlechterung im Immunstatus infolge solcher Therapien erstellen.
- Besonders ist das Immunsystem nach der ersten venerischen Erkrankung zu untersuchen, bevor und nachdem mit der Einnahme oder Injektion von Antibiotika begonnen worden ist. Alle Veränderungen ihres Immunstatus nach wiederholter Behandlung solcher Infektionen sollten aufgezeichnet werden.
- Epidemiologische Studien müssen vorurteilsfrei ausgeführt sein, um die Wirkung von Impfungen allgemeingültig beurteilen zu können. Unsere früher geäußerte Vermutung, daß die Explosion der Multiplen Sklerose durch Massenimpfungen ausgelöst wurde, könnte auf diese Weise erhärtet oder verworfen werden. In Ländern, die Impfungen begannen, sollte für jede zweite Generation eine entsprechende Untersuchung stattfinden. Der Autor wagt zu prophezeien, daß in diesen Ländern MS aufkommen wird.
- Epidemiologische Studien müssen angefertigt werden zum Beweis dafür, inwiefern die sogenannten degenerativen Erkrankungen ein »exklusives Privileg« von Ländern mit der vermeintlich bestmöglichen Gesundheitsversorgung sind, aber nicht mit der verlängerten Lebensdauer der Erdbewohner erklärt werden können.
- In eigenen Studien bleibt zu untersuchen, worauf es zurückzuführen ist, daß sich spezifische Risikogruppen für bestimmte Erkrankungen bilden. Welche iatrogenen, sozialen, ökonomischen oder gar genetischen Faktoren sind zum Beispiel mitentscheidend bei der Homosexualität?

BENUTZTE LITERATUR
- Auswahl -

Neu erarbeitet von Monika Göbel und Juliane Clobes

Aaronson, Bernard S.: HYPNOSIS, DEPTH PERCEPTION AND SCHIZOPHRENIA. In: PAPER, EASTER PSYCHOLO-GY ASSOCIATION. Philadelphia 1964

Abeshouse, Benjamin Samuel; Scherlis, I.: SPONTANEOUS DISAPPEARANCE OR RETROGRESSION OF BLAD-DER NEOPLASMS; REVIEW OF LITERATURE AND REPORT OF THREE CASES. In: THE UROLOGIC AND CUTANEOUS REVIEW. Palm Beach. 55. 1951, Nr. 1, S. 1-11

Abraham, Farid F.: HOMOGENEOUS NUCLEATION THEORY. New York 1974

Adamenko, Victor: ELECTRODYNAMICS OF LIVING SYSTEMS. In: JOURNAL OF PARAPHYSICS INTERNATIONAL. Downtown. 4. 1970, S. 113-121

Albini, A. u. a.: ANGIOGENIC PROPERTIES OF HUMAN IMMUNODEFIENCY. In: L'age-Stehr, Johanna u.a.: AIDS UND DIE VORSTADIEN - EIN LEITFADEN FÜR PRAXIS UND KLINIK. Berlin/ Heidelberg 1995

Albrecht, Franz: DR. SAMUEL HAHNEMANNS, DES BEGRÜNDERS DER HOMÖOPATHIE LEBEN UND WIRKEN. EIN GEDENKBUCH AUFGRUND VON FAMILIENPAPIEREN, BRIEFEN UND LANGJÄHRIGEM PERSÖNLICHEM UMGANG. Leipzig 1875

Alexander, Franz Gabriel: PSYCHOSOMATIC MEDICINE. New York 1950

Alexander, Herbert S.: BIOMAGNETICS - THE BIOLOGICAL EFFECTS OF MAGNETIC EFFECTS. In: AMERICAN JOURNAL OF ELECTRONICS 1, New York 1962, S. 181-187

Allen, E. P.: MALIGNANT MELANOMA, SPONTANEOUS REGRESSION AFTER PREGNANCY. In: BRITISH MEDICAL JOURNAL. London. 2. 1955, S.1067

Alter, Milton; Leibowitz, Uri; Speer, Justine: RISK OF MULTIPLE SCLEROSIS RELATED TO AGE OF IMMI-GRATION TO ISRAEL. In: ARCHIVES OF NEUROLOGY. Chicago, Ill. 15. 1966, Nr. 3, S. 234-237

Alvarez, Walter C. : THE SPONATANEOUS REGRESSION OF CANCER. In: GERIATRICS. Minneapolis, Minn. 22. 1967, Nr. 9, S. 89-90

Anderson, E. S.: THE ECOLOGY OF TRANSFERABLE DRUG MICROBIOLOGY RESISTANCE IN THE ENTEROBACTERIA. In: ANNUAL REVIEW OF MICROBIOLOGY. Palo Alto, Calif. 22. 1968, S. 131-180

Angrew, Herman W.; Webb, Wilse B.; Williams, Robert L.: THE EFFECTS OF STAGE FOUR SLEEP DPRI-VATION. In: ELECTROENCEPHALOGRAPHY AND CLINICAL NEUROPHYSIOLOGY. EEG JOURNAL. Amsterdam. 17. 1964, S. 68-70

Arya, O. P.; Mallinson, H.; Goddard, A. D.: EPIDEMIOLOGICAL AND CLINICAL CORRELATES OF CHLAMYDIAL INFECTION OF THE CERVIX. In: BRITISH JOURNAL OF VENEREAL DISEASES. London. 57. 1981. Nr. 2, S. 118-124

Avorn, Jerry; Soumerai, S.: DE-MARKETING STRATEGIES IN PRESCRIPTION DRUG USE. In: MEDICAL INFOR-MATICS. 4TH ANNUAL MEETING, Papers, o.O. Apr. 1981, S. 13-19

Avorn, Jerry ; Soumerai, S.: USE OF COMPUTER-BASED MEDICAID DRUG DATA TO ANALYSE AND CORRECT IN-APPROPRIATE MEDICATION USE. In: JOURNAL OF MEDICAL SYSTEMS. New York. 1982, Nr. 4, S. 377-86

Avorn, Jerry; Chen, Milton; Hartley, Robert: SCIENTIFIC VERSUS COMMERCIAL SOURCES OF INFLUENCE ON THE PRESCRIBING BEHAVIOR OF PHYSICIANS. In: AMERICAN JOURNAL OF MEDICINE. Newton, Mass. 73. 1982, Nr. 1, S. 4-8

Baker, Harvey W.: SPONTANEOUS REGRESSION OF MALIGNANT MELANOMA. In: AMERICAN SURGEON. Atlan-ta, Ca. 30. 1964. Nr 12, S. 825-829

Ban, Thomas A.; Lohrenz, J. J.; Lehmann, Heinz E.: OBSERVATIONS ON THE ACTION OF SERNYL - A NEW PSYCHOTROPIC DRUG. In: CANADIAN PSYCHIATRIC ASSOCIATION JOURNAL. Ottawa. 6. 1961, S. 150-157

Barber, Theodore X. u. a. (Hrsg.): BIOFEEDBACK AND SELFCONTROL 1970. AN ALDINE READER ON THE REGULATION OF BODILY PROCESSES AND CONSCIOUSNESS. Chicago 1971

Barnard, R. D.: BIOLOGIC SYSTEMS' MAGNETIC SUSCEPTIBILITY. In: BIOMEDICAL SCIENCES INSTRUMENTATION SUSCEPTIBILITY. New York.1,1963

Barnothy, Madeleine F. (Hrsg.): BIOLOGICAL EFFECTS OF MAGNETIC FIELDS. New York 1964

Bartley, Osborne; Hultquist, Gustav: SPONTANEOUS REGRESSION OF HYPERNEPHROMAS. In: ACTA PATHOLOGICA ET MICROBIOLOGICA SCANDINAVICA 27, Kopenhagen 1950, S. 448-460

Bateson, Gregory: STEPS TO AN ECOLOGY OF MIND. COLLECTED ESSAYS. San Francisco 1972

Beal, J. B.: ELECTROSTATIC FIELDS, ELECTROMAGNETIC FIELDS, AND IONS: MIND / BODY / INVIRONMENT INTERRELATIONSHIPS. In: SIXTH ANNUAL MEETING OF THE NEUROELECTRIC SOCIETY. Snowmass-at Aspen, Colorado. 6, 1973

Becker, Robert O.: RELATIONSHIP OF GEOMAGNETIC ENVIRONMENT TO HUMAN BIOLOGY. In: NEW YORK JOURNAL OF MEDICINE. 63. 1963, S. 2215-2219

Beebe, Gilbert W. u.a.: STUDIES ON THE NATURAL HISTORY OF MULTIPLE SCLEROSIS. In: NEUROLOGY. Minneapolis, Minn. 17. 1967, Nr. 1, S. 1-17

Beers, Clifford Whittingham.: A MIND THAT FOUND ITSELF. New York 1965

Benviste, Raoul; Davies, Julian: MECHANISMS OF ANTIBIOTIC RESISTANCE IN BACTERIA. In: ANNUAL REVIEW OF BIOCHEMISTRY. Stanford, Ca. 42. 1973, (830), S. 471-506

Berger, R. J.; Oswald, Ian.: EFFECTS OF SLEEP DEPRIVATION ON BEHAVIOR, SUBSEQUENT SLEEP, AND DREAMING. In: ELECTROENCEPHALOGRAPHY AND CLINICAL NEUROPHYSIOLOGY. EEG JOURNAL. Amsterdam. 14. 1962, S. 297(b)

Berlin, Louis; Guthrie, Thomas; Weider, Arthur; Goodell, Helen; Wolff, Harold G.: STUDIES IN HUMAN CELEBRAL FUNCTION: THE EFFECTS OF MESCALINE AND LYSERGIC ACID ON CELEBRAL PROCESS PERTINENT TO CREATIVE ACTIVITY. In: JOURNAL OF NERVOUS AND MENTAL DISEASE. Baltimore, Mass. 122. 1955, S. 487-491

Beswick, Isabel P.; Qvist, George: SPONTANEOUS REGRESSION OF CANCER. In: BRITISH MEDICAL JOURNAL London 1963, Nr. 5362, S. 930

Bier, August: WIE SOLLEN WIR UNS ZU DER HOMÖOPATHIE STELLEN. In: MÜNCHENER MEDIZINISCHE WOCHENSCHRIFT. Nr. 18, 1925.

Bierman, Edward O.: SPONTANEOUS REGRESSION OF MALIGNANT DISEASE. In: THE JOURNAL OF THE AMERICAN MEDICAL ASSOCIATION (JAMA). Chicago, Ill. 170. 1959, Nr. 15, S. 1842

Bilger, Klaus Michael: DYNAMISCH-PERIODISCHE ERNÄHRUNG. LEICHT VERSTÄNDLICHE EINFÜHRUNG IN DAS SYSTEM DER NATURSTEUERUNG. Kassel 1981

Blum, Gerald S.; Justin L. Weiss: A MODEL OF THE MIND; EXPLORED BY HYPNOTICALLY CONTROLLED EXPERIMENTS AND EXAMINED FOR ITS PSYCHODYNAMIC IMPLICATIONS. New York 1961

Blumberg, Baruch S.: AUSTRALIA ANTIGEN AND THE BIOLOGY OF HEPATITIS B. In: SCIENCE. Washington D.C. 197. 1977, Nr. 4298, S. 17-25

Bohm, David; Hiley, B.: ON THE INTUITIVE UNDERSTANDING OF NONLOCALITY AS IMPLIED BY QUANTUM THEORY. In: FOUNDATIONS OF PHYSICS. New York, N.Y. 1975. Nr. 1, S. 93-109
 - QUANTUM THEORY. New York, 1951
 - WHOLENESS AND THE IMPLICATE ORDER. London, 1980

Boniuk, Milton; Girard, Louis J.: SPONTANEOUS REGRESSION OF BILATERAL RETINOBLASTOMA. In:AMERICAN ACADEMY OF OPTHALMOLOGY AND OTOLARYNGOLOGY. TRANSACTIONS OF THE AMERICAN ACADEMY... Rochester, Minn. 73. 1969, Nr. 2, S. 194-198

201

Boston Collaborative Drug Surveillance Programme: ORAL CONTRACEPTIVES AND VENOUS THROMBO-EMBOLIC DISEASE, SURGICALLY CONFIRMED GALLBLADDER DISEASE, AND BREAST TUMOURS.

Boyd, William: THE SPONTANEOUS REGRESSION OF CANCER. Springfield II., 1966

Bradford, Thomas Lindsley: THE LIFE AND LETTERS OF DR. SAMUEL HAHNEMANN. Philadelphia 1895

Braithwaite, John: CORPORATE CRIME IN THE PHARMACEUTICAL INDUSTRY. London 1984

Bruker, Max Otto: UNSERE NAHRUNG - UNSER SCHICKSAL. 24. Aufl. Lahnstein 1992

Brown, Raymond Keith: AIDS, CANCER AND THE MEDICAL ESTABLISHMENT. New York 1986

Brunton, Paul: VON YOGIS, MAGIERN UND FAKIREN. BEGEGNUNGEN IN INDIEN. München 1983

Buchwald, Gerhard: IMPFEN - DAS GESCHÄFT MIT DER ANGST. Lahnstein 1994

Burnet, Frank Macfarlan: GENES, DREAMS AND REALITIES. Aylesbury 1971

Campbell, Meredith; Harrison, J. Hartwell: UROLOGY. 3. Aufl., Philadelphia 1970, Bd. I, S. 538-549

Cannon, Geoffrey: DER TEUFELSKREIS - WENN ANTIBIOTIKA KRANK MACHEN. Köln 1994
   - ANTIBIOTIKA. DIE SANFTEN KILLER. München 1996

Capra, Fritjof: DAS TAO DER PHYSIK. DIE KONVERGENZ VON WESTLICHER WISSENSCHAFT UND ÖSTLICHER WEISHEIT. München 1984

Carlson, Rick J.: THE END OF MEDICINE. New York 1975

Carson, Rachel: DER STUMME FRÜHLING. München 1990

Castle, Mary; Wilfert, Catherine; Cate, Thomas u. a.: ANTIBIOTIC USE AT DUKE UNIVERSITY MEDICAL CENTER. In: THE JOURNAL OF THE AMERICAL MEDICAL ASSOCIATION (JAMA). Chicago, Ill. 237. 1977. Nr. 26, S. 2819-2822

Chauchard, Paul Albert: THE BRAIN. Transl. by David Noakes. New York 1962

Chertok, Leon; Kramarz, P.: HYPNOSIS, SLEEP, AND ENCEPHALOGRAPHY. In: THE JOURNAL OF NERVOUS AND MENTAL DISEASE. Baltimore, Md. 128. 1959, S. 227-238

Christiansson, G.; Karlsson, B.: SNIFFING: METHOD OF INTOXICATION AMONG CHILDREN. IN: SVENSKALÄKARTIDNINGEN. Stockholm. 54, 1957. Nr. 1, S. 33-44

Cluff, Leighton: THE PRESCRIBING HABITS OF PHYSICIANS. In: HOSPITAL PRACTICE. New York. N.Y. 188. 1967, S. 101-104

Clynes, Manfred : BIOCYBERNETICS OF THE DYNAMIC COMMUNICATION OF EMOTIONS AND QUALITIES. In: SCIENCE. Washington, D.C.170. 1970, Nr. 3959, S. 764-765

Cohen, David: MAGNETIC FIELDS OF THE HUMAN BODY. In: PHYSICS-TODAY. New York. N.Y. 28. 1975, Nr. 8, S. 34-43

Cohn, Ferdinand: BEITRÄGE ZUR BIOLOGIE DER PFLANZEN. I, Breslau 1870

Cohen, Sidney; Silverman, A.; Shmavonian, B.: PSYCHOPHYSIOLOGICAL STUDIES IN ALTERED SENSORY ENVIRONMENTS. In: JOURNAL OF PSYCHOSOMATIC RESEARCH. Oxford. 6. 1962, Nr. 4, S. 259-281

Cohen, Sidney: LSD AND THE ANGUISH OF DYING. In: HARPER'S MAGAZINE. New York.. 231.1965, Sept. S. 69-78

Crocket, Richard Wilfred; Sandison, R. A.; Walk, Alexander: HALLUCINOGENIC DRUGS AND THEIR PSYCHOTHERAPEUTIC USE. London 1963

Danninger, Theodor; Gallenberger, Kurt; Kräling, Jutta: ÜBERLEGUNGEN ZUR EPIDEMIOLOGIE DER HIV-INFEKTION - DER EINFLUSS BAKTERIELLER ANTIGENE UND KONSEQUENZEN FÜR DIE BEHANDLUNG. In: ERFAHRUNGSHEILKUNDE. München 8.1995, S. 520 ff.

Dao, Thomas: REGRESSION OF PULMONARY METASTASES OF A BREAST CANCER. In: ARCHIVES OF SURGERY. Chicago, Ill. 84. 1962, May, S. 574-577

Dean, Geoffrey: ANNUAL INCIDENCE, PREVALENCE AND MORTALITY OF MULTIPLE SCLEROSIS IN WHITE SOUTH

African-born and in white immigrants to South Africa. In: British Medical Journal. London 1967. 2, S. 724-730

- The multiple sclerosis problem. In: Scientific American. New York, N.Y. 223. 1970, Nr. 1, S. 40-46

Dean, Geoffrey; Kurtzke, John F.: On the risk of multiple sclerosis according to age at immigration to South Africa. In: British medical journal. London., 1971, 3, S. 725-729

Delarue, Fernand und Simone: Impfungen - der unglaubliche Irrtum. 2. Aufl. München 1990

del Mas, Ramond: Hahnemann and modern science in Homoeopathy. In: Homoeopathy. London 1934. Band III

Dement, William; Kleitman, Nathaniel: Cyclic variations in the EEG during sleep and their relation to eye movements, body motility and dreaming. In: Electroencephalography and Clinical neurophysiology. EEG-Journal. Amsterdam. 9. 1957, S. 673-690

De Ropp, Robert: Drugs and the mind. New York 1957

De Sanctis, Sante; Neyroz, U.: Experimental investigation concerning the depth of sleep. In: Psychological review. Washington, D.C. 9. 1902, Nr. 3, S. 254-282

Desowitz, Robert S.: Das Immunsystem. So wehrt sich der Körper. A. d. Amerik. v. Hainer Kober. Reinbek b. Hamburg 1991

De Vito, Robert A.; Frank, Ira M.: Ditran: searchlights on psychosis. In: Journal of neuropsychiatry. Chicago, Ill. 5. 1964, S. 300-305

Dixon, Richard: Nosocomial infection: a continuing problem. In: Postgraduate medicine. Minneapolis, Minn. 62. 1977, Nr. 2, S. 95-109

Dorfman, Wilfred: Closing the gap between medicine and psychiatry. In: Academy of Psychosomatic medicine [Attleboro, Mass.]. Proceedings of the Academy of the first international congress of the Academy. New York. Amsterdam. 1.1966, S. 11-14

Drews, Jürgen: Historische und zukünftige Perspektiven in der pharmazeutischen Forschung. In: Triangel. Basel, Nürnberg. 22. 1983, S. 189-197

Dubos, René Jules: The dreams of reason: science and utopias. New York 1961

- So human an animal. New York 1968
- Mirage of health. New York 1971

Duesberg, Peter H.: Retroviruses as Carcinogens and Pathogens: Expectations and Reality. In: Cancer research 47. Baltimore 1987, Mar I, S. 1199-1220

- HIV und AIDS - Korrelation, aber nicht Ursache. In: raum & zeit. Dietramszell. 8. 1989, Nr. 39, S.45-52, 68-75
- HIV und AIDS Korrelation aber nicht Ursache. In: raum & zeit special. IV. Sauerlach 1995

Eddington, Arthur Stanley: New pathways in science. New York, Cambridge [England], 1935

- The philosophy of physical science. Cambridge [England], 1939

Einstein, Albert: Das Prinzip der Relativität. Berlin 1923

Eisenstein, B. I.; Sox, T. u.a.: Conjugal transfer of the gonococcal penicillicinase plasmid. In: Science. Washington, D.C. 195. 1974, Nr.4282, S. 998-1000

Emery, Alan E.H.: Elements of medical genetics. London 1968

- Heredity, disease, and man; genetics in medicine. Berkeley 1968

Enderlein, Günther: Bakterien-Cyclogenie. Prolgomena zu Untersuchungen über Bau, geschlechtliche und ungeschlechtliche Fortpflanzung und Entwicklung der Bakterien. Hoya 1995.

Engel, George L.: The psychosomatic approach to individual susceptibility to disease. In: Gastroenterology. Baltimore, Md. 67. 1974, Nr. 6, S. 1085-1093

- THE NEED FOR A NEW MEDICAL MODEL: A CHALLENGE FOR BIOMEDICINE. In: SCIENCE. Washington 1977, 196, S. 129-136

Engel, George L.; Romano, John: DELIRIUM: A SYNDROME OF CELEBRAL INSUFFICIENCY. In: JOURNAL OF CHRONIC DISEASES. Saint Louis 1959, 9 (3), S. 260-277

Evans, Anton: CAUSATION AND DISEASE: THE HENLE-KOCH POSTULATES REVISITED. In: YALE JOURNAL OF BIOLOGY AND MEDICINE. Yale 1976. 45. S. 175-195

Everson, Tilden: SPONTANEOUS REGRESSION OF CANCER. In: PROGRESS IN CLINICAL CANCER. New York, N.Y. 3. 1967, S. 79-95

Fabian, Egon. E.: DER FRAGMENTIERTE PATIENT UND DAS MODELL EINER MEDIZIN FÜR DEN GANZEN MEN- SCHEN. München 1991

Ferguson, Marilyn: THE BRAIN REVOLUTION. New York 1973

Fingarette, Herbert: THE SELF IN TRANSFORMATION; PSYCHOANALYSIS, PHILOSOPHY AND THE LIFE OF THE SPIRIT. New York 1963

Finkel, Marion J.: MAGNITUDE OF ANTIBIOTIC USE. In: ANNALS OF INTERNAL MEDICINE. Philadelphia, Pa. 89. 1978, Nr. 5 Teil 2, S. 791 f.

Finland, Maxwell: AND THE WALLS COME TUMBLING DOWN: MORE ANTIBIOTIC RESISTANCE, AND NOW THE PNEUMOCOCCUS. In: NEW ENGLAND JOURNAL OF MEDICINE. Boston, Mass. 1978, Nr. 14, S. 770-771
- SUPERINFECTIONS IN THE ANTIBIOTIC ERA. In: POSTGRADUATE MEDICINE.Minneapolis, Minn. 54.1973, Nr. 4, S. 175-183
- CHANGING PATTERNS OF SUSCEPTIBILITY OF COMMON BACTERIAL PATHOGENS TO ANTIMICROBIAL AGENTS. In: ANNALS OF INTERNAL MEDICINE. Philadelphia, Pa. 76. 1972, Nr. 6, S. 1009-1036
- EMERGENCE OF ANTIBIOTIC RESISTANCE IN HOSPITALS, 1935-1975. In: REVIEW OF INFECTIOUS DISEA- SES.1, 1980 S. 4-21

Fisch, Guido: DIE TRADITIONELLE CHINESISCHE MEDIZIN. Kassel 1994

Foucault, Michel: DIE GEBURT DER KLINIK. EINE ARCHÄOLOGIE DES ÄRZTLICHEN BLICKS. A. d. Franz. v. Walter Sutter. 3. Aufl. Frankfurt a. M. 1993

Foulkes, David: DREAM REPORTS FROM DIFFERENT STAGES OF SLEEP. In: JOURNAL OF ABNORMAL AND SO- CIAL PSYCHOLOGY. Washington, D.C. 65. 1962, S. 14-25
- THEORIES OF DREAM FORMATION AND RECENT STUDIES OF SLEEP CONSCIOUSNESS. In: PSYCHOLOGICAL BUL- LETIN. Washington, D.C. 62. 1964, S. 236-247
- THE PHYSIOLOGY OF SLEEP. New York 1966

Foulkes, David; Spear, Paul; Symonds, John: INDIVIDUAL DIFFERENCES IN MENTAL ACTIVITY AT SLEEP ONSET. In: THE JOURNAL OF ABNORMAL AND SOCIAL PSYCHOLOGY. Washington, D.C. 71. 1966, S. 280-286

Foulkes, David; Vogel, Gerald: MENTAL ACTIVITY AT SLEEP ONSET. In: THE JOURNAL OF ABNORMAL AND SOCIAL PSYCHOLOGY. Washington, D.C. 70. 1965 S. 231-243

Fracastoro, Gino: AIDS - EINE FEHLDIAGNOSTIZIERTE SYPHYLIS? In: Arnheim, Christian (Hrsg.):AIDS - DER DRITTE AKT DER SYPHILIS. DER IRRTUM DES AIDS-ESTABLISHMENTS. Dortmund 1990

Friedel, J.: SMALL AGGREGATES. In: HELVETICA PHYSICA ACTA. Basel. 56, 1983, S. 507-520

Friedman, Stanford; Glasgow, Lowell: PSYCHOLOGIC FACTORS AND RESISTANCE TO INFECTIOUS DISEASE. In: PEDIATRIC CLINICS OF NORTH AMERICA. Philadelphia, Pa. 13. 1966, Nr. 2, S. 315-335

Friemel, Helmut; Brock, Josef: GRUNDLAGEN DER IMMUNOLOGIE. 7. Aufl. Berlin 1990

Fritsche, Herbert: SAMUEL HAHNEMANN. IDEE UND WIRKLICHKEIT DER HOMÖOPATHIE. Stuttgart 1952
- DIE ERHÖHUNG DER SCHLANGE - MYSTERIUM, MENSCHENBILD UND MIRAKEL DER HOMÖOPATHIE. 8. Aufl. Göttingen 1994

204

Fritsche, Wolfgang (unter Mitarbeit von Frank Laplace): Mikrobiologie. Jena 1990

Gallo, Robert: Die Jagd nach dem Virus: AIDS, Krebs und das menschliche Retrovirus; die Geschichte einer Entdeckung. Frankfurt 1991

Gaylarde, P. M.; Sarkany, J.: Suppression of thymidine uptake of human lymphocytes by cotrimoxazole. In: British medical journal. London. 3. 1978, S. 144 f.

Gellan, M. C. A .; Ison, C. A .: Declining incidence of gonorrhoea in London: a response to fear of AIDS? In: Lancet. London. 1986, 2, Nr.8512, S. 920

Gerson, Max: Eine Krebstherapie. Ritterhude 1996

Ghilchik, Margaret W.; Morris, A. S.; Reeves, D. S.: Immunosuppressive powers of the antimicrobial agent trimethoprim. In: Nature. London. 227. 1970, S. 393-394.

Goldberg, Philip; Kozinn, Philip; Wise, Gilbert; Nouri, Nabil; Brooks, Richard: Incidence and significance of candiduria. In: The journal of the American Medical Association (JAMA).Chicago, Ill. 241. 1979, Nr. 6, S. 582-584

Goldblatt, David: Modern medicine's shortcomings: can we really conquer disease? In: Perspectives in Biology and Medicin 20 (3). Chicago 1977, S. 450-456

Goldfarb, Morton: Clinical efficacy of antibiotics in treatment of prostatitis. In: Urology. Ridgewood, N.J. 24. 1984, Suppl., S. 12-13

Goldney, K.: An examination into physiological changes alleged to take place during trance state. In: Proceedings of the Society for Psychological Research. London. 45. 1938/1939, S. 43-68

Goodenbough, Donald; Lewis, Helen; Shapiro, Arthur; Jaret, Leroy; Sleser, Irving: Dream reporting following abrupt and gradual awakenings from different types of sleep. In: Journal of personality and social psychology. Washington, D.C. 2. 1965, Nr. 2, S. 170-179

Goodman, Louis S.; Gilman, Alfred: The pharmaceutical basis of therapeutics. New York 1965

Goodman, Stanley; Becker, Donald: Intracranial hemorrhage associated with amphetamine abuse. In:The journal of the American Medical Association (JAMA). Chicago. 212. 1970, Nr.3, S. 480

Greifenstein, F. E.; De Vault, Marion; Yoshitake, Junichi; Gajewski, J. E.: A study of l-Arylocyclohixylamine for anesthesia. In: Anesthesia and anelgesia. Cleveland, Ohio. 37. 1958, Nr. 5 S. 283-294

Grossinger, Richard: Planet medicine. New York 1982

Guerra, Manuel: Toxicity of indomethacin. In: The journal of the American Medical Association (JAMA). Chicago, Ill. 200. 1967, Nr. 6, S. 552-553

Guinan, Mary E. u.a.: Heterosexual and homosexual patients with the acquired imunodeficiency syndrome. In: Annals of internal medicine. Philadelphia, Pa. 100. 1984, Nr.2, S. 213-218

Gunby, Phil: Chlamydial infections probably most prevalent of S[exually] T[ransmitted] D[isease]s. In: Archives of internal medicine. Chicago, Ill. 143. 1983, Nr. 9, S. 1665

Haehl, Richard: Samuel Hahnemann. Sein Leben und Schaffen. Leipzig 1922
Hahnemann, Samuel: Apothekerlexkon. Leizig 1793-1799
- Organon der rationellen kunde. Dresden 1810
- Reine Arzneimittellehre aus Beobachtungen. 3. Aufl. Dresden 1830-1833
- Die chronischen Krankheiten, ihre eigentüml. Natur u. homöopath. Heilung. T. 1-5. 2., verm. u. verb. Aufl. Dresden, Leipzig u. Düsseldorf 1835-1839
- Organon der Heilkunst. Nach der hs. Neubearbeitung Hahnemanns f. d. 6. Aufl. hrg. u. mit e. Vorw. versehen v. Richard Haehl. Leipzig 1921

Haley, R. W. u.a.: THE EMERGENCE OF METHICILLIN-RESISTANT STAPHYLOCOCCUS AUREUS INFECTIONS IN UNITED STATES HOSPITALS. In: ANNALS OF INTERNAL MEDICINE. Philadelphia. 97. 1982, 3, S. 297-308

HALOTHANE AND LIVER INJURY. In: MEDICAL LETTER ON DRUGS AND THERAPEUTICS. New York. 10, 1968, Nr. 2 - issue 236, S.7-8

Harold, L. C.; Baldwin, R. A.: ECOLOGIC EFFECTS OF ANTIBIOTICS. In: FOOD AND DRUG ADMINISTRATION PAPERS. 1. 1967, S. 20-24

Hauser, William; Remington, Jack: EFFECT OF THE ANTIBIOTICS ON THE IMMUNE RESPONSE. In: AMERICAN JOURNAL OF MEDICINE. Newton, Mass. 72. 1982, Nr. 5, S. 711-716.

Heisenberg, Werner: DER TEIL UND DAS GANZE. GESPRÄCHE IM UMKREIS DER ATOMPHYSIK. München 1973
  - WANDLUNGEN IN DEN GRUNDLAGEN DER NATURWISSENSCHAFTEN. 11. Aufl. Stuttgart 1980
  - SCHRITTE ÜBER GRENZEN. GESAMMELTE REDEN UND AUFSÄTZE. 3. Aufl. München 1989

Hemminki, E.: REVIEW OF LITERATURE ON THE FACTORS AFFECTING DRUG DESCRIBING. In: SOCIAL SCIENCE AND MEDICINE. Oxford. 9. 1975, Nr. 2, S. 111-116

Herbst, Arthur; Ulfelder, Howard; Poskanzer, David: ADENOCARCINOMA OF THE VAGINA: ASSOCIATION OF MATERNAL STILBESTROL THERAPY WITH TUMOR APPEARANCE IN YOUNG WOMEN. In: NEW ENGLAND JOURNAL OF MEDICINE. Boston, Mass. 284. 1971, Nr. 16, S. 878-881

Hildegard von Bingen: LIBER BEATAE HILDIGARDIS SUBTILITATUM DIVERSARUM NATURARUM CREATURARUM. In: Migne, J. P. PATROLOGIAE CURSUS COMPLETUS. Paris 1855.

Horowitz, Mardi J.: THE IMAGERY OF VISUAL HALLUCINATIONS. In: JOURNAL OF NERVOUS AND MENTAL DISEASE. Baltimore, Md. 138. 1964, Nr. 6, S. 513-523

Hume, Ethel Douglas: BECHAMP OR PASTEUR? Chicago 1932

Hummel, Robert; Miskell, Phillip; Altemeier, W. A.: ANTIBIOTIC RESISTANCE TRANSFER FROM NONPATHOGENIC TO PATHOGENIC BACTERIA. In: SURGERY. St. Louis. 82. 1977, Nr. 3, S. 382-385

Huxley, Aldous Leonard: DIE PFORTEN DER WAHRNEHMUNG - HIMMEL UND HÖLLE. Übersetzt v. Herberth E. Herlitschka. 16. Aufl. München 1993

Illich, Ivan D.: DIE NEMESIS DER MEDIZIN. DIE KRITIK DER MEDIKALISIERUNG DES LEBENS. 4. überarb. und erg. Aufl., München 1995

Jaffe, Harold W. u.a.: NATIONAL CASE-CONTROL STUDY OF KAPOSI'S SARCOMA AND PNEUMONOCYSTIS CARINII PNEUMONIA IN HOMOSEXUAL MEN: Part I, EPIDEMIOLOGIC RESULTS. In: ANNALS OF INTERNAL MEDICINE. Philadelphia, Pa. 99. 1983, Nr. 2, S. 145-151

Jick, Hershel: THE DISCOVERY OF DRUG-INDUCED ILLNESS. In: NEW ENGLAND JOURNAL OF MEDICINE. Boston, Mass. 296. 1977, Nr. 9, S. 481-485

Jinks, John L.: EXTRACHROMOSOMAL INHERITANCE. New Jersey 1964

Judson, Franklyn N.: FEAR OF AIDS AND GONORRHEA RATES IN HOMOSEXUAL MEN. In: LANCET. London. 1983, 2, Nr. 8342, S. 159-160

Kales, Anthony: SLEEP: PHYSIOLOGY AND PATHOLOGY. Philadelphia 1969

Kamiya, Joe: CONSCIOUS CONTROL OF BRAIN WAVES. In: PSYCHOLOGY TODAY. New York, N.Y. 1. 1968, April, S. 56-60

Kasamatsu, Akira; Shimazono, Yorio: CLINICAL CONCEPT AND NEUROPHYSIOLOGICAL BASIS OF THE DISTURBANCE OF CONSCIOUSNESS. In: FOLIA PSYCHIATRICA ET NEUROLOGICA JAPONICA. Tokyo. 11. 1957, S. 969-999

Kasamatsu, Aakira; Hirai, Tomio: SCIENCE OF ZAZEN. In: PSYCHOLOGIA. Kyoto. 6, 1963, S. 86-91

Katzman, Robert: THE PREVALENCE AND MALIGNANCY OF ALZHEIMER DISEASE: A MAJOR KILLER. In: ARCHIVES OF NEUROLOGY. Chicago, Ill. 33. 1976, Nr. 4, S. 217-218

206

Kelsey, Weston; Scharyj, Modesto: Fatal hepatitis probably due to Indomethacin. In: The journal of the American Medical Association (JAMA). Chicago, Ill. 199. 1967, Nr. 8, S. 586-587

Kent, James Tyler: Lectures on homeopathic materia medica. Philadelphia, 1905
- Lectures on homeopathic philosophy. Übersetzt von Max Tiedemann. Celle 1992
- Vorlesungen. Übers. v. Jost Künzli von Fimelsberg: Zur Theorie der Homöopathie. Leer 1973

Kety, Seymour; Evarts, E.; Williams, H.: Sleep and altered states of consciousness. Baltimore, 1967

Keup, Wolfram (Hrsg.): Origin and mechanism of hallucination; proceedings of the 14th annual meeting of the Eastern Psychiatric Research Association held in New York City, November 14-15, 1969. New York 1970

Kholodov, Yurinac A.: The effect of electromagnetic and magnetic fields on the central nervous system. Transl. by NASA, Washington 1967

Kinyon, Gilbert E.: Anticholinesterase eye-drops - need for caution. In: New England journal of medicine. Boston, Mass. 280. 1969, Nr. 1, S. 53

Klein, Neil; Jeffries, Graham: Hepatoxicity after methoxyflurane administration. In: The journal of the American Medical Association (JAMA). Chicago, Ill. 197. 1966, Nr. 12, S. 1037-1039

Klinger, Wolfgang; Reinicke, Claus; Hodel, Christian: Unerwünschte Arzneimittelwirkungen. 5. Aufl. Stuttgart 1989

Knowles, David: The English mystical tradition. London 1961

Knowles, John H.: Doing better and feeling worse: health in the United States. New York 1977

Koch, Egmont; Meichsner, Irene: Böses Blut. Die Geschichte eines Medizin-Skandals. M.e. Vorw. v. Horst Seehofer. 2. aktualisierte u. erw. Neuausgabe. Hamburg 1993

Koch, Robert: Gesammelte Werke. Leipzig 1912

Korfhagen, T. R.; Loper, J. C.; Ferrel, J. A.: Pseudomonas aeruginosa R factors determining Gentamicin plus Carbenicillin resistance from patients with urinary tract colonizations.In: Antimicrobial agents and chemotherapy. Washington, D.C. 7. 1975, 1, S. 64-68

Kothari, Manu; Metha, Lopa: The trans-science aspects of disease and death. In: Perspectives in biology and medicine. Chicago, Ill. 24. 1981, Nr. 4, S. 658-666

Krämer, Walter: Die Krankheit des Gesundheitswesens. Die Fortschrittsfalle der modernen Medzin. Frankfurt 1989

Krippner, Stanley; Rubin, Daniel: The energies of consciousness. New York 1975

Krippner, Stanley; Hughes, William: Dreams and human potential. In: Journal of humanistic psychology. Waltham, Mass. 10. 1970, Nr. 1, S. 1-20

Krumholz, Wilhelm; Chipps, H. Isaac; Merlis, Sidney: Clinical effects of trioxazine with a case report of hyperglycemia as a side effect. In: The Journal of clinical pharmacology and the journal of new drugs. Stamford, Conn. 7. 1967, Nr. 2, S. 108-110

Kübler-Ross, Elisabeth:Befreiung aus der Angst. Berichte aus den Workshops: »Leben, Tod und Übergang«. 2. Aufl. Stuttgart 1983
- AIDS. Herausforderung zur Menschlichkeit. Stuttgart 1988
- Über den Tod und das Leben danach. 10 Aufl. Neuwied 1989
- Jedes Ende ist ein strahlender Beginn. Neuwied 1992
- Sterben lernen, Leben lernen. Neuwied 1993
- Verstehen was Sterbende sagen wollen. Einführung in ihre symbolische Sprache. 6. Auflage Stuttgart 1993
- Interviews mit Sterbenden. 19. Aufl. Stuttgart 1994

Kunin, Calvin M.: Problems of antibiotic usage. Definitions, causes and proposed solutions. In: Annals of internal medicine. Philadelphia, Pa. 89. 1978, Nr. 5, Teil 2, S. 802-805

- ANTIBIOTIC ACCOUNTABILITY. In: NEW ENGLAND JOURNAL OF MEDICINE. Boston, Mass. 301. 1979, Nr. 7, S. 380-381

Kunin, Calvin M.; Tupasi, Thelma; Craig, William: USE OF ANTIBIOTICS: A BRIEF EXPOSITION OF THE PROBLEM AND SOME TENTATIVE SOLUTIONS. In: ANNALS OF INTERNAL MEDICINE. Philadelphia, Pa. 79. 1973, Nr. 4, S. 555-560

Lacey, John; Van Lehn, Ruth: DIFFERENTIAL EMPHASIS IN SOMATIC RESPONSE TO STRESS. In: PSYCHOSOMATIC MEDICINE. Philadelphia, Pa. 14. 1952, Nr. 2, S. 71-81

Lacey, Richard W.: ANTIBIOTIC RESISTANCE IN STAPHYLOCOCCUS AUREUS AND STREPTOCOCCI. In: BRITISH MEDICAL BULLETIN. London. 40. 1984, Nr. 1, S. 77-83

Lacey, Richard W.; Chopra, I.: GENETIC STUDIES OF A MULTI-RESISTANT STRAIN OF STAPHYLOCCUS AUREUS. In: JOURNAL OF MEDICAL MICROBIOLOGY. Edinburgh. 7. 1974, Nr. 2, S. 285-297

L'age-Stehr, Johanna; Helm, Brigitte u.a.: AIDS UND DIE VORSTADIEN. EIN LEITFADEN FÜR PRAXIS UND KLINIK. Berlin/Heidelberg 1995

Landis, Stephan J.: SEXUALLY TRANSMITTED DISEASE AMONG HOMOSEXUALS. In: THE CANADIAN MEDICAL ASSOCIATION JOURNAL. Toronto. 130. 1984, Nr. 4, S. 370-372

Lappé, Marc: WHEN ANTIBIOTICS FAIL. RESTORING THE ECOLOGY OF THE BODY. Berkeley, Calif., 1986

Lawes, T. G. G.: SCHIZOPHRENIA, »SERNYL« AND SENSORY DEPRIVATION. In: BRITISH JOURNAL OF PSYCHIATRY. London. 109. 1963, S. 243-250

Legier, J. F.: SPONTANEOUS REGRESSION OF PRIMARY BILE DUCT CARCINOMA. In: CANCER. New York. 17. 1964, Nr. 6, S. 730-732

Leshan, Lawrence L.: THE MEDIUM, THE MYSTIC, AND THE PHYSICIST. New York 1974
- HOW TO MEDITATE. Boston 1974

Levine, Jerome; Ludwig, Arnold: ALTERATIONS OF CONSCIOUSNESS PRODUCED BY COMBINATIONS OF LSD, HYPNOSIS, AND PSYCHOTHERAPY. In: PSYCHOPHARMACOLOGIA. Berlin u.a.. 7. 1965, S. 123-137

Li, C. J. u. a.: INDUCTION OF APOPTOSIS IN UNINFECTED LYMPHOCYTES BY HIV-I TAT PROTEIN. In: L'age-Stehr, Johanna u.a.: AIDS UND DIE VORSTADIEN - EIN LEITFADEN FÜR PRAXIS UND KLINIK. Berlin/Heidelberg 1995,

Lieff, J.; Avorn, Jerry. L.; Caddell, H. u.a.: ATTITUDES OF THE MEDICAL PROFESSION TOWARD DRUG ABUSE. In: AMERICAN JOURNAL OF PUBLIC HEALTH. New York, N.Y.63. 1973, Nr. 12, S. 1035-1039

Lipowski, Zbginiew J.: PSYCHOSOMATIC MEDICINE IN THE SEVENTIES: AN OVERVIEW. In: AMERICAN JOURNAL OF PSYCHIATRY. Washington, D.C. 134. 1977, Nr. 3, S. 233-244

Luby, Elliot D.; Frohman, C. E.; Grisell, J. L.; Lenzo, J. E.; Gottlieb, J.S.: SLEEP DEPRIVATION: EFFECTS ON BEHAVIOR, THINKING, MOTOR PERFORMANCE, AND BIOLOGICAL ENERGY TRANSFER SYSTEMS. In: PSYCHOSOMATIC MEDICINE. Philadelphia, Pa. 22. 1960, Nr. 3, S. 182-192

Ludwig, Arnold M.; Levine, Jerome: ALTERATIONS OF CONSCIOUSNESS PRODUCED BY HYPNOSIS. In: JOURNAL OF NERVOUS AND MENTAL DISEASE. Baltimore, Md. 140. 1965, Nr. 2, S. 146-153

Luthe, Wolfgang: AUTOGENIC TRAINING: METHOD, RESEARCH AND APPLICATION IN PSYCHIATRY. In: DISEASES OF THE NERVOUS SYSTEM. Memphis, Tenn. 23. 1962, Nr. 7, S. 383-392

Lynn, Richard: ATTENTION, AROUSAL, AND THE ORIENTATION REACTION. Oxford 1966

Mahesh Yogi, Maharishi: THE SCIENCE OF BEING AND THE ART OF LIVING. London 1966

Malitz, Sidney; Esecover, Harold u.a.: SOME OBSERVATIONS ON PSYLOCYBIN, A NEW HALLUCINOGEN IN VOLUNTEER SUBJECTS. In: COMPREHENSIVE PSYCHIATRY. New York, 1960, Nr. 1, S. 8-17

Martin, Eric Wentworth; Alexander, Stewart F.; Farage, Donald J.; Hassan, William E.: HAZARDS OF MEDICATION. Philadelphia 1971

208

Martins, J. L.; Buttet, J.; Car, R.: Equilibrium geometries and electronic structures of small sodium clusters. In: Physical review letters. New York, N.Y. 53.1984, Nr. 7, S. 655-658

Martys, Cedrick R: Adverse reactions to drugs in general practice. In: British medical journal. London. 1973, 2, Nr. 6199, S. 1194-1197

Masters, Robert E. L.; Houston, Jean: The varieties of psychedelic experience. New York 1966

Mazzullo, John: The non pharmacologic basis of therapeutics. In: Clinical pharmacology and therapeutics. St. Louis. 13, 1972, Nr. 2 S. 157 f.

McCabe, William R.; Jackson, George Gee: Gram-negative bacteremia. In: Etiology and ecology. In: Archives of internal medicine. Chicago, Ill. 110. 1962, Nr. 6, S. 847-855

McCutcheon, R. S.: Teratogenic drugs. In: Pharmaindex. Portland, Or. 11. 1969, S. 5-8

McGibbon, B.H.; Longbridge, L. W. u.a.: Autoimmune hemolytic anemia with acute renal failure due to Phenacetin and P-Aminosalicyclic acid. In: Lancet. London 1970, Nr. 1, S. S. 7-10

McGlothlin, William; Cohen, Sidney; McGlothlin, Marcella: Long-lasting effects of LSD on normals. Los Angeles 1966

McKeown, Thomas: The role of medicine: Dream, mirage or nemesis? Princeton 1979

McKinlay, John B.; McKinlay, S. M.: The questionable contribution of medical measures to the decline of mortality in the United States in the twentieth century. In: Milbank Memorial Fund Quarterly. New York, N.Y. 55. 1977, Nr. 3, S. 405-428

Meadow, S. R.: Anticonvulsant drugs and congenital abnormalities. In: Lancet. London. 1968, 2, Nr. 7581, S. 1296

Meares, Edwin: Etiology of prostatitis. In: Urology. Ridgewood, N.J. 24. 1984, Suppl., S. 4-5

Medawar, Charles: The Wrong Kind of Medicine? London 1984

Meier, Rosemarie; Siefert, Gerhard: Einführung in die Immunbiologie. 2. Aufl. Wiesbaden 1990

Mekilta de-Rabbi Ishmael: A critical edition on the basis of the manuscripts and early editions with an English translation, introduction and notes by Jacob Z. Lauterbach. Jewish Publication Society of America. Philadelphia 1933-1935, S. 239

Mendelsohn, Robert S.: Confessions of a medical heretic. Chicago 1979

Menninger, Karl: The vital balance; the life process in mental health and illness. New York 1963

Merino, H. I.; Richards, J. B.: An innovation program of venereal disease casefinding; treatment and education for a population of gay men. In: Annals of internal medicine. 1984, 130, S. 370-372

Miller, Russell R.: Prescribing habits of physicians. In: Drug intelligence & clinical pharmacy. Hamilton, Ill. 8. 1974, Nr. 2, S. 81-91

Minshew, B. H.; Holmes, R. K.; Sanford, J. P.: Transferable resistance to Tobramycin in Klesbielle pneymoniae and enterobacter... In: Antimicrobial agents and chemotherapy. Washington, D.C. 6. 1974, Nr. 4, S. 492-497

Möllers, Bernhard: Robert Koch. Persönlichkeit und Lebenswerk. Hannover 1950

Monroe, Robert A.: Journeys out of the body. Garden City, N. Y., 1971

Moolten, Sylvan E.; Smith, Ivan B.: Fatal nephritis in chronic phenacetin poisoning. In: American journal of medicine. Newton, Mass. 28. 1960, Nr. 1, S. 127-134

Moss, Claude Scott: The hypnotic investigation of dreams. New York 1967

Muetterties, E. L.: Molecular metal clusters. In: Science. Washington, D.C. 196. 1977, Nr. 4292, S. 839-848

Mukerjee, P.; Schuldt, S.; Kasik, J. E.: Effect of Rifampin on cutaneous hypersensitivity to purified protein derivative in humans. In: Antimicrobial agents and chemoterapy. Washington, D.C. 4. 1973, Nr. 6, S. 607-611

Mumford, Lewis: The myth of the machine. Vol 2: The Pentagon of power. New York 1970

Munster, Andrew M.; Loadholdt, C. Boyd; Leary, Anne G.; Barnes, Mary A.: THE EFFECT OF ANTIBIO-
TICS ON CELL-MEDIATED IMMUNITY. In: SURGERY. St. Louis. 81. 1977, Nr. 6, S. 692-695
Muses, Charles Arthur; Young, Arthur M. [ed.]: CONSCIOUSNESS AND REALITY. New York 1972
Mutschall, Vladimir: BIOLOGICAL EFFECTS OF MAGNETIC FIELDS. In: FOREIGN SCIENCE BULLETIN. Washing
ton, D.C. 5. 1969, Nr. 2, S. 13-36

Nelson, Douglas H.: SPONTANEOUS REGRESSION OF CANCER. In: CLINICAL RADIOLOGY. London. 13, 1962,
Nr. 2, S. 138-140
Neu, Harold C.; Howrey, Sara P.; TESTING THE PHYSICIAN'S KNOWLEDGE OF ANTIBIOTIC USE. In: NEW ENG-
LAND JOURNAL OF MEDICINE. Boston, Mass. 293. 1975, Nr. 25, S. 1291-1295

Osmond, Humphry: A REVIEW OF THE CLINICAL EFFECTS OF PSYCHOMIMETIC AGENTS. In: ANNALS OF THE NEW
YORK ACADEMY OF SCIENCE. New York, N.Y. 66. 1957, Nr. 3, S. 418-434
Oster, Gerald: THE SCIENCE OF MOIRÉ PATTERNS. 2nd. ed. Barrington, N. J. 1969
Ostfeld, Adrien M.: EFFECTS OF LSD-25 AND JB-318 ON TESTS OF VISUAL AND PERCEPTUAL FUNCTION IN MAN.
In: Federation of the American Societies for Experimental Biology: FEDERATION PROCEEDINGS.
Washington, D.C. 20. 1961, S. 876-883
Oswald, Ian: SLEEPING AND WAKING; PHYSIOLOGY AND PSYCHOLOGY. Amsterdam 1962
Owen, David: IN SICKNESS AND IN HEALTH. London 1976

Pahnke, Walter Norman: DRUGS AND MYSTICISM: AN ANALYSIS OF THE RELATIONSHIP BETWEEN PSYCHEDE-
LIC DRUGS AND THE MYSTICAL CONSCIOUSNESS. Cambridge, Mass., 1964
Panikern, C. K. J.; Vimala, K. N.: TRANSFERABLE CHLORAMPHENICOL RESISTANCE IN »SALMONELLA TYPHI«.
In: NATURE. London. 239. 1972, Nr. 8, S. 109-110
Panner, Bernard J.; Freeman, Richard B.; Roth-Moyo, Lorraine A.: TOXICITY FOLLOWING METHOXYFLU-
RANE ANESTHESIA: I: CLINICAL AND PATHOLOGICAL OBSERVATIONS IN TWO FATAL CASES. In: JOURNAL OF
THE AMERICAN MEDICAL ASSOCIATION (JAMA). Chicago, Ill. 214. 1970, Nr. 1, S. 86-90
Papadopoulos, John: CAN THE BCG VACCINATION CAUSAE POLYARTHRITIS AND OSTEODYSTROPHY. Athen 1981
Papaevangelou, Georgos: AIDS. Athen 1986
Pape, Jean W.; u.a.: THE ACQUIRED IMMUNODEFICIENCY SYNDROME IN HAITI. In: ANNALS OF INTERNAL MEDI-
CINE. Philadelphia, Pa. 103. 1985, Nr. 5, S. 674-678
Parker, Charles W.: DRUG REACTION IN IMMUNOLOGICAL DISEASES. Boston 1965
Patañjali: THE YOGA-SYSTEM OF PATAÑJALI. Transl. by James Haughton Woods Cambridge, Mass., 1914.
Pauling, Linus Carl; Hayward, Roger: THE ARCHITECTURE OF MOLECULES. San Francisco 1964
Pelletier, Kenneth R.: NEUROLOGICAL SUBSTRATES OF CONSCIOUSNESS. In: JOURNAL OF ALTERED STATES OF
CONSCIOUSNESS. Farmingdale, N.Y. 2. 1974, Nr. 1, S. 75-86
  - HOLISTIC APPLICATIONS OF CLINICAL BIOFEEDBACK AND MEDITATION. In: JOURNAL OF HOLISTIC HEALTH. 1.
    1976, S. 32-37
  - A PERSPECTIVE APPROACH TO PSYCHOSOMATIC MEDICINE. IN: BODY, MIND, AND HEALTH. TOWARD AN INTE-
    GRAL MEDICINE, hrsg. v. Bressler D.; Garden J.; Jaffe, D., International Institute of Mental health.
    Washington, D.C., 1979
  - HOLISTIC MEDICINE; FROM STRESS TO OPTIMUM HEALTH. New York 1979
  - UNSER WISSEN VOM BEWUSSTSEIN: EINE VERBINDUNG WESTL. FORSCHUNG UND ÖSTL. WEISHEIT. Übers.
    aus d. Amerik. v. Wolfgang Stifter. München 1982
  - DIE NEUE MEDIZIN: GESUNDHEIT DURCH VERMEIDEN VON STRESS; VORBEUGEN STATT HEILEN. Aus d.
    Amerik. v. Joachim A. Frank. Frankfurt a. M. 1988

Pillay, Veerasamy K. G.; Schwartz, Franklin D.; Aimi, Kenji; Kark, Robert M.: TRANSIENT AND PERMANENT DEAFNESS FOLLOWING TREATMENT WITH ETHCRYNIC ACID IN RENAL FAILURE. In: LANCET. London. 1969,1, Nr. 7585, S. 77-79

Pizzo, Philippo A.; Young, Lowell S.: LIMITATIONS OF CURRENT ANTIMICROBIAL THERAPY IN THE IMMUNO-SUPPRESSED HOST: LOOKING AT BOTH SIDES OF THE COIN. In: AMERICAN JOURNAL OF MEDICINE. Newton, Mass. 76. 1984, S. 101-110

Platt, Robert: PRIVATE AND CONTROVERSIAL. London 1972

Platt, Dieter J.: PREVALENCE OF MULTIPLE ANTIBIOTIC RESISTANCE IN NEISSERIA GONORRHOEAE. In: BRITISH JOURNAL OF VENEREAL DISEASES. London. 52. 1976, Nr. 6, S. 384-386

Porter, R.: THE CONTRIBUTION OF BIOLOGICAL AND MEDICAL SCIENCES TO HUMAN WELFARE. PRESIDENTIAL ADDRESS TO THE BRITISH ASSOCIATION FOR THE ADVANCEMENT OF SCIENCE, Swanseo Meeting, 1971

Poser, Charles M.: DISEASES OF THE MYELIN SHEAT. In: CLINICAL NEUROLOGY. Ed. by Alec Bert Baker. Associate ed. L.H. Baker. 3th ed. 1971. Vol. 2, Kap. 25

Presman, Aleksandr Samuilovich: ELECTROMAGNETIC FIELDS AND LIFE. New York 1970

PRINCIPAL TOXIC, ALLERGIC, AND OTHER ADVERSE EFFECTS OF ANTIMICROBIAL DRUGS. In: MEDICAL LETTER ON DRUGS AND THERAPEUTICS. New York, N.Y. 10, 1968, Nr.19 - issue 253. S. 73-76

Rao, Bhaskara K.; Jena, P.: PHYSICS OF SMALL METAL CLUSTERS: TOPOLOGY, MAGNETISM AND ELECTRONIC STRUCTURE. In: PHYSICAL REVIEW. *B*. Woodbury, N.J. 32. 1985, Nr. 4, S. 2058-2069

Rechtschaffen, Allan; Verdone, Paul; Wheaton, Joy: REPORTS OF MENTAL ACTIVITY DURING SLEEP. In: CANADIAN PSYCHIATRIC ASSOCIATION JOURNAL. Ottawa. 8. 1963, Nr. 6, S. 409-414

Rechtschaffen, Allan; Vogel, Gerald; Shaikun, Gerald: INTERRELATEDNESS OF MENTAL ACTIVITY DURING SLEEP. In: ARCHIVES OF GENERAL PSYCHIATRY. Chicago, Ill. 9. 1963, Nr. 6, S. 536-547

Reich, Wilhelm: AUSGEWÄHLTE SCHRIFTEN. EINE EINFÜHRUNG IN DIE ORGONOMIE. Köln 1976

Roberts, Andrew W.; Visconti, James A.: THE RATIONAL AND IRRATIONAL USE OF SYSTEMIC ANTIMICROBIAL DRUGS. In: AMERICAN JOURNAL OF HOSPITAL PHARMACY. Washington, 29. 1972, Nr. 10, S. 828-834

Rogers, Martha; Morens, David; Stewart, John; Kaminski, Rose; Spira, Thomas; Florino, Paul M.; Larsen, Sandra A.; Francis, Donald P.; Wilson, Marianna; Kaufman, Leo: NATIONAL CASE-CONTROL STUDY OF KAPOSI'S SARCOMA AND PNEUMOCYSTIS CARINII PNEUMONIA IN HOMOSEXUAL MEN. Part 2: Laboratory results. In: ANNALS OF INTERNAL MEDICINE. Philadelphia, Pa. 99. 1983, Nr. 2, S. 151-158

Romano, John: BASIC ORIENTATION AND EDUCATION OF THE MEDICAL STUDENT. In: THE JOURNAL OF THE AMERICAN MEDICAL ASSOCIATION (JAMA). Chicago, Ill. 143, 1950, Nr. 5, S. 409-412

Rothermich, Norman O.: VISUAL IMPAIRMENT FROM ANTIMALARIAL DRUG. In: NEW ENGLAND JOURNAL OF MEDICINE. Boston, Mass. 275. 1966, Nr. 24, S. 1383

Ruesch, Hans: DIE PHARMA-STORY: DER GROSSE SCHWINDEL. 2. Aufl. München 1985

Rumland, Rainer: DAS WÜNSCHELRUTENPHÄNOMEN - PHYSIKALISCHE HINTERGRÜNDE - BIOLOGISCHE WIRKUNGEN - DER BEWEIS. Kassel 1998

Russo, Frank; Caldwell, Willard E.: BIOMAGNETIC PHENOMENA: SOME IMPLICATIONS FOR THE BEHAVIORAL AND NEUROPHYSIOLOGICAL SCIENCES. In: GENETIC PSYCHOLOGY MONOGRAPHS. Provincetown. Mass. 84. 1971, Nr. 2, S. 177-243

Sanders, Christine C.; Sanders, W. Eugene jr.: MICROBIAL RESISTANCE TO NEWER GENERATION BETALACTAM ANTIBIOTICS: CLINICAL AND LABORATORY IMPLICATIONS. In: JOURNAL OF INFECTIOUS DISEASES. Chicago, Ill. 151. 1985, Nr. 3, S. 399-406

Sanders, Doris Y.: RASH ASSOCIATED WITH AMPICILLIN IN INFECTIOUS MONONUCLEOSIS. In: CLINICAL PEDIATRICS. Philadelphia, Pa. 8. 1969, Nr. 1, S. 47-48

211

Saunders, J. R.: GENETICS AND EVOLUTION OF ANTIBIOTIC RESISTANCE. In: BRITISH MEDICAL BULLETIN. London. 40. 1984, Nr. 1, S 54-60

Savage, Charles: VARIATIONS IN EGO FEELINGS INDUCED BY D-LYSERGIC ACID DIETHYLAMIDE (LSD-25). In: PSYCHOANALYTIC REVIEW. New York, N.Y. 42. 1955, Nr. 1, S. 1-16

Schaeffer, Anthony J.: PHARMACOCINETICS OF ANTIBIOTICS USED IN TREATMENT OF PROSTATITIS. In: UROLOGY. Ridgewood, N.J. 24. 1984, Suppl. S. 8-9

Schlegel, Hans-Günter: ALLGEMEINE MIKROBIOLOGIE. 7. Aufl. Stuttgart 1992

Schüklenk, Udo; Ehlers, Hans-Joachim: VIEL WIRBEL UM DIE GROSSE AIDS-LÜGE. In: RAUM & ZEIT. Dietramszell. 8. 1989, Nr. 39, S. 30-35

Segal, Lilli und JAKOB: AIDS - DIE SPUR FÜHRT INS PENTAGON. Essen 1990

Seale, John: THE AIDS VIRUS: PROGNOSIS, TRANSMISSION AND CONTROL. In: EXECUTIVE INTELLIGENCE REVIEW. EIR. New York. Vol 13. 1986, Nr, 40, S. 65- 66

Seligman, Arnold M.: REGRESSION OF CANCER. Rezension des Buches von Everson, Tilden, Cole und Waner: SPONTANEOUS REGRESSION OF CANCER: A STUDY AND ABSTRACTS OF REPORTS IN THE WORLD LEDICAL LITERATURE AND OF PERSONAL...COMMUNICATIONS CONCERNING SPONTANEOUS REGRESSION OF MALIGNANT DISEASE. In: THE JOURNAL OF THE AMERICAN MEDICAL ASSOCIATION (JAMA). Chicago, Ill. 198. 1966, Nr. 6, S. 680

SEXUALLY TRANSMITTED DISEASE SURVEILLANCE IN BRITAIN, 1984. In: BRITISH MEDICAL JOURNAL. London. 291. 1985, Nr. 6494, S. 528-530 und 293. 1986, Nr. 6552. S. 942-943

Shilts, Randy: AIDS. AND THE BAND PLAYED ON. DIE GESCHICHTE EINES GROSSEN VERSAGENS. München 1988

Shor, Ronald E.; Orne, Martin T.[ed.]: THE NATURE OF HYPNOSIS: SELECTED BASIC READINGS. New York, 1965

Silverman, Milton Morris; Lee, Philip R.: PILLS, PROFITS, AND POLITICS. Berkeley, 1974

Simmons, Henry E.: AN OVERVIEW OF PUBLIC POLICY AND INFECTIOUS DISEASES. In: ANNALS OF INTERNAL MEDICINE. Philadelphia, Pa. 89. 1978, Nr. 5, Teil 2, S. 821-825

Simmons, Henry E.; Stolley, Paul D.: THIS IS MEDICAL PROGRESS? In: THE JOURNAL OF THE AMERICAN MEDICAL ASSOCIATION (JAMA). Chicago, Ill. 227. 1974, Nr. 9, S. 1023-1028

Simonton, Oscar Carl; Matthews-Simonton, Stephanie; Creighton, James: GETTING WELL AGAIN. Los Angeles 1978

Slugget, J.; Lawson, J. P.: SIDE EFFECTS OF ORAL CONTRACEPTIVES. In: LANCET. London. 1965, 2, S. 612

Smirnov, Boris Mikhailovich: INTRODUCTION TO PLASMA PHYSICS. Moskau 1977

Smith, David E.: PHYSICAL VERSUS PSYCHOLOGICAL DEPENDENCE AND TOLERANCE IN HIGH-DOSE METHAMPHETAMINE ABUSE. In: CLINICAL TOXICOLOGY. New York, N.Y. 2. 1969, Nr. 1, S. 99-103

Smith, Donald C.; Prentice, Ross; Thomson, Donovan J.; Hermann, Walter L.: ASSOCIATION OF EXOGENOUS ESTROGEN AND ENDOMETRIAL CARCINOMA. In: NEW ENGLAND JOURNAL OF MEDICINE. Boston, Mass. 293. 1975, Nr. 23, S. 1164-1167

Smith, Donald Ridgeway: GENERAL UROLOGY. 9th ed. Los Altos, Calif.,1978

Smith, Jay W.; Johnson, Joseph E.; Cluff, Leighton E.: STUDIES ON THE EPIDEMIOLOGY OF ADVERSE DRUG REACTIONS: II: AN EVALUATION OF PENICILLIN ALLERGY. In: NEW ENGLAND JOURNAL OF MEDICINE. Boston, Mass. 274. 1966, Nr. 18, S. 998-1002

Smith, Mickey C.; Knapp, David E.: PHARMACY, DRUGS AND MEDICAL CARE. Baltimore (u. a.) 1987

Snead, Eva: WIN AGAINST HERPES AND ADS. San Antonio 1986

   - SOME CALL IT AIDS - I CALL IT MURDER. San Antonio 1992

   - SAY NO! TO HERPES, AIDS AND CHRONIC FATIQUE. San Antonio 1993

Solomon, David (Hrsg.): LSD: THE CONSCIOUSNESS-EXPANDING DRUG. New York 1964

212

Spillane, John David (Hrsg.): Tropical neurology. London 1973

Stace, Walter Terence: Mysticism and philosophy. Philadelphia 1960.

Stamey, Thomas A.: Prostatitis. In: Journal of the Royal Society of Medicin. London. 74. 1981, Nr. 1, S. 22-33

Steffen, Robert: Ist die Impfung gegen Kinderlähmumg gefährlich? o.O. 1991

Stein, G. D.: Atoms and molecules in small aggregates. The fifth state of matter. In: Physics teaching. Philadelphia, Pa. 7. 1979, S. 603-613

Stein, Marvin; Schiavi, Raul C.; Camerino, Maria: Influence of brain and behavior on the immune system. In: Science. Washington, D.C. 191. 1976, Nr. 4226, S. 435-440

Steinberg, Arthur G.; Bearn, Alexander G. (Hrsg.): Progress in medical genetics. New York.N.Y. 8. 1972

Stewart, Gordon T.: Allergic residues in penicillins. In: Lancet. London. 1967, 1, S. 1177-1183

Stewart, Charles T.: Allocation of resources to health. In: Journal of human resources. Madison, Wisc. 6. 1971, Nr. 1, S. 103-122

Stollerman, Gene: Trends in bacterial virulence and antibiotic susceptibility: streptococci, pneumococci and gonococci. In: Annals of internal medicine. Philadelphia, Pa. 89. 1978, Nr.5 Teil 2, S. 746-748

Stolley, Paul D.; Becker, Marshall H.; McEvilla, Joseph D. u.a.: Drug prescribing and use in an American community. In: Annals of internal medicine. Philadelphia, Pa. 76. 1972, Nr. 4, S. 537-540

Stolley, Paul D.; Lasagna, Louis: Prescribing patterns of physicians. In: Journal of chronic diseases. Oxford. 22. 1969, Nr. 6/7, S. 395-405

Szent-Györgyi, Albert: Introduction to submolecular biology. New York 1960

Tart, Charles T.: The hypnosic dream: methodological problems and a review of the literature. In: Psychological bulletin. Washington, D.C. 63. 1965, Nr. 2, S. 87-99

-   [Hrsg]: Altered states of consciousness. New York 1969

-   A second psychophysiological study of the out-of-the-body experience in a gifted subject. In: International journal of parapsychology. New York, N.Y. 9. 1967, S. 251-258

Terry, Robert D.: Dementia. A brief and selective review. In: Archives of neurology. Chicago, Ill. 33. 1976, Nr. 1, S. 1[2]-4

Thierfelder, Stefan v.; Magis, C.; Saint-Paul, M. u.a.: Die Pyramidon-Agranulocytose. Eine immunhämatologische Studie. In: Deutsche Medizinische Wochenzeitschrift. Stuttgart 89. 1964, Nr. 11, S. 506-512

Thin, R. Nicol; Simmons, Paul D.: Review of results of four regimens for Treatment of Chronic Non-bacterial Prostatitis. In: British journal of urology. Edinburgh. 55. 1983, S. 519-521

Tischner, Rudolf: Samuel Hahnemanns Leben und Lehre. Ulm 1959

Thornton, Ronald C.: New conceptions in nuclear physics. In: J. G. Gallimore: The handbook of unusual energies. California, 1976. S. 237-238

Trends in centrally acting drugs. In: Pharmaindex. Portland, Or. 12, 1969

Tuke, Daniel Hack: Illustrations of the influence of the Mind upon the Body in health and disease designed to elucidate the action of the imagination. 2.Aufl. London 1884

Uexküll, Thure von; Wesiak, Wolfgang: Theorie der Humanmedizin. Grundlagen ärztlichen Denkens und Handelns. 2. Aufl. München, Wien, Baltimore 1991

Vasilev, Leonid Leonidovich: Experiments in mental suggestion. Church Crooknam, Engl., 1963

213

Virchow, Rudolf: Vorlesungen über Pathologie. Bd. 1. Die Cellularpathologie in ihrer Begründung auf physiologische und phathologische Gewebelehre. 4. neu bearb. u. verm. Aufl. Berlin 1871

Vithoulkas, Georgos: Medizin der Zukunft - Homöopatahie. Übersetzt, eingeleitet und ergänzt von Gotthard Behnisch. Kassel 1979. - 15. Aufl. 1996

- Die wissenschaftliche Homoöpathie. Theorie und Praxis naturgesetzlichen Heilens. Deutsche Bearbeitung Gotthard Behnisch. Göttingen 1986

Wallerstein; Ralph O.; Condit, Philip K.; Kasper, Carol K.; Brown, John W.; Morrison, Florence R.: Statewide study of chloramphenicol therapy and fatal aplastic Anemia. In: The journal of the American Medical Association (JAMA). Chicago, Ill. 208. 1969, Nr. 11, S. 2045-2050

Walter, William Grey: The living brain. New York 1963

Weil, Andrew: The natural mind. Boston 1972

Weiner, Herbert: The illusion of simplicity; the medical model revisted. In: American journal of psychiatry. Washington, D.C. 135. 1978, Suppl. July, S. 27-33

Weinstein, Louis; Musher, Daniel M.: Antibiotic induced suprainfection. In: Journal of infectious diseases. Chicago, Ill. 119. 1969, Nr. 6, S. 662-665

Weisberger, Austin S.; Daniel, T. M.; Hoffman, A.: Suppression of antibody synthesis and prolongation of homograft survival by chloramphenicol. In: Journal of experimental medicine. New York, N.Y. 120. 1964, S. 183

Weitz, Martin: Health shock: a guide to ineffective and hazardous medical treatment. Newton Abbot, 1980

Wenger, Marion A.; Bagchi, B. K.; Anand, B. K.: Experiments in India on »Voluntary« control of the heart and the pulse. In: Circulation. New York, N.Y. 24. 1961, Nr. 6, S. 1319-1325

- Studies of autonomic functions in practitioners of Yoga in India. In: Behavioral Sciences. Baltimore, Md. 6. 1961, Nr. 4, S. 312-323

Westerndorp, M. O. u. a.: Sensitization of T cells to CD95-mediated apoptosis by HIV-1 tat and gp 120. In: L'age-Stehr, Johanna u.a.: Aids und die Vorstadien - Ein Leitfaden für Praxis und Klinik. Berlin/Heidelberg 1995

Whitehead, Alfred North: Science and the modern world. Cambridge [England] 1925

Whitehead, J. E. M.: Bacterial resistance: changing patterns of some common pathogens. In: British medical journal. London. 1973, 2, Nr. 5860, S. 224-229

Whitman, Roy M.; Pierce, Charles; Maas, Johannes: Drugs and Dreams. In: Uhr, Leonid Merrick und Miller, James G. (Hrsg.): Drugs and Behavior. New York, 1960 S. 591-595

Williams, Robert Leon; Webb, Wile B.: Sleep therapy: a bibliography and commentary. Springfield, Ill. 1966

Wing, E. G.; Remington, Jack S.: Delayed Hypersensitivity and Macrophage Functions. In: Fudenberg, Hugh u. a. (Hrsg.): Basic and Clinical Immunology. 3rd ed. J. Y. Los Altos, California, 1980, S. 129-143

Wintrobe, Maxwell Myer.: The therapeutic millenium and its price. Drugs in our society. Baltimore 1964

Worcester, John: Physiological correspondences. Boston, Mass., 1889

World Health Statistics Annual. World Health Organisation, (Hrg). Genf, 1976 bis 1994

Yogananda Paramahansa: Autobiographie eines Yogi. Überarb. Neuausg. München 1995

214

SACHREGISTER

Abwehrgefüge VIII, 17, 53, 56, 65, 83, 86f, 90, 109, 111, 114, 116f, 118, 123, 126, 129, 131ff, 136, 152, 160, 174, 179
Abwehrkörper 89
Agonie 181
AIDS 161
Akupunktmassage 180
Akupunktur 119, 183
Alcahest 65
Alcaligenes 9
Alkaloide 40
Alkohol 100, 180
Allergien 151, 159
alternative Therapien 193
Alters-Psychosen 155
Amethyldopa 133
Aminoglycosid-Antibiotika 8
Aminopyrine 133
Amphetamine 30
Amphotericin-B 5, 84
Ampicillin 4, 7
Anästhesie 67, 72f, 100
Anfälle, epileptische 116
Ängste 46, 56, 61, 114
Anticholinergika 40
Anticholinesterase 30
Anticoagulantien 100
Antidiabetes-Tabl. 114
Antigene 151
Antihistaminika 40, 88, 174
Antimaterie 65
Antimykotika 174
Apathie 46, 55
Apoplex 157
Apoptose 163
Aposynthese 123
Archeus vis vitalis 65
Arteriosklerose 157
Arthritis 83
Aspirin 24, 100

Asthma 54, 101, 151f
Astralleib 77, 81
Astrallicht 65
Ätherleib 77, 79
Autismus 133, 134
Autovakzine 179
Ayurvedische Medizin 118, 188
Azidothymidin 179
Azoth 65
B-lactam Antibiotika 8
Bakterien 9, 18, 83, 87, 89, 113, 123, 133ff, 156
Bactrim VI
BCG-Impfung 32, 160
Belaster 113, 130f
Benztropine 40
Beschwerden, iatrogene 127
Betamethadon 29
Bewußtsein, spirituales 43
Bioenergie 65, 77
Bioplasma 65
Biperidine 40
Blut 156
- hochdruck 100
- mikroben 13
- transfusion 169
Blutung 85, 169
Borsäure 29
Breitbandantibiotika 11, 15, 52, 117
Bronchitis 34
BSE,Bovine-Spongiformen Encephalopathie 162, 187
Candida albicans 3, 14
Candidiasis 3, 14, 52, 117
Carcinom 153, 176
Cephalosporine 4
Chemiefasern 175
CH'I 氣 65
Chinesische Medizin, traditionelle 57, 118f, 183, 188, 194

Chiropraktik 57
Chlamydia trachomatis 14, 15
Chloramphenicol 114, 133, 175
Chlorpromazine 133
Cholera 88
Chronic fatigue Symptom CFS VII
Clioquinol 11
Cloxacillin 7
Cluster 77
Contergan 11, 158
Corticosteroide 126, 174
Cortison VIII, 54, 152
- präparate VI, 127
Cotrim VI
Cyclogenie 167, 168
Darmflora 117
Darmgeschwür V, 85
Daseinsstufen, höhere 120
Dauer-Diarrhoe 151
De-Sensibilisierung 151f
Definition der Gesundheit 58f, 189
Degeneration 85, 135
Delirien 40
Demenz 154f
Denkschemata 115
Depression 46, 49, 52, 55, 56, 84, 111, 114
Dermatitis 116
Desensibilisierung 151
Diabetes 84, 100, 176
Diagnosehilfsmittel 175
Dickdarmentzündung 127
Diphtherie 34
Dipyrone 133
Dissoziation 68, 75, 78f
Diuretika 40
Doxycyclin 84
Drogen 180, 183
- halluzinogene 67, 75ff

- abusus 170
Drüsen, endokrine 53
Dynamis 50, 65, 109, 119
Dysstreß VIIf, 89, 110,
  152, 153, 154, 168, 175,
  176
Ebene 125, 126
  - emotionale 45, 77, 95,
    97, 99, 103, 107, 125
  - geistige 42, 81, 95, 99,
    81, 95, 99, 103, 107,
    125
  - physisch-materielle 49,
    94, 95, 99, 103, 107,
    125
  - Hierarchie der 51
Eierstöcke 54
Ekzem 54, 85
Elektron 121
Elektrosmog 175
Elementar-Substanz 65
Empfänglichkeit 83, 111
Empfängnisverhütung 44
Enderlein-Präparate 179
energetisch 71, 197f
energetische Zusammen-
  hänge 194, 196f
Energie 63
  - emotionale 40, 41, 96,
    125
  - geistige 39, 96, 107,
    125
  - kosmische 64f, 77
  - band 110
  - Ebene 136
  - feld 28, 41, 52,
    55, 67, 77, 79, 90, 93, 95
  - Knotenpunkte 119
  - Komplex 39, 67
  - muster mit größerer
    Kohärenz 137
  - partikel 39
  - physische 96
  - sexuelle 4
  - struktur 93
  - wellen 136
  - zustand 92
Entartung 85
Entfaltung 85
Entropie 87, 120, 128, 132

Enzephalitis 35, 155
Enzyme 152
Epidemien 112
Epilepsie 2, 29, 105, 132
Erdstrahlen 175
Ernährung 111, 183
Erythrocytenaplasie 30
Ethaerynsäure 30
Eurhythmie 179
feinstofflich 85, 180
Feldenkrais 180
Fieber 114, 130
Fliegenaugendenken 192
Flucytosine 5
fünfter Materie-Zustand
  65
Furadantin 100
Gefäßsystem 53, 90
Gefäßverengungen 157
Gehirn 54
Geistesverwirrung 56
Gemütsleiden 132
Gen-Forschung 99
Gene 55f
Genitalien 16, 54
Gentamycin 4
Gesundheitsstadien 128
Gicht 127
Gonorrhoe 4, 13, 15, 16,
  117, 161, 173
Granulozytopenie 6
Grippe 34, 117
Halothan 30
Hämatologie 156
Harnröhrenentzündung 14
Haut 54, 125, 127
Hedonismus, sexueller 82
Heilfasten 57
Hepatitis 29, 30, 176
  - persistierende 29
Herbizide 152
Heroin 175
Herpes 14
Herpes simplex 56
Herz 53, 84
  - erkrankung 100, 132
  - infarkt 157
  - klappenstörungen V
  - kranzgefäßstörungen V
  - rhythmusstörungen V

- transplantation 2
Heuschnupfen 88
Hochpotenz 119, 147f
Homeostase 86
Homöopathie 57, 118,
  137, 159, 179, 180, 181,
  183, 188, 194
Hormone 109, 152, 175,
  186
Hospitalismus 5, 7
Human Immundeficiency
  Virus HIV 161ff
  - HIV-Träger 165, 181
Hypnose 73, 78
Hypophyse 53
Idealstatus 128
Immunität 100, 166
Immunsuppressiva VI
Immunsystem 18, 109,
  111, 151, 159, 163, 171,
  172, 176, 183, 199
Impfung 159
Impotenz 33
Indometacin 30
Indoprophen 11
Infekt, grippaler 131
Infektionen, opportunisti-
  - sche 172
  - parasitäre 173
Informationsmuster 55,
  83, 117, 129
Injektionen 90
Isoniazid 100
Kaffee 180
Kaposi-Sarkom 162, 165,
  167, 169, 172
Karma 99, 102, 123
Ketoconazol 5
Keuchhusten 34
Klebsiella aerogenes 7
Knochennekrosen 85
Kochs Postulate 164
Kohärenz 121
Kokain 175
Koma 72
Komplexmittel 183
Kontrazeptiva 114
Kopfschmerz 130
Krämpfe 114
Kreislauf 55

- versagen 71
Kriminalität 82
Kunstfehler 136, 196
Kunststoffgegenstände 175
»Kurz-« oder »Langzeit effekt« 101
Lähmung 98
Langdon-Down-Syndrom 40
Latenzzeit 162, 167
Lebenserwartung 104
- prinzip 87
- qualität 2f, 104, 189
- wandel, zügelloser 186
Leber 53
Leberstörung 56
Lethargie 56
Liberalisierung der Sexualität 171
Lovirid 179
LSD 175
Lungenentzündung 34, 117
Lupus erythematodes visceralis 176
Lymphdrainage 180
Lymphsystem 53, 109
Magnetismus, animalischer 65
Makrokosmos 120
Malaria 173
Mandelentzündung 152
Manien 49
Masern 35, 173
Masern-Mumps-Impfung 36
Masern-Totimpfstoff 35
Massage 57
Massenimpfungen 199
Medicatrix naturae 65
Meditation 78, 79
Mefenaminsäure 30
Meridian 119
Metamorphose 112, 134
Metastasen 133
Methamphetamine 30
Methoxyfluran-Anästhesie 30
Methotrexat 152

Metronidazol 84
Miconazole 5
Mikroben 83, 113, 123, 135, 156, 168
Mikrokosmos 120
Mikroorganismen 134
- multiresistente 8
Milieu, physikochemisches 133
Morphin 175
Morphogenesis 167
Multiple Sklerose 155
Muskeln 54
Mutaflor 179
Mutation 9, 112, 134, 157
Myelo-optisches neuropathisches Syndrom, SMON 11
Mykosen 3
Nahrungsmittel, denaturierte 176
Naturgesetz 17, 18, 24ff, 50, 71, 79, 85ff, 94, 104, 106, 112, 119, 126f, 132, 136, 157, 159, 182, 191, 197ff
Naturheilverfahren 57, 188, 194
Nebenwirkungen 26
Neoplasmen 133, 153
Neurodermitis 101, 152
Neurose 161
Nevirapin 179
Nieren 53
Nikotin 180
Nosoden 180
NREM-Schlaf 68
Nukleosid-Derivate 179
Od 65
Odem-Fluß 119
- Leere 119
Ödeme 114
Ohnmacht 67, 71, 72
Ökologie der Mikroflora 52
Organe, sensible 94
Organisationsmuster 28, 95
Organtransplantate 157
Orgone 65

P-Amino-Salizylsäure 133
»P«-Impfstoff 34
Parasiten 83
Parasitismus 157
Pasteurisieren 135
Pathologie, prämorbide 151
Penicillin 1-15, 24, 40, 84, 100ff, 107, 116, 133, 162, 171
Pertussis 35
Pest 184
Pestizide 152
Phenacetin 11, 30, 100
Phenylbutazon 11
Phobie 61
Phokomelien 11
Phytotherapie 188
Pilze 18, 83, 89, 123, 133f
Pleomorphismus 134
Pneumocystis carinii pneumonia - PCP 105, 162, 165
Poliomyelitis 113
- Impfstoff 162
Polyarthritis 105
Prädisposition 84, 87, 91, 99ff, 106ff, 123, 129, 132f, 157, 175, 176
Prana 65
Primaquin 100
Prionen 156
Procain 40
Prostata 16
Prostatitis 14, 16
Prozyklidine 40
Pseudomonas aeruginosa 8, 9
Psychosen 2
- temporäre 40
Psychosomatik 91
Psychotherapie 85, 127
Quantensprung 85, 86, 109, 121, 132, 137
R-Plasmide 8
Regenerieren 79
Reizschwelle 89
Reizungsgrad 106

REM-Schlaf 68
Resistenz-Gene 8
Retikulo-endothelial-System (RES) 53, 109
Retrovir-AZT 179
Retrovirus, harmloses 166
Rheumatoide Arthritis 159f
Rifampicin 84
Risikoverhalten 170
Riten, religiöse 73, 78
Ritonavir 179
RNS 55, 56
Salpingitis 161
Sättigungsgrad 121
Schau, geistige 79
Scheintod 67, 76
Schicht 43, 52, 95, 125, 127, 134, 137
Schizophrenie 40, 75, 83, 133f, 176
Schlaf 68ff
Schlafbedürfnis 130
Schlaflosigkeit 52, 63
Schlafwandeln 67, 70
Schleimhäute 54, 125
Schmerz 114
- emotionaler 83
Schöpfungswunder 125
Schüttelstöße 147ff
Schwingungsfrequenz 39, 55, 92
Selbstmord 47, 48, 55f, 58, 126
Selbstzerstörung 189
Sklerose 82
Smog 175
Somnambulismus 70
Spätschäden 101
Spiritus 65
Spurenelemente 152
Staphylokokken 8, 107
Sterbehilfe 44
Sterilität 161
Steroide 29
Stilbestrol 12

Stimulation 127, 137
Stimulation, energetische 136, 137
Stimulus 16, 83, 87, 109, 125, 129, 180
Stoffwechsel 89
- Zwischenprodukte 152
Strahlung 175
Streptomyceten 8
Streß 100
Stufen 129-132
Succinylcholin 100
Sulfanilamid 114
Sulfonamid 100, 118
Superinfektion 118
Symbionten 89
Sympathisch-parasympathisches Nerven-System 109
Syphilis 14, 16, 117, 118, 169, 173, 184
Tai' Chi 180
Tautopathie 180
Teleosis 121, 122, 123
Tetanus 34
Tetracyclin 6, 10, 84
Thalidomid 11, 158
Thrombophlebitis 30
Tiefschlaf 69, 70
Tierfütterung, nicht artgemäße 152
Tod 128
Trance 67, 73
- erzwungene 79
Transformation 9
Transposone 8
Trioxazin 30
Triparanol 114
Tripper 14
Tuberkelbazillen 88
Tuberkulostatika 33
Überdüngung mit Chemikalien 152
Unendlichkeitsbewußtsein 124
Unfallchirurgie V, 191
Ungleichgewicht 174

Universalenergie 66, 68, 74, 79, 93, 94, 103, 107, 109, 119
Unkraut- und Schädlings-Vernichtungsgifte 44, 175
Unterdrücken eines Symptoms 16
Urethritis
- spezifische 16
- unspezifische 13
- chronische 14
- gonorrhoische 16
- nicht-gonorrhoische 14, 15
Urkraft 93
Ursache, auslösende 91, 92, 110
- unterhaltende 91
Vaginalfluor 51
venerische Erkrankung 183, 199
Verdauungstrakt 53
Verdrängung 23
Verlust der Fortpflanzungsfähigkeit 160
Verspannung 98
Verstopfung 98
Vibrations- oder Schwingungsfrequenz 55, 74, 95f
Viren 18, 83, 113, 123, 133, 134, 156, 167
Viscosität 157
Wadenwickel 127
Wahnideen 56
Warzen V
- genitale 14
Wechselbeziehung 97
Wesenheit, geistig-energetische 120
Western Blot Test 181
Wirbelsäule 54
Yoga 67, 73, 74, 78
Zustand idealer Gesundheit 129
Zwangs-Neurosen 49

PERSONENREGISTER

Aaronson, Bernhard S. 80
Abeshouse, Benjamin
Samuel 37
Abraham, Farid F. 66
Adamenko, Victor 96
Albini, A. 177
Albrecht, Franz 150
Alexander, Franz Gabriel
98
Allen, E. P. 37
Alter, Milton 155, 160
Alvarez, Walter C. 37
Alzheimer, Alois 154
Angrew, Herman W. 80
Amin, Idi 60
Anderson, E. S. 20
Arya, O. P. 20, 177
Avorn, Jerry 20
Baldwin, R. A. 52
Ban, Thomas A. 80
Barber, Theodore 56
Barnard, R. D. 96
Barnothy, Madeleine 96
Barré-Sinoussi, Françoise
162
Bateson, Gregory 56
Beal, J. B. 96
Beebe, Gilbert W. 160
Bechamp, Pierre Jacques
Antoine 135f
Becker, Robert O. 96
Beers, Clifford
Whittingham 80
Benviste, Raoul 19
Berger, R. J. 66
Berlin, Louis 80
Beswick, Isabel B. 37
Bier, August 193, 198
Bierman, Edward O. 37
Bilger, Klaus Michael 19

Blum, Gerald S. 56
Blumberg, Baruch S. 118
Bohm, David 96, 118
Boniuk, Milton 37
Boulduc, Simon 146
Boyd, William 27
Bradford, Thomas
Lindsley 150
Braithwaite, John 12, 118
Brown, Raimond 3
Bruker, Max Otto 19
Brunton, Paul 80
Buchwald, Gerhard 34f,
38, 159,
Burnet, Frank Macferlan
37
Cannon, Geoffrey 4, 19,
108, 186
Carlson, Rick J. 26, 37
Chauchard, Paul Albert
56
Chermann, Jean-Claude
162
Chertok, Leon 66
Cynes, Manfred 96
Christiansson, G. 80
Cluff, Leighton 20,
Cohen, David 80, 96
Cohn, Ferdinand 168, 177
Console, Dale 25
Cullen, William 143
Danninger, Theodor 177,
180, 190
Dean, Geoffrey 160
Delarue, Fernand u.
Simone 38
Del Mas, Ramond 144,
150
Dement, William 66
De Ropp, Robert 80

De Santis, Sante 66
De Vito, Robert A. 80
Detharding, Georg 146
Dixon, Richard 108
Dorfman, Wilfred 98
Drews, Jürgen 33, 37
Dubos, René 6, 31, 37
Duesberg, Peter H. 163-
167, 177
Eddington, Arthur St. 96
Einstein, Albert 27, 37,
93, 118, 149, 150
Eisenstein, B. I. 20
Emery, Alan E. H. 108
Enderlein, Günther 118,
167, 168f
Engel, George L. 22, 26,
80, 98
Evans, Anton 177
Everson, Tilden 37
Fabian, Egon E. 23, 26
Ferguson, Marylin 39
Fingarette, Herbert 56
Finkel, Marion 19
Finland, Maxwell 108
Fisch, Guido 124, 140,
192, 198
Fisher, R. 80
Fludd, Robert 65
Foucault, Michel 108
Foulkes, David 80,
Fracastoro, Gino 177
Friedel, J. 66
Friedman, Stanford 98
Fritsche, Herbert 150
Foulkes, David 66
Gallenberger, Kurt 180,
190
Gallo, Robert 162ff, 167
Gaylarde, P.M. 19

Gellan, M. C. A. 178
Gerson, Max 151, 160
Ghilchik, Margaret 19
Goldblatt, David 37
Goldfarb, Morton 20
Goldney, K. 80
Goodenbough, Donald 66
Goodman, Louis S. 20
Goodman, Stanley 37
Greifenstein, F. E. 80
Grossinger, Richard 20
Gudjons, Brita 150
Guinan, Mary E. 178
Gunby, Phil 20
Guerra, Manuel 37
Haeckel, Ernst 122, 124
Haehl, Richard 150
Hahnemann, Samuel 50,
  65, 108, 115, 137, 141-
  150, 190
Haley, R. W. 20
Harold, L.C. 52, 56
Hauser, William 19
Heckler, Margaret 162
Heisenberg, Werner 96,
  111
Herbst, Arthur 20
Hildegard von Bingen
  141, 150
Hippokrates 65, 146
Hitler, Adolf 60
Homburg, Eleonore X
Horowitz, Mardi J. 80
Hume, Ethel Douglas 140
Hummel, Robert 19
Huxley, Aldous L. 80
Illich, Ivan 37, 108, 186
Jaffe, Harold W. 170, 178
Jick, Hershel 20
Jinks, John L. 108
Judson, Franklyn N. 178
Jung, Carl Gustav 116
Kales, Anthony 66
Kamiya, Joe 56
Karpas, A. 162
Kasamatsu, Aakira 80,

Kent, James Tyler 136, 140
Kety, Seymour 66
Kinyon, Gilbert E. 37
Khodolov, Yurinac A. 96
Klein, Neil 37
Knowles, John H. 37, 80
Koch, Robert 22, 135,
  163ff, 177
Koch-Weser, Jan 10
Korfhagen, T. R. 20
Kothari, Manu 27, 37
Kräling, Jutta 180, 190
Krippner, Stanley 66, 96
Krumholz, Wilhelm 37
Kübler-Ross, Elisabeth
  76, 80
Kunin, Calvin M. 52, 56,
  106, 108
Lacey, John 19, 20, 98
L'age-Stehr, Johanna 177f
Landis, Stephan J. 171, 178
Lappé, Marc 92, 108, 117,
  118, 135, 140
Lawes, T. G. G. 80
Lee, Philipp 12, 20, 193
Legier, J. F. 37
Leshan, Lawrence L. 37
Levine, Jerome 80
Li, C. J. 177
Lieff, J. 20
Lindner, Robert 115
Lipowski, Zbigniew J. 98
Luby, Elliot D. 66
Luthe, Wolfgang 56
Lynn, Richard 56
Mahes Yogi Maharishi 80
Malitz, Sidney 80
Martin, Eric W. 25, 26, 37,
  40, 50, 117, 118, 140
Martins, J. L. 66
Martys, Cedrick R. 26
Mazzullo, John 20
McCutcheon, R. S. 37
McGibbon, B. H. 140
McGlothlin, William 80
McKabe, William 20

McKeown, Thomas 31,
  34, 38, 108,
McKinlay, John 19, 108,
Masters, Robert E. L. 80
Meadow, S. R. 37
Medewar, Charles 20
Mekilta de-Rabbi Ishmael
  150
Mendelsohn, Robert 21
Menninger, Karl 115, 118
Menon, Krishna 39
Merino, H. I. 170, 178
Mesmer, Franz Anton 65
Metha, Lopa 27
Mezger, Julius 150
Minshew, B. H. 20
Möllers, Bernhard 177
Monroe, Robert 80
Montagnier, Luc 162, 167
Moolten, Sylvan E. 37
Moss, Claude Scott 80
Mozart, Wolfgang
  Amadeus 97, 122, 124
Muetterties, E. L. 66
Mumford, Lewis 98
Munster, Andrew 19
Muses, Charles Arthur 56
Mutschall, Vladimir 96
Nelson, Douglas H. 37
Neu, Harold C. 20
Osmond, Humphry 80
Oster, Gerald 80
Ostfeld, Adrien M. 80
Oswald, Ian 66
Owen, David 26
Pahnke, Walter Norman 80
Panikern, C. K. J. 20
Papadopoulos, John 20
Pape, Jean W. 172, 178
Paracelsus d. i. von Hohen-
  heim, Theophrastus Bom-
  bastus 115, 141, 146, 149,
  141, 150
Parker, Charles W. 140
Pasteur, Louis 135
Pauling, Linus Carl 66

Pelletier, Kenneth R. 56, 98, 116, 118
Pettenkofer, Max 88
Pillay, Veerasamy 37
Pizzo, Philippo 19
Platt, Dieter 20, 37
Porter, R. R. 108
Presman, Aleksandr Samuilovich 96
Rao, Bhaskara K. 66
Rechtschaffen, Allan 66
Reich, Wilhelm 65, 98
v. Reichenbach, Carl Ludwig 65
Rembrandt, Harmensz van Rijn 97
Resch, Gerhard 150
Richards, J. B. 170
Roberts, Andrew W. 20
Rogers, Martha 178
Romano, John 27, 37
Rothermich, Norman 37
Ruesch, Hans 186
Rumland, Rainer 64, 66, 96, 178
Russo, Frank 96
Sanders, Christine 19
Sanders, Doris Y. 37
Saunders, J. R. 20
Schaeffer, Anthony J. 20
Selye, Hans VII

Shor, Ronald E. 80
Silvermann, Milton M. 12, 20, 26, 118, 193
Simmons, Henry E. 5, 10, 19, 21, 30f, 37f, 40, 108
Simonton, Oscar Carl 37
Slugget, J. 37
Smirnov, Boris Mikhailovich 96
Smith, David E. 37
Smith, Donald C. 20
Smith, Jay W. 37
Snead, Eva 177
Solomon, David 80
Stace, Walter Terence 80
Stahl, Georg Ernst 146
Stalin, Josef 60
Stamey, Thomas A. 20
Stein, G. D. 66
Stein, Marvin 56
Steinberg, Arthur G. 108
Steward, Gordon T. 37
Stollermann, Gene 19
Stolley, Paul 20,
Stuart, Charles 104
v. Swedenborg, Emanuel 65
Symonds, John D. 72
Szent-Györgyi, Albert 96
Tart, Charles T. 80,
Terry, Robert D. 154

v. Thierfelder, Stefan 140
Thin R. Nicol 20,
Thornton, Ronald C. 118
Tischner, Rudolf 150
Tuke, Daniel Hack 56
Turner, William 97
v. Uexküll, Thure 98, 140
Vasiliev, Leonid L. 56
Virchow, Rudolf 22, 26, 88
Wallerstein, Ralph 20,
Walter, William 116, 117, 118
Weil, Andrew 56
Weiner, Herbert 22, 26, 29, 37
Weinstein, Louis 19
Weisberger, Austin 19
Weitz, Martin 26
Wenger, Marion A. 80
Westerndorp, M. O. 177
Williams, Robert Leon 66
Whitehead, J. E. M. 19f
Whitehead, Alfred North 19, 96
Whitman, Roy M. 80
Wintrobe, Maxwell 108
Woods, J. 80,
Worchester, John 98
Wulfhorst, Martin X
Yogananda, Paramahansa 80

Fundortnachweis für Diagramme und Bilder

Vorlagen für die Diagramme S. 14, 15, 33, 34, 51, 54, 128, 130 und 131, Skizzen für die auf den Seiten 68, 69, 70, 71, 72, 73, 74, 75, 76 wiedergegebenen Bilder sowie Filme mit den Kegeln S. 95, 99, 103, 107 und 125 lieferte der Autor. Die Diagramme S. 32, 35 und 36 zeichnete Horst Köhler nach den Angaben des Statistischen Bundesamtes, Wiesbaden, die Gerhard Buchwald 1994 veröffentlichte, in: IMPFEN - DAS GESCHÄFT MIT DER ANGST

INHALT

Vorwort des Herausgebers   V

Zur Einstimmung   1

Grundsätze zu neuem Bewerten von Gesundheit und
    zum Heilen der Erkrankungen nach Naturgesetzen   21

Gedanken über alternative Grundprinzipien   27

Der Energie-Komplex unseres Körpers   39

Eine bessere Definition und Bewertung der Gesundheit   57

Die Beziehung des Menschen zum Universum   63

Das Loslösen der einzelnen Ebenen voneinander   67

Fortentwicklung statt Entartung   81

Stimulus oder Information   83

Das Stadium der Sättigung   89

Die »Natur« der Ursache von Erkrankungen   91

Die universale Energiestruktur als Grundprinzip   93

Die Bedeutung der Ebenen   97

Veranlagungen - Prädispositionen   99

Das Abwehrgefüge   109

Ein Konzept gegen Entartung und für Fortentwicklung
    zu höheren Stufen   119

Die Richtung der Störung   125

Das Heilen nach Naturgesetzen   141

Beispiele chronischen Krankseins   151

AIDS-Hypothesen   161

Ein Therapie-Vorschlag für AIDS-Kranke   179

Schlußbetrachtung   191

Benutzte Literatur   200

Sach- und Personenregister   215